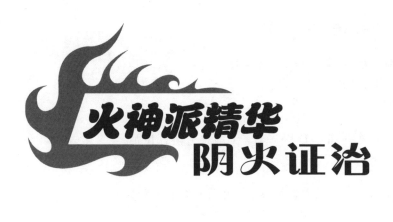

火神派精华 阴火证治

张存悌　任岩东　辛喜艳　晏沐阳　主编

U0198674

北方联合出版传媒（集团）股份有限公司
辽宁科学技术出版社

图书在版编目（CIP）数据

火神派精华：阴火证治 / 张存悌等主编. —沈阳：
辽宁科学技术出版社, 2024.7
ISBN 978-7-5591-3551-3

Ⅰ. ①火… Ⅱ. ①张… Ⅲ. ①虚火 - 辨证论治
Ⅳ.①R241.8

中国国家版本馆CIP数据核字（2024）第081527号

出版发行：辽宁科学技术出版社
（地址：沈阳市和平区十一纬路25号 邮编：110003）

印 刷 者：辽宁新华印务有限公司
经 销 者：各地新华书店
幅面尺寸：170mm×240mm
印 张：17
字 数：350千字
出版时间：2024年7月第1版
印刷时间：2024年7月第1次印刷
责任编辑：丁 一
封面设计：刘冰宇
责任校对：刘 庶 赵淑新

书 号：ISBN 978-7-5591-3551-3
定 价：68.00元

编辑电话：024-23284370
邮购热线：024-23284502
邮 箱：1114102913@qq.com

编 委 会

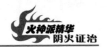

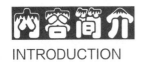
INTRODUCTION

　　本书为经典火神派医家张存悌团队关于阴火证治的研究成果，系中医关于这个专题的第一部专著，凝聚了其多年研究的心血。阴火乃是中医一个重大基础问题与临床问题，本书予以系统整理，富于开创性，对某些传统观念予以驳议。

　　作者从源溯流，整理了阴火的理论起源和发展过程，系统架构了阴火的辨治格局，观点鲜明，总结了常用方药，展示了大量的名家验案。本书分为上、下两编。上编"阴火理论"，对阴火证治理论进行了系统归纳，广泛吸收历代名家认识，提出若干观点，充实了阴火的内涵。下编"阴火辨治案例"，收录了包括作者在内的古今众多名家关于阴火的验案 400 余例，涉及中医各科，除了阴火上浮、外越、下陷三种病情以外，还有如血证、消渴、烦躁、癫狂等，以及某些西医病症如糖尿病、肿瘤等，读来大开眼界。

　　本书具有较高的学术价值，适合中医界人士和爱好者阅读，尤其是中医院校的学生，会从中受到诸多教益。

阴火是一个重大问题

作者近年来一直在钻研火神派学术思想，先后编写了《中医火神派探讨》《火神郑钦安》《经典火神派临床心悟》等专著，比较全面、系统地总结了火神派的学术思想和临床经验，在业内引起颇多反响。随着研究的深入，逐步形成了一个重要的观点，就是郑钦安最精华的东西，乃是有关阴火的辨治经验，这是其最有价值的部分，也是撰写本书的初衷。

火神派的学术核心是注重阳气，擅用附子，但这并不是火神派最精华的东西。即使不是火神派，遇到阴证也可以用附子，只不过没有火神派用得那么有章法罢了。火神派真正的精华在于对阴火的认识上，这才是郑钦安最独到的贡献，毕生研究郑钦安学术思想的唐步祺先生说："郑氏所特别指出而为一般医家所忽略的，是阴气盛而真阳上浮之病。"（《郑钦安医书阐释》）即指阴火辨识而言。可以说，凡是研究郑钦安学术者，必然熟悉阴火，因为这是其学术之精华。

概括地说，阴火就是阴证所生之火，由于阴寒偏盛，导致虚阳上浮、外越、下陷引起的所谓种种"肿痛火形"，看似实热，看似阴虚，其实都是假象，仲景称之为"里寒外热"或"内寒外热"，张景岳称之为"假热"，郑钦安称之为"阴火"，由于其本质是阴寒，治疗应以温阳潜纳为法，这是关于阴火辨治的基本内涵。

通俗点说，阴火可以称之为"假火""假热"，它意味着表面上是热，实质上是寒，具有很大的隐蔽性、迷惑性。很多医家都无法破除这个迷阵，常见的如虚阳上浮引起的口疮、咽炎、牙肿、目赤等；虚阳外越引起的发热、皮肤发斑等；虚阳下陷引起的足心发热如焚等，看似火热、阴虚、湿热，其实可能都是假热，

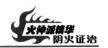

都是阴火。如果治以清凉、滋阴，只能加重病情，"雪地加霜""是以诸病之杀人，而尤惟火病为最者，正以凡火未必杀人，而以虚作实则无不杀之矣。"（《景岳全书·论火证》）

郑钦安有一句名言："总之众人皆云是火，我不敢既云是火。"他用大量篇幅反复阐述阴火的假象和本质，为后人指点迷津，这是他最深刻的学术见解，充满真知灼见。他屡次警示："后学懵然无据，滋阴降火，杀人无算，真千古流弊，医门大憾也。"

阴火不仅具有迷惑性，还具有多发性、广泛性，唐·王冰称之为"病之大者也"，清·陆懋修将阴火称为"火之最大者也"。《景岳全书·命门余义》："奈何昧者不明此理，多以虚阳作实热，不思温养此火，而但知寒凉可以灭火，安望其尚留生意而不使之速毙耶！此实医家第一活人大义，既从斯道，不可不先明斯理。"由此可以说，阴火是一个重大问题。

然而，阴火这样一个重要概念，却游离于教材之外，眼下医界很多人仍不知晓，误辨误治十分常见，本书大量案例可以证明，阴火证治尤其具有现实意义，本书将对此进行深入细致的探讨。

编　者

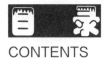
CONTENTS

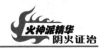

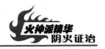

上编　阴火理论

第一章　阴火概论

第一节　火的概念

在讨论阴火之前，先要弄清火的概念。

"水火者，阴阳之征兆也。"（《素问·阴阳应象大论》）"病有寒热者，由阴阳之有偏胜也。凡阳胜则热，以阴之衰也；阴胜则寒，以阳之衰也。"（《景岳全书·寒热》）从阴阳五行的角度讲，火是指具有阳热特征的事物以及由此引发的现象，火与热同类，常常并称，性质相同，似又有区别。热，通常指全身热证而言；而火一般指局部热证明显，当然这并不绝对。因此火具有阳热的一切特性，如灼烧发热；其性趋上，由此易发于头面五官等部位；易于伤津耗液而致口渴、咽干、便秘等；火发于局部则表现为红肿热痛等特点。这些，郑钦安称之为"肿痛火形"或"红肿火证"，凡是具有这些阳热特征的证候现象，就可以称之为火。

但是，在中医学里，火有很多种，既有邪正之分，又有虚实之异，还有阴阳之别，以及其他种种名目的火，甚至有些让人眼花缭乱。

一、火有邪正之分

所谓正火指阳气，是生理性的火，人体生命活动的动力，对人体起到温煦、推动、气化的作用，它是"好火"，"天非此火则不生物，人非此火则不能有生""少火生气"（《黄帝内经》），指的是阳气的温煦生发作用，如"命门之火"，指人体先天之本的元阳，可以说是人体功能的原动力。

正火或者说阳气，有名而无形，绝不会表现出火热证候，更不会导致疾病。邪火则有名有形，必见肿痛火形等可见热象，张景岳说得很清楚："**阳以元气言，火以病气言，故凡病在元气者，不得以火论**。何也？盖人之元气止于充足，焉得有余？既非有余，则何以言火？""**火得其正即为阳气，此火之不可无，亦不可衰，衰则阳气之虚也；火失其正，是以邪热，此火之不可有，尤不可甚，甚则真阴伤败也。**"（《景岳全书·论火证》）

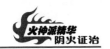

徐灵胎说："有形之火不可纵，无形之火不可残。"所谓"有形之火"指的是邪火，具有红、肿、热、痛等特点，因此必欲灭之而不可放纵；所谓"无形之火"指的就是正火，是阳气，并无形态之热，只能保护而绝不能摧残，所谓摧残主要是指误用或过用寒凉之品。

"火以病气言"，如果把正火理解为阳气，那么中医学里所谓的"火"，主要应该指病理性的热证，无论实热还是虚热，人体一旦表现出肿痛火形或称热象，例如肝火、胃火，肯定是病理之火，会给人体带来疾病与痛苦。清·吴昆说："阴阳不可见，水火则有其征而兆见也。"也是这个意思。

"阳以元气言"，因此在中医学里，正火称之为"阳气"或"阳"最好，而不宜称之为"火"，如称"心阳""肾阳"，而不应称之为"心火""肾火"，以便与阳气相区别。

但在中医语汇中，似乎无法做到这一点，医家常称心阳、肾阳为"心火""肾火"，这样说有些邪正不分，容易造成概念混淆，只是这个问题积重难返，要改也难。但从根本上讲，正火与邪火确实应该分别称为"阳""阳气"，与"火""热"不宜混称，许多关于火的概念之所以混乱，概由邪正不分所引起。

例如，"真阳二字，一名相火，一名命门火，一名龙雷火，一名无根火，一名阴火，一名虚火。"（《医理真传·坎卦解》）即称"真阳"当指肾阳，生理性的火，"阳以元气言"。因此称"命门火"已经勉强，若称"龙雷火""无根火""阴火"皆指阴盛逼阳之火，乃系病理性火证，"火以病气言"与真阳是两回事。接着又说："发而为病，一名元气不纳，一名元阳外越，一名真火沸腾，一名肾气不纳，一名气不归源，一名孤阳上浮，一名虚火上冲，种种名目，皆指坎中之一阳也。"

"元气不纳""虚火上冲"等，皆指"发而为病"之阴火，当然系病理之火，"火以病气言"。然而此处却称为"皆指坎中之一阳也"，这就邪正不分了。可见即便郑钦安，关于阳与火的概念也未免混淆。

二、火有虚实之异

火还有虚实之分。所谓"实火"主要指"外火"与"内火"，外火即外感邪气所生之火，通常称"邪火"。内火即内生之火，如心火、肝火等。实火宜清，应该以寒凉药物治疗。

与实火相对应，所谓虚火是指因虚而致，人体阴阳亏损、气血失调而导致的火证。具体说，主要是指阴虚所生之火和阳虚所生之火。关于虚火，张景岳有一段清晰的论述："虚火之病源有二……盖一曰阴虚者能发热，此以真阴亏损，水不制火也；二曰阳虚者亦能发热，此以元阳败竭，火不归源也。"（《景岳全书·论虚》）

所谓"阳虚者亦能发热"，是指阳气不足，甚至"元阳败竭"，表现的应该是寒象，经云"阳虚则外寒"即是此意。现在反而导致发热，似乎矛盾，其实，阳虚是本，发热为标，发热是假象，张景岳因此称之为"假热"，其实就是"阴火"，正是本书要探讨的核心问题。虚火宜补，"阴虚之热者，宜壮水以平之；无根之热者，宜益火以培之。"（《景岳全书·寒热》）

关于实火与虚火，清·程钟龄有一段颇有意味的解释："夫实火者，六淫之邪，饮食之伤，自外而入，势犹贼也；虚火者，七情色欲，劳役耗神，自内而发，势犹子也。贼至则驱之，如消散、清凉、攻伐等药，皆可按法取用，盖刀枪剑戟原为驱贼设也。子逆则安之，如补气、滋水、理脾等药，皆可按法施治，盖饮食、器用，原为养子设也。""贼则宜攻，子则宜养。"（《医学心悟》）

有一点应该肯定，张景岳所称"假热"，属于虚火范围，系阳虚之火。但他说"凡虚火证，即假热证也"，未免武断。因为所谓阴虚之火虽然不是实热，但属于虚热，即阴虚生内热，肯定属于热证亦即阳证范畴，当予甘寒药物治之，"肝肾真阴不足假热者，轻则六味地黄汤，甚则理阴煎。肝肾血虚假热者，大营煎、五物煎。"（《景岳全书·内热证》）阴虚之火并非"假热证"，因为假热证是要治以温热药物的，王冰、李时珍、陆懋修等前辈说得很明白。说阴火是假热可以，说阴虚之火是假热则不可以，因为它属于真火范畴。

第二节　阴火释义

为了从感性上认识阴火，请先看下面三则案例：

1. 目赤肿痛

马某，男，55 岁。患眼疾已十余年，目昏红肿，入冬加重，疼痛流泪，视物不清，每用抗生素治疗好转。今年入冬眼疾又发，剧烈疼痛，目赤昏花，服抗生素并外治无效，以清热明目之剂治之，效亦不佳，病延月余。症见两目微肿，内有白翳，其泪满眼，睁则下流，疼痛难忍。两目昏花，面色青黑，头晕目眩，四肢欠温。舌白多津，脉沉弦。此属阳虚寒盛，经脉失养，治宜温肾健脾，疏肝养血：茯苓、何首乌各 30g，附子、党参、白芍各 15g，干姜 12g，甘草 9g，服药 3 剂，疼痛止，继服上方加桂枝、白术各 15g，6 剂翳退病愈。（《中医火神派探讨》：周连三治案）

按：方书称"目无火不病"，又称"眼病无寒"，误人不浅。周氏回顾说："我30 年前治疗眼疾多用清热泻火滋阴之剂，以为眼疾全为阳热之证，而无虚寒之理，后治眼疾，一遇虚寒，多治不愈。"昔时阅《黄氏医书八种》，见其创用乌肝汤（即

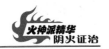
茯苓四逆汤加白芍、桂枝、何首乌）治疗眼疾，即合书不观。又细阅黄氏方书："窍开而光露，是以无微而不烛，一有微阴不降，则雾露暖空，神气障蔽，阳陷而光损矣。"细审其理，才知前者之非。自此以后，治疗眼疾，若辨证为虚寒者，每用茯苓四逆汤加减治之，疗效确为满意，本案即为例证。

2. 身热

徐国桢伤寒六七日，身热目赤，索水到前，置而不饮，异常大躁，将门牖洞启，身卧地上，辗转不快，更求入井。一医汹汹，急以承气与服。余诊其脉，洪大无伦，重按无力。余曰：阳欲暴脱，**外显假热，内有真寒**，以姜附投之，尚恐不能胜回阳之任，况敢以纯阴之药，重劫其阳乎？观其得水不欲咽，情已大露，岂水尚不能咽，而反可咽大黄、芒硝乎？天气燠热，必有大雨，此证顷刻一身大汗，不可救矣。且既认大热为阳证，则下之必成结胸，更可虑也。惟用姜附，可谓补中有发，并可以散邪退热，一举两得，至稳至当之法，何可致疑？吾在此久坐，如有差误，吾任其咎。于是以附子、干姜各五钱，人参三钱，甘草二钱，煎成冷服。服后寒战嘎齿有声，以重棉和头覆之，缩手不肯与诊，阳微之状始著，再与前药一剂，微汗热退而安。（《寓意草》）

按： 这是清代名医喻嘉言的一个著名案例，若从身热目赤，大躁卧地，更求入井等躁热之象来看，似属阳热实证，无怪乎"一医汹汹急以承气与服"了。细审详辨，着眼于口渴得水而不欲咽，脉洪大而重按无力，确定这是由于内有真寒，外显假热的缘故，确切说，这是虚阳外越所致阴火。

3. 足心发热

刘某，女，43岁。足心发热7年，日夜不休，日轻夜重。自觉涌泉穴处呼呼往外冒火。不论冬夏，夜卧必将脚伸出被外，始能入睡。多次服滋阴降火补肾之剂不效。诊见面色嫩红，艳若桃李，此阳浮于上显然。脉细数，小便清长，饮一溲一。脘腹冷感，胃纳不佳，稍进凉食则觉酸腐不适，双膝独冷。

此症乃阴阳衰盛之变引起，阳气一衰，火不生土，胃中水谷便无由蒸化，故见纳少化艰；人身津液赖此火之温煦，始能蒸腾于上，敷布上下。此火一衰，气化便弱，津液不能升腾，故口干；涌泉为足少阴肾经井穴，为肾气之所出。今下焦阳衰，不能统摄肾阴，而致阴火沸腾，足心热如火焚。宜补火之原，真火一旺，阴火自安，处方：炙甘草60g，干姜、附子各30g，冷水1500mL，文火煮取500mL，2次分服，3剂。药后热势顿减，双膝冷感消失。（《霹雳大医李可》）

按： 此症临床上并不少见，足心发热如焚，一般都认为是阴虚内热或湿热下注，能识得"阴火沸腾，例同浮阳外越"者恐怕不多。注意，本案李可先生直接用了"阴火"一词概括病机，确切说，这是虚阳下陷所致阴火。

以上三则案例分别介绍了虚阳上浮、外越、下陷所引发的阴火病证，可以说是比较典型的阴火。它们的共同特点是，主要症状虽呈火热之象，但本质上却是阳虚不足所致，均以扶阳方药治愈，热象是假，阴证是真。周慎斋曰："假火者，内虚寒而外见火证也。"（《周慎斋遗书》）下面从理论上阐释阴火概念。

一、阴证所生之火

阴火与阳火对应而言，所谓阳火是指阳证所生之火，阴火则是阴证所生之火。这里，阳证指热性病变，包括实热和虚热（阴虚），二者都属于热；所谓阴证指寒性病变，包括实寒和虚寒，二者都属于寒。同时阳证还可理解为伤寒三阳证，阴证则是三阴证，王好古谓："太阴、少阴、厥阴，皆属阴证也。"（《阴证略例·三阴论》）

由阳证而产生的火热之象与其阳证本质是一致的，无论实火还是阴虚之火，因此可以称之为"真火"，临床上简称为火；由阴证而产生的火热之象与其阴寒本质不符合甚至矛盾，因此是假象、假火，张景岳称之为"假热"。从这个意义上说，所谓阳火和阴火，可以说是真火和假火，或真热和假热。

虽然尚未见到前贤如此明确地定义阴火和阳火，但这是中医学逐渐演绎的必然结果。在中医学里，像阴火、阳火这样的对应概念很多，如阴黄、阳黄，阴水、阳水，阴暑、阳暑，阴斑、阳斑，阴痫、阳痫，阴疽、阳疽，阴躁、阳躁……都是指某一病证如黄疸、中暑、斑疹、癫痫、痈疽等，具有由阴证、阳证两种病因引起的不同病证表现。还有便秘一症，张景岳认为隋唐以后，"立名太烦，又无确据，不得其要而徒滋疑惑，不无为临证之害也。不知此证之当辨者惟二，则曰阴结、阳结而尽之矣。有火者便是阳结，无火者便是阴结。"（《景岳全书·秘结》）这里，"有火者便是阳结，无火者便是阴结"，即以阴证、阳证而划分便秘为阴结、阳结两类。此外，消渴一证方书多以气阴不足，阴虚燥热论治，张景岳则将消渴分为阴消、阳消，为我们治疗糖尿病提供了一个重要的理论支点。事实上早在仲景书中，已有消渴而用肾气丸之例。

另如喉蛾："盖日轻夜重，阴蛾也；阳蛾则日重夜轻。"（《辨证奇闻·咽喉门》）这里的"阴蛾""阳蛾"也是以阴证、阳证而划分的。这些对应的病证概念至今都在沿用，没有异义。与之相同，阴火、阳火自然也顺理成章地成为这种对应概念，其含义完全可以从逻辑上演绎而来，当然历代医家也有研究，下文将予论证。

再比如，上述对应病证中，阳证如阳黄、阳暑、阳斑、阳蛾等历来积累了丰富经验，比较容易治好；而阴证如阴黄、阴暑、阴斑、阴蛾、阴结等则容易当作阳证

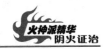
误治，南辕北辙，疗效差矣，其源盖出于对阴证的认识不足。一般而论，像阳黄、阳暑、阳斑、阳蛾等病证通常直接被称为黄疸、中暑、斑疹、喉蛾等，省却前辍"阳证"字样，乃至误导人们以为这些病证只有阳证一种形态，致使阴证黄疸、中暑、斑疹、喉蛾等被忽略而误治，这一点在阴火病证方面尤为突出。

由于阴火多表现于局部，郑钦安通常称之为"肿痛火形"，如他在论述"耳目口鼻唇齿喉"病变时就说："各部肿痛，或发热，或不发热，脉息无神，脉浮大而空，或坚劲如石，唇、口、舌青白，津液满口，喜极热汤，二便自利，间有小便赤者，此皆为气不足之症，**虽现肿痛火形，皆为阴盛逼阳之的候。**"（《医理真传·卷四》）所谓"肿痛火形，皆为阴盛逼阳之的候"，显然指的是阴火。

当然阴火也可表现为全身热象，如发热、发斑等，还有各种血证、皮肤病、某些西医病等，都有阴火证候，本书下篇将详细举例。

二、阴火三种称谓

一般而论，阴火有三种叫法：假火，这个最通俗，张景岳称为假热；浮火，浮在表面的火，"阳虚之火，由肾中之阳不足，则寒从中生而火无源可归，所以浮散于外。"（《罗氏会约医镜·论火证》）因此，阴火又可称为"浮火"，这很形象、贴切；但是最规范的说法应该叫阴火。

关于浮火，有个典故可助理解：当年林则徐在两广禁烟，英美使节请他赴宴，宴席当中上了一道冰激凌，刚做出来还冒着烟。林大人没见过这洋玩意儿，以为是热气，就用嘴去吹，英美使节都暗中发笑。林则徐看在眼里没有吱声，转天他回请英美使节，席间也上了一道菜——芋头泥，就是芋头加热捣成泥，是一道非常热的菜，但是拿出来的时候一点烟都没有。英美使节以为是道凉菜，拿勺就往嘴里送，一下烫得哇哇叫。要说什么呢？让林则徐上当的这个氤氲上泛之烟就是浮火，那么凉的冰激凌冒出来的烟来能是热的吗？这个烟就是浮火，亦即阴火，其根源却是寒凉之冰。

吴仪洛还取类比相，用荒野鬼火来比喻阴火："野外之鬼磷，其火色青，其状如炬，或聚或散，望之则有，就之则无，俗呼鬼火，或云诸血之磷光也……此皆似火而不能焚物者也。"（《本草从新·阳火阴火》）这个鬼火比喻也有助于我们对阴火的理解。

古人对阴火还有诸多称谓，如相火、龙火、龙雷之火等，名称虽异，含义则同。正本清流，不如统一称为阴火为好。

三、阴火两个重要特征

除了强调阴证这一发病前提之外，阴火还有两个重要特征：

其一，属于虚证范畴。阳火有虚有实，阴火有虚无实。"若内真寒而外假热者，是为真正虚火。""龙雷之火原属虚火，得水则燔，得日则散，是即假热之火，故补阳即消矣。"（《景岳全书·人参》）"阴火者，虚火也，其证恶寒，倦卧，舌润不渴，宜用辛热温补之剂。"（《伤寒集注》）"肾中阳虚，则火不安其位而飞走，犹龙雷之火也。"（《本草从新·阳火阴火》）这对鉴定阴火是一个重要条件。

其二，只能以温热药物治疗。"用药则惟大辛大热之剂"，所谓"以火治之""补阳即消"，都是说的这个意思。这两点很重要，对界定阴火不可忽视。

第三节 历代医家对阴火的认识

一、仲景是认识真寒假热第一人

仲景称阴火为"里寒外热"或"内寒外热""表热里寒"，《伤寒论》："既吐且利，小便复利而大汗出，下利清谷，内寒外热，脉微欲绝者，四逆汤主之。""少阴病，下利清谷，里寒外热，手足厥逆，脉微欲绝，身反不恶寒，其人面赤色，或腹痛，或干呕，或咽痛，或利止脉不出者，通脉四逆汤主之。""脉浮而迟，表热里寒，下利清谷者，四逆汤主之。"以上原文揭示出阴盛于内，格阳于外，内真寒外假热的主要脉证，并指明四逆汤、通脉四逆汤为主要治疗方。

仲景还揭示了真假寒热的典型表现："病人身大热，反欲得近衣者，热在皮肤，寒在骨髓也；身大寒，反不欲近衣者，寒在皮肤，热在骨髓也。"该条文指出真寒假热和真热假寒的一种典型表现。其中真寒假热即指阴火。

同时，仲景还指出阴火的一个典型证候——戴阳证，"下利，脉沉而迟，其人面少赤，身有微热，下利清谷者，必郁冒，汗出而解，病人必微厥。所以然者，其面戴阳，下虚故也"。创立了白通汤、白通加猪胆汁汤等主治方，这些方剂亦即"四逆辈"，至今仍为治疗阴火最重要的经典方剂。

二、王冰、李时珍等对阴火的发明

正本清源，阴火最初是为龙火。唐代王冰首先揭示了阴火的概念，不过未用阴火这一词汇，他在阐释《素问·至真要大论》"微者逆之，甚者从之"的制方大义时，说："夫病之微小者犹人火也，遇草而焫，得木而燔，可以湿伏，可以水灭，故逆其性气以折之攻之。病之大者犹龙火也，得湿而焰，遇水而燔，不知其性以水湿折之，适足以光焰诣天，物穷方止矣。识其性者，反常之理，以火逐之，则燔灼自消，焰火扑灭。"此即"甚者从之"之义。

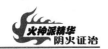

其所谓"人火""可以湿伏，可以水灭"，指可以用寒凉之药治疗者，以药测证，当系真火、阳火。而所谓龙火"得湿而焰，遇水而燔"，意谓用寒凉之药治之，火势反而更大，"足以光焰诣天，物穷方止"，犯了方向性错误。若"识其性者，反常之理，以火逐之，则燔灼自消，焰火扑灭。"是说这类龙火需要以热药治之，以药测证，可以推断这龙火乃是阴寒所生，因此"以火逐之"，即热因热用之意。在这里，王冰所称"龙火"即指阴火而言，只是未提出阴火这一名词。注意，这种"龙火"只能"以火逐之"，即以温热药物治之，这是判定阴火的一个重要标志。

明代李时珍承袭了王冰的思想，首先提出阴火的概念："五行皆一，唯火有二。二者，阴火、阳火也。""诸阳火遇草而炳，得木而燔，可以湿伏，可以水灭；诸阴火不焚草木而流金石，得湿愈焰，遇水益炽。以水折之则光焰诣天，物穷方止；以火逐之，以灰扑之，则灼性自消，光焰自灭。"比较一下，差不多连语句都在照搬王冰的话，但他明确提出了阴火、阳火的概念，比王冰前进了一步，李时珍所谓"阳火"和"阴火"就是指阳证所生之火和阴证所生之火。这可能是医史上第一次如此揭示阴火和阳火。

赵献可引录并稍加改动了王冰的原文："火有人火，有相火。人火者，所谓燎原之火也，遇草而炳，得木而燔。可以湿伏，可以水灭，可以直折，黄连之属可以制之；相火者，龙火也，雷火也。得湿则炳，遇水则燔，不知其性而以水折之，以湿攻之，适足以光焰烛天，物穷方止矣。识其性者，以火逐之，则焰灼自消，炎光扑灭。古书泻火之法，意盖如此。今人率以黄柏治相火，殊不知此相火者，寄于肝肾之间，此乃水中之火，龙雷之火也。若用黄柏苦寒之药，又是水灭湿伏，龙雷之火愈发矣。龙雷之火，每当浓阴骤雨之时，火焰愈炽。或烧毁房屋，或击碎木石，其势诚不可抗。惟太阳一照，火自消灭。此得水则炽，得火则灭之一验也。"（《医贯·相火龙雷论》）

按：赵献可所称"人火"，所指是阳火，对照王冰、李时珍所言即知。所称"相火"，当指阴火，龙雷之火。龙雷之火指肝肾阳虚所致，"寄于肝肾之间，此乃水中之火，龙雷之火也。若用黄柏苦寒之药，又是水灭湿伏，龙雷之火愈发矣。龙雷之火，每当浓阴骤雨之时，火焰愈炽。或烧毁房屋，或击碎木石，其势诚不可抗。惟太阳一照，火自消灭。此得水则炽，得火则灭之一验也。"

有人将龙雷之火解读为肝肾阴虚，如"龙雷之火，肝肾之真阴不足，肝肾之相火上炎，水亏火旺，自下冲上……治宜养阴制火，六味丸合滋肾丸及家秘肝肾丸之类是也。"（《冷庐医话》）这与"如天阴雨，龙雷之火愈盛，惟太阳一照，而火潜藏"之义大相径庭，"龙雷之性，必阴云四合，然后遂其升腾之势。若青天朗日，则退藏不动矣。"喻氏在《寓意草》中阐发其治疗大旨"惟宜温补"，与肝肾阴虚治法迥异。只是积习难改，有人将龙雷之火解读为肝肾阴虚，实在有悖于原意。

三、张景岳对假热的丰富认识

明代张景岳对火热之证做了很多研究，尤其是对"真寒假热"认识丰富，张景岳所称"假热"即阴火也。在《景岳全书》中曾 39 次提及"真寒假热"一词，还曾以"寒热真假篇"为题，专门论述"真寒假热"，研究得比较细致，值得单列一节介绍。下面分题介绍景岳的论述：

1. 论寒热真假

"寒热有真假者，阴证似阳，阳证似阴也。盖阴极反能躁热，乃内寒而外热，即真寒假热也。阳极反能寒厥，乃内热而外寒，即真热假寒也。"（《景岳全书·寒热真假篇》）

"矧如火证悉具，而犹有虚实之殊，真假之异，其可不为详辨乎？若果有火病，则火性急烈，诚可畏也。然实火只随形质，余因谓之凡火，又谓之邪火。火之为病，病之标耳，洗之涤之，又何难哉？惟虚火之病，则本于元气，元气既虚，而再攻其火，非梃即刃矣。是以诸病之杀人，而尤惟火病为最者，正以凡火未必杀人，而以虚作实，则无不杀之矣，不忍见也。"（《景岳全书·论火证》）

2. 假热系阴盛隔阳引起

"如寒极生热，而火不归原，即阴盛隔阳，假热证也。"（《景岳全书·论治火》）

"若内真寒而外假热者，是为真正虚火。"（《景岳全书·人参》）

喉痹"若果因实火，自有火证火脉，亦易知也；若因酒色过度，以致真阴亏损者，此肾中之虚火证也，非壮水不可；又有火虚于下而格阳于上，此无根之火，即肾中之真寒证也，非温补命门不可。"（《景岳全书·咽喉》）

按：此段通过对喉痹病因的分类，揭示了火有实火、真阴亏损虚火和"无根之火"之分，后者即"火虚于下而格阳于上"之阴火，"肾中之真寒证也，非温补命门不可"。不言而喻，阴火系由寒证引起。

3. 假热病因

"假热者，水极似火也。凡病伤寒或患杂证，有其素禀虚寒，偶感邪气而致者，有过于劳倦而致者，有过于酒色而致者，有过于七情而致者，有原非火证，以误服寒凉而致者。"（《景岳全书·寒热真假篇》）

4. 假热之脉

"凡假热之脉，必沉细迟弱，或虽浮大紧数而无力无神，此乃热在皮肤，寒在脏腑，所谓恶热非热，实阴证也。"（《景岳全书·寒热真假篇》）再次指明假热"实阴证也"。

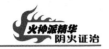

5. 假热证多见

"第今人之虚者多，实者少，故真寒假热之病为极多，而真热假寒之病则仅见耳。"（《景岳全书·论治篇》）

"第假热者多，真实者少，能察秋毫于疑似，非有过人之见者不能也。"（《景岳全书·汗有六要五忌》）

"但元气既虚，极多假热，设或不明真假而误用寒凉，必复伤脾胃，生气日见殆矣。"（《景岳全书·崩淋经漏不止》）

6. 假热难辨，误治杀人

"真热者，谁不得而知之，惟假热为难辨耳。"（《景岳全书·温补法》）

"真热证犹易辨，而假热证尤不易辨也。"（《景岳全书·论东垣脾胃论》）

"凡治热证，必须详辨的确，勿得以假热作真热也。"（《景岳全书·吐泻》）

"矧庸医多有不识，每以假热为真火，因复毙于无形无响者，又不知其几许也。"（《景岳全书·热略》）

"惟虚火之病，则本于元气，元气既虚而再攻其火，非梃即刃矣。是以诸病之杀人，而尤惟火病为最者，正以凡火未必杀人，而以虚作实，则无不杀之矣，不忍见也。"（《景岳全书·论火证》）

"奈何昧者不明此理，多以虚阳作实热，不思温养此火，而但知寒凉可以灭火，安望其尚留生意而不使之速毙耶！此实医家第一活人大义，既从斯道，不可不先明斯理。"（《景岳全书·命门余义》）

按： 景岳屡次以精辟之语指出假热"难辨""尤不易辨"，强调误治的严重性，"矧庸医多有不识，每以假热为真火，因复毙于无形无响者，又不知其几许也""是以诸病之杀人，而尤惟火病为最者，正以凡火未必杀人，而以虚作实，则无不杀之矣"具有警世意义。

7. 假热的治疗

"凡阴盛隔阳，内真寒而外假热者……须用理阴煎，或六味回阳饮、大温中饮、八味地黄汤之类，大剂与之，庶可保全。若虚火上浮，喉痛热躁，不能热饮者，用井水浸药冷与饮之，此用假寒之味以解上焦之假热，真热之性以救下焦之真寒，回阳起死，真神妙之法也。"（《景岳全书·温补法》）

"凡见此内颓内困等证，而但知攻邪则无有不死。急当以四逆、八味、理阴煎、回阳饮之类，倍加附子填补真阳，以引火归原，但使元气渐复，则热必退藏而病自愈。所谓火就燥者，即此义也。"（《景岳全书·温补法》）

以上可以看出，张景岳所论"假热""实阴证也""肾中之真寒证也"，是指"阴盛隔阳，内真寒而外假热者"。可以说就是阴证所生之热，即阴火。同时他对假热即阴火的病因病机、证候表现、治疗等诸多方面都做了探讨，有些堪称经典之论，他对阴火的理论建树功不可没。

张景岳也曾多次谈及"阴火"一词，奇怪的是，他基本上将阴火看作阴虚之火，这就有些令人费解了。例如"有阴水不足，**阴火上升**，肺受火邪，不得清肃下行，由是津液凝浊，生痰不生血者。此当以润剂，如麦门冬、地黄、枸杞子之属滋其阴，使上逆之火得返其宅，则痰自清矣。"（《景岳全书·痰饮》）

"血热者，经期常早，此营血流利及未甚亏者多有之。其有**阴火内烁**，血本热而亦每过期者，此水亏血少，燥涩而然。治宜清火滋阴，以加味四物汤、加减一阴煎、滋阴八味丸之类主之。"（《景岳全书·血热经迟》）

四、清代医家对阴火的界定

徐灵胎认为阴火为阴盛逼阳、虚阳外越而"失位"所致："人之阳火，君火、相火；人之阴火，失位之火。"（《药性切用·阳火阴火》）所谓君火、相火，其实是指实热、虚热（阴虚之热），总之是阳火。徐灵胎将阴火与君火、相火对立而言，清楚地表明阴火与阳火的对应关系，是假火。

吴仪洛也持相同观点："人之阳火二：君火也，相火也。人之阴火一，失位之火也。内经云君火以明，相火以位，肾中阳虚，则火不安其位而飞走，犹龙雷之火也。"（《本草从新·阳火阴火》）较之徐灵胎，他更进一步确认这种阴火系阳虚"不安其位而飞走"的"失位"之火。

舒驰远曰："五行皆一，惟火有二。所谓二者，阳火也，阴火也。诸阳火乃柴炭之火，得水则灭；阴火乃石灰之火，火烧无焰，得水则焚……人身之火，亦分阴分阳，阳火者，实火也，其证恶热不恶寒，舌苔干燥，渴欲饮冷，宜用寒凉等药；阴火者，虚火也，其证恶寒，倦卧，舌润不渴，宜用辛热温补之剂。"（《伤寒集注》）

他所称"阴火"——"其证恶寒，倦卧，舌润不渴"，纯属阴证；与阳火"其证恶热，不恶寒，舌苔干燥，渴欲饮冷"，纯属阳证，二者对等而观。

俞根初认为："若夫郁火实火虚火之外，别有一种阴火者，此即阴盛格阳之火，亦即阴极似阳之火……其于病也，虽见种种火象，如面赤戴阳，除中能食，手足躁扰，欲入泥水中坐，而用药则惟大辛大热，直破其阴以回阳，少佐甘咸以引火归原。"（《重订通俗伤寒论·六经总诀》）

按： 俞氏所称"阴火"，"虽见种种火象，如面赤戴阳，除中能食，手足躁扰，欲入泥水中坐"，非常明确地指明系"阴盛格阳之火"，强调"用药则惟大辛大热，直破其阴以回阳"，显然是指阴证所生之火，这可能是最早明确定义阴火的记载，

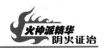

因此具有十分重要的意义。

陆懋修承袭俞氏观点，进一步突出了阴火的概念："若夫虚火实火之外，别有一种阴火者，则不予人以易见，故即为人所罕言。此为龙雷之火，不燔草木，得雨而炽，即阴盛格阳之火，亦即阴极似阳之火。经曰重阴必阳，火之最大者也……此则既非实火，又非虚火，而独为阴盛之火。其于病也，虽见种种火象，如面赤戴阳，除中能食，手足躁扰，欲入泥水中坐，而用药则惟大辛大热之剂，一剂可以回阳。"（《世补斋医书》）

陆氏强调阴火"独为阴盛之火"，有意思的是，他将阴火称为"火之最大者也"，与王冰称"病之大者也"一脉相承，显示出其对阴火的重视。顺便说一下，陆氏所说虚火，也是指阴虚之火，在中医学的概念中，虚火通常或者说习惯上是指阴虚之火，陆氏就是这样顺旧的。他说"虚火、实火之外，别有一种阴火者"，意味着虚火、实火为一类病状系阳火，属真火，与之对应者是阴火。

按：从俞、陆两家的论述可以看出，阳火有虚有实，阴火有虚无实，这对鉴定阴火是一个重要条件。

罗国纲论曰："夫君火者心火也，可以水灭，可以直折；相火者龙雷之火也，不可以水灭直折，从其性而降伏之。且如天阴雨，龙雷之火愈盛，惟太阳一照而火潜藏，此阳虚之火，由肾中之阳不足，则寒从中生而火无源可归，所以浮散于外。此非参芪桂附之温热，则无以引火归原，而外假热之证生矣。至于肾中之阴不足，则水亏火焰，又当滋水以制阳光，宜用甘凉，不宜温热。"（《罗氏会约医镜·论火证》）

罗氏认为"阳虚之火，由肾中之阳不足，则寒从中生，而火无源可归，所以浮散于外"而现"外假热之证"。

可以说，以上清代徐灵胎、舒驰远、俞根初等群贤对阴火、阳火做了明确界定。

五、郑钦安将阴火推向成熟

清末，郑钦安在构建火神派理论时，对阴证做了全面研究，对阴火的辨识尤其深刻，独具只眼，此为其学术思想最精华的部分。这一点，凡是研究郑钦安学术者，应该都对其有所认识。本书即是受郑钦安启发而展开深入研究阴火的成果。

归纳郑钦安关于阴火的贡献，重要者有如下几点：

1. 对阴火做了大量研究和阐释

在郑钦安的书中，谈及"阴火"11次，论及阴火之证则比比皆是。他对阴证的论述集中于三处，每次在列述大量病证时，都有半数以上的阴火证情：

（1）在《医理真传·卷二》"阳虚证问答"一节，总共列举了31种阳虚证，即有 16 种属于阴火，"以上数十条，专论阳虚，指出先天真气上浮，反复推明"阴火表现。例如：

问曰：两目忽肿如桃，头痛如裂，气喘促，面、唇青黑者，何故？

答曰：此先天真火缘肝木而上，暴发欲从目脱也。夫先天之火，原寄于肾，病人阴盛已极，一线之元阳，即随阴气而上升。水为木母，母病及子，故缘肝木而上，厥阴脉会顶巅，真气附脉络而上行，阳气暴发，故头痛如裂。肝开窍于目，故肿如桃。气喘促者，阴邪上干清道，上下有不相接之势也。面、唇青黑，皆系一团阴气。元阳上脱，已在几希之间。此际若视为阳证，而以清凉发解投之，旦夕即死也。法宜四逆汤以回阳祛阴，可愈。

问曰：病人两耳前后忽肿起，皮色微红，中含青色，微微痛，身大热，两颧鲜红，口不渴，舌上青白胎，两尺浮大而空者，何故？

答曰：此先天元阳外越，气机附少阳而上也。夫两耳前后，俱属少阳地界，今忽肿微痛，红色中含青色，兼之两颧色赤，口不渴，而唇、舌青白，知非少阳之风火明矣。如系少阳之风火，则必口苦、咽干，寒热往来，红肿痛甚，唇舌定不青白。今见青白苔，而阳虚阴盛无疑。身虽大热，无头痛、身痛之外感可据，元阳外越之候的矣。

况两尺浮大而空，尺为水脏，水性以下流为顺，故脉以沉细而濡为平。今浮大而空，则知阴气太盛，一线之阳光，附阴气而上腾，有欲竭之势也。此际当以回阳祛阴，收纳真气为要。若不细心斟究，直以清凉解散投之，旦夕即亡。方宜白通汤主之，或潜阳丹亦可。

问曰：两胁忽肿起一埂，色赤如朱，隐隐作痛，身重，爪甲青黑者，何故？

答曰：此厥阴阴寒太盛，逼出元阳所致也。夫两胁者，肝之部位也，今肿起一埂如朱，隐隐作痛，近似肝经风火抑郁所作，其实不然。若果系肝经风火，则必痛甚，身必不重，爪甲必不青黑。今纯见厥阴阴寒之象，故知其元阳为阴寒逼出也。粗工不识，一见肿起，色赤如朱，鲜不以为风火抑郁所作，而并不于身重、爪甲青黑、不痛处理会，直以清凉解散投之，祸不旋踵。法宜回阳祛阴，方用四逆汤，重加吴茱萸。

（2）在《医法圆通·卷三》"辨认阴盛阳衰及阳脱病情"一节，总共列举了58 种病证，即有 29 种属于阴火，"以上数十条，揭出元气离根，阳虚将脱危候，情状虽异，病源则一"指的正是阴火，例如：

久病与素秉不足之人，两颧发赤，此真元竭于上也。急宜回阳收纳，误治则死。

凡喉痛饮滚之人，必非风热上攻，定见脉息、声音一切无神，阴象毕露，急宜回阳之药，冷服以救之，其效甚速。此是阳浮于上，不安其宅，今得同气之物以引

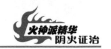

之，必返其舍。若照风热法治之，是速其危矣。

凡素秉不足之人，忽然两乳肿大，皮色如常，此是元气从两乳脱出，切勿当作疮治，当以回阳收纳为主。

（3）在"四逆汤圆通应用法"（《医法圆通·卷四》）中，列述了四逆汤的22种适应证，其中即有15种属于阴火病证，强调阴火十分多见。例如：

一治唇肿而赤，不渴。夫唇肿之症，近似胃火，胃火之肿，口必大渴。今见病人唇肿而口并不渴，可知阴火出于脾间。四逆汤功专补阳，阳旺则阴火自消，故治之而愈。

一治两目赤雾缕缕，微胀不痛。夫目窠，乃五脏精华所聚之地，原着不得一毫客气。今见赤雾缕缕，疑是阳火为殃，不知阳邪痛甚、胀甚，此则微胀不痛，明是阳衰于上，不能镇纳下焦浊阴之气，地气上腾，故见此等目疾。四逆汤力能扶阳祛寒，阳光一照，阴火自灭，故治之而愈。

一治周身忽现红片如云，不热不渴。夫周身发现红云，人孰不谓风火郁热于皮肤。夫风火郁热之证，未有不发热而即作者，亦未有口不渴而即谓之火者，此处便是认症机关。予每于此症，认作阳衰，阴居阳位，以四逆汤治之而愈。

他反复用"数十条"来"专论"揭出"元气离根""真气上浮"所致病证，足见其对阴火的重视，经验之丰富，乃至唐步祺说："郑氏所特别指出而为一般医家所忽略的，是阴气盛而真阳上浮之病。"可谓一语中的。

2. 提出火分阴阳的纲领

郑钦安在论述血证的辨治时，针对世俗"专主滋阴降火"说道："曷不思火有阴阳之别，血色虽红，由其从火化得来，终属阴体。气从阳，法天居上；血从阴，法地居下。天包乎地，气统乎血，气过旺，可以逼血外越，则为阳火；气过衰不能统血，阴血上僭外溢，则为阴火。阳火，其人起居，一切有神。阴火，动静起居，一切无神。阳火始可用以上市习之方，阴火决不可用。"（《医法圆通·卷二》）首次提出了"火有阴阳之别"的纲领，以有神、无神来揭示阳火、阴火的特征，显然这不仅仅适于血证，可以说，适于所有火证的辨治。

他在论治痔疮时，谈到诸书虽有牡痔、牝痔等种种不一的名目，提出"予谓形象虽异，其源则同，不必细分，总在阳火、阴火判之而已"。虽说是关于痔疮的看法，举一反三，同样可以窥见他火分阴阳的纲领，即凡见有"肿痛火形"者，"不必细分，总在阳火、阴火判之而已。"（《医法圆通·卷二》）张景岳亦称，"凡治热证，必须详辨的确，勿得以假热作真热也。"（《景岳全书·吐泻》）

"火有阴阳之别"的纲领，奠定郑钦安关于火证的最基本观点，体现其阴阳为纲，统分万病的学术思想。

3. 阴火误辨是千古流弊

郑钦安对阴火的认识十分深刻，众多医家看似阴虚，看似火热的病证，都能勘破阴霾，力排众议，揭示出其阳虚阴盛的底蕴，倡以辛热药物扶阳。他有一句名言："总之众人皆云是火，我不敢既云是火。"这里的火显然是指大家都很熟悉的阳火、真火，治以寒凉之药。这句话是说，大家都看作是阳火者，在我看来不一定就是阳火，而可能是阴火，显示出一种"众醉独醒"的反潮流精神。像口疮、牙痛、咽炎、某些局部红肿、发热、出血等，可能"众人皆云是火"，抱定火热成见，投以寒凉，已成举世通病。

他说"若虚火上冲（指虚阳上浮）等症，明系水盛，水盛一分，龙亦盛一分（龙即火也），水高一尺，龙亦高一尺，是龙之因水盛而游，非龙之不潜而反其常。故经云：阴盛者，阳必衰。即此可悟用药之必扶阳抑阴也……历代注家，俱未将一阳潜于水中底蕴搜出，以致后学懵然无据，滋阴降火，杀人无算，真千古流弊，医门大憾也。"（《医理真传·卷一》）

"千古流弊，医门大憾" 八字道出他的深切警世之心。即或今日医林之中，识得此情者也为数寥寥。此论在今天尤具补偏救弊的现实意义。

4. 破除某些市习观点

对于某些传统或市习观点，我们认作阴虚的病证，常见的如潮热、盗汗、午后发热、五心烦热等，讲义上都作阴虚论，其实可能是阳虚使然。"潮热亦必审其虚实，盗汗亦必究其源委。"（《医法圆通·卷三》）断不可一律论为阴虚。防止只知其一，不知其二，认阴证为阳热，滥用苦寒滋润，沦入庸医之流。郑钦安对潮热、盗汗等症的阴阳属性做了很好的论述：

潮热：潮热本指发热如潮而有定时之证，一般多指午后或夜间发热而言，诸书均认为阴虚所致。郑钦安不同意此说，认为是阴盛所致。他说："世人以为午后发热为阴虚，是未识阴阳消长之道也。""人身真气从子时一阳发动，历丑寅卯辰巳，阳气旺极，至午未申酉戌亥，阳衰而下潜藏。"（《医法圆通·卷三》）也就是说，午后至夜间子时这一时段，是阴气当令，此时发病或病情加重者，是阳虚逢到阴令，雪地加霜，故而发病或病情加重。

"一见午后、夜间发热，便云阴虚，便去滋水。推其意，以为午后属阴，即为阴虚，就不知午后、夜间正阴盛之时，并非阴虚之候。即有发热，多属阴盛隔阳于外，阳气不得潜藏，阳浮于外，故见身热。"（《医法圆通·卷三》）

"予于此证，无论夜间、午后发热烧，或面赤，或唇赤，脉空，饮滚，无神，即以白通汤治之，屡治屡效。"并且列举了一个验案加以证明："予治一易姓妇，每日午初即面赤，发热，口渴，喜热汤，至半夜即愈，诸医概以补阴不效，予以白

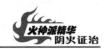

通汤，一服而愈。"可以看出，对于潮热的认识，无论从理论还是从临床上看，郑氏所言都是言之有据，持之有故。

■杨某，女，30岁，2008年11月28日诊。午后发热已20多日，一直用抗生素输液治疗未效。症见面色㿠白无华，头昏神疲体倦，少气懒言。经化验检查，排除"伤寒""肺结核"。舌淡苔薄白，脉沉细无力。诊为阳虚发热，法当回阳收纳，引阳归舍，方用白通汤加味治之：附片40g，干姜15g，北细辛6g，葱头3枚。2剂（第1剂以生姜代干姜）。

3日后相告，服第1剂药后发热渐退，2剂服完热未再发，精神恢复。（顾树祥治案）

原按： 阳虚发热，时有发生，临床治十数例，皆以此法治之，2剂收功，无一不效。此方妙在细辛配合姜、附可把外浮之阳纳之归舍。

■张某，女，17岁。2022年1月21日初诊。发热10天，每于晚上发作，体温37~38.3℃，发热时面颊泛红。曾发荨麻疹2次，不畏冷，无汗，咽干咽痛，鼻塞流涕，疲乏，纳差，便溏。舌胖润，脉右浮滑尺弱，左沉滑。血常规检查，白细胞减少。此系虚阳上浮，兼见太少两感，拟潜阳丹合麻黄附子细辛汤治之：麻黄10g，细辛10g，附子30g，砂仁15g，肉桂10g，干姜10g，炙甘草30g，姜半夏25g，荆芥穗10g。7剂。

1月28日复诊，用药当日发热即止，荨麻疹未发，咽痛消失。仍纳差，咳嗽少痰，气短。血常规未见异常。上方微调续服。（张存悌治案）

还有1种潮热，子午二时定期而发，郑钦安称之为"子午潮热"。此症他亦认为属于阴火："子午二时，乃阴阳相交之时，阳不得下交于阴，则阳气浮而不藏故潮热生；阴不得上交于阳，则阴气发腾，无阳以镇纳则潮热亦生。医者不得此中至理，一见潮热便称阴虚，用一派滋阴养阴之品，每每酿成脱绝危候，良可悲也。"（《医法圆通·卷二》）

盗汗： 亦有阳虚所致者，汗证，"务要知得阴虚、阴盛之旨：阴虚则火旺，其人定然有神，烦渴饮冷为据；阴盛则阳衰，其人定然无神，少气懒言，不渴不食，即渴喜滚为据。若是盗汗，察其系阴盛隔阳于外，阳气不得藏，气机上浮，故盗汗出，法宜收纳，如封髓丹、潜阳丹之类。"（《医法圆通·卷二》）断不可一律论为阴虚。

"各书俱称盗汗为阴虚者，是言其在夜分也，夜分乃阳气潜藏之时，然而夜分实阴盛之候，阴盛可以逼阳于外，阳浮外亡，血液随之，故汗出，曰盗汗。医者不知其为阳虚，不能镇纳阴气，阴气外越，血液亦出，阴盛隔阳于外，阳不得潜，亦汗出。此旨甚微，学者务须在互根处会。"（《医法圆通·卷二》）

■孙某，女，46岁。反复夜间盗汗半年多，严重时一觉醒来浑身湿透，衣被几如水渍，天气暖和还好，寒冷季节苦不待言，以致惧怕入睡，多方诊治罔效。索病历处方细阅，前医皆以滋阴降火，补血养心论治。观其症，少神乏力，寐差梦多，口干不欲饮，腰酸膝软，手足欠温；诊其舌脉，苔薄白舌淡红，舌体微胖，边有齿痕，脉细数无力。四诊合参，判断此盗汗非阴虚火旺所致，乃由阳虚使然，遂拟扶助真阳，敛液止汗之法，方用四逆汤加味：

制附子30g（先煎），肉桂粉10g（另包冲），干姜15g，五味子10g，白芍20g，炙黄芪30g，生枣仁30g，熟枣仁30g，煅龙骨30g，炙甘草15g，生姜15g，大枣5枚。3剂，每日1剂，水煎服。

二诊：药服第2剂，盗汗全止，能安静入睡，精神好转。服完3剂，诸症皆消。因出差有所不便，要求改服成药，嘱其续服桂附地黄丸以巩固疗效。约4个月后，患者因感冒来诊，告曰愈后未再发作，感觉体力及体质较过去增强许多。（余天泰治案）

原按：一般认为，盗汗多责之于阴虚火旺和心血不足，恒以滋阴降火，补血养心为治。然以余临床所见，因阳虚而盗汗者并不少见，本案即是一例。缘由阳虚阴盛，格阳于外，虚阳外越，津液随之外泄所致。诚如郑钦安所云："此为阳欲下交而不得下交，阳浮于外，故汗出。法宜扶阳，阳旺而阴不敢与争，阳气始得下交。"（《医法圆通·卷一》）不至外越，故以四逆汤加味而收效迅捷。

■吴某，男，30岁。睡中出汗如洗，上身尤多，自幼而发，冬季更显。乏力，下肢发软，无神，眠差，尿黄。舌淡胖润，脉滑寸弱。投桂枝加附子汤治之：桂枝25g，白芍25g，炙甘草15g，附片30g，龙骨30g，牡蛎30g，山茱萸45g，茯苓30g，肉桂10g，黄柏15g，砂仁15g，生姜10片，大枣10个。7剂。

服药后夜汗显减，药已中的，守方调理至痊愈。（张存悌治案）

按：此证睡中汗出，医书皆称盗汗，主阴虚，念大学时都是这么学的，可以说根深蒂固。读了郑钦安的书后才弄清楚："夜分乃阳气潜藏之时，然而夜分实阴盛之候，阴盛可以逼阳于外，阳浮外亡，血液随之，故汗出，曰盗汗……此旨甚微，学者务须在互根处理会。"（《医法圆通·卷二》）以余所见，盗汗属阳虚者多，阴虚者少，本案不过是众多案例中的一个。

以上所论，大多医家确实有所不知，为辨认阴火指点迷津，具有警世意义。还有足心发热、五心烦热等症，也是阳虚者居多。上述潮热、盗汗等习俗认为阴虚者现在辨为阴证，看起来像似反叛，离经叛道，其实不是，而是拨乱反正，返璞归真。甚至也不是创新，而是传统理论之回归，诚如李可所说："近两个世纪，火神派的诞生为先圣继绝学，冲破迷雾，拨乱反正，引导古中医学回归经典正路。"

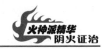
5.阴火辨治卓有成效

郑钦安制定了阴阳辨诀，用以判别阴证、阳证，实际上成为辨认阴火、阳火的不二法门。他屡次强调用四逆汤或四逆辈治疗阴火，还亲手研制了治疗阴火的名方潜阳丹，力荐封髓丹作为治疗阴火的重要方剂，对阴火的辨治卓有成效，为临床提供了丰富经验。举例如下：

■**吐血**　光绪年间，成都府知府朱大人的夫人患吐血症，已经一年多，医药无效，成都府所属16个州、县，纷纷推荐当地名医来为夫人治病。或认为血热妄行，或认为阴虚火旺，或认为血虚，或认为气血两虚。举凡四生丸、六味地黄汤、生地四物汤、八珍汤、十全大补汤、归脾汤等治血套方，轮流服用，却愈医愈坏，气息奄奄。有人推荐郑钦安诊治。

但见夫人面容苍白，虽是夏季，床上还铺着皮毡，盖着丝棉大被，显得十分怕冷。舌质淡红，苔白腻。诊毕，处方四逆汤：制附片四两，炮干姜四两，炙甘草二两。

朱知府看方后瞠目结舌，此方干姜、附子都是大热之药，且量大超常，治此等吐血重症，焉有不惊之理。孰料，药后病人自觉周身凉爽，胸口舒畅，吐血竟然止住，而且吃了两小碗稀饭，病入坦途，由此而愈。

郑钦安给门人讲解说："府台夫人面容苍白无神，困倦喜卧，胸胁作胀，不思饮食，声音细微，提不起气来。虽时令已届夏至，床上犹垫皮褥，盖丝棉大被，其畏寒可知。吐出之血并非鲜红，而见乌黯黯至有小块。再观其舌质淡红，苔白腻而厚，脉现沉细。种种症状，皆是阳虚证候。"（《火神郑钦安》）

按：凡治血症，当分阴阳。以郑钦安看法，血症由阳火引起者很少，阴火引起者多见，"十居八九""失血之人正气实者少也，正气一衰，阴邪上逆，十居八九，邪火所致十仅一二""宜苦（寒）者，十仅一二，宜辛（热）者十居八九"（《医法圆通·卷四》），这一点确为真知灼见。

■**足心发热**　"此病予亲身患过，并治好多人。""夫足心发热如焚，人皆谓阴之虚也。夫阴虚由于火旺，火旺之人，尿必短赤，口必饮冷，理势然也。今则不渴而尿多，明是下焦无阳，不能统束肾气，以致阴火沸腾，故见足心发热如焚也。四逆汤力能补火，火旺即能统束群阴，故治之而愈。"（《医法圆通·卷四》）

按：足心发热如焚，人皆谓之阴虚或者湿热下注，今病人不渴，尿多，明是下焦无阳，不能统束肾气，以致阴火下泄，而见足心发热，方用四逆汤治之而愈。作者遵此曾治多人多能收效。

6.揭示脾虚阴火

上述所论阴火，严格地讲，是指由肾阳虚衰所导致者，这是阴火的主要内涵，"阳虚之火，由肾中之阳不足，则寒从中生而火无源可归，所以浮散于外。"（《罗氏会约医镜·论火证》）刘渡舟指出："少阴寒盛之极，则有格阳之变，而见反常之象，往往使人难以辨认。如阴寒内盛而反发热面赤，烦躁不安，其人欲揭去衣被，口渴欲饮冷水等证，此乃阴盛格阳之假热……少阴病当凭脉辨证，其方法不论脉之浮沉大小，但觉指下无力而按之筋骨全无者，反映了内有伏阴，阳气不足之候。"（《新编伤寒论类方》）可知阴火主要意味着由肾阳虚衰所致。

但这并非阴火的全部，阴火还包括脾阳不足所导致者，可称之为"脾虚阴火"。与之相区别，前面所说阴火可以称之为"肾虚阴火"。尽管郑钦安强调肾阳的作用，"下阳为上、中二阳之根"——下焦肾阳是上焦、中焦阳气之根，但是脾虚阴火显然有其独立的证候表现和病理意义，治疗也有其不同于肾虚阴火的特点。

脾虚阴火，其病机内见脾胃虚寒，"中寒之情形悉具"，逼其中阳外越，而见假热之象，**"阴火出于脾间"**，一般见于脾胃所属经络部位如口唇、肌肉等，伴见呕哕、泄利、食少纳呆等症状。

试看："病人先二三日发吐未愈，遂渐畏寒，又二三日逢未刻即寒冷，冷后即发热，大汗出，至半夜乃已，日日如是，人渐不起，气促，诸医照疟症治之不效者，何故？""此由吐伤胃阳，胃阳欲亡也。夫病初起即发吐，病根已在于太阴。太阴与胃为表里，里病及表故吐……法宜急降逆、温中、回阳为主。回阳者，非回先天坎中之阳，而专回胃阳者。方用吴茱萸汤或吴茱萸四逆汤，或理中汤加吴茱萸俱可。"（《医理真传·卷二》）郑钦安特意指明，脾胃阳虚欲脱，治以温中回阳，是"专回胃阳"，而"非回先天坎中之阳"，用的是吴茱萸汤、理中汤，体现了脾肾分治。

又如"病人两唇肿厚，色紫红，身大热，口渴喜热饮，午后畏寒，小便清长，大便溏泻，日二三次，脉无力者，何故？""此脾胃之阳竭于上也。夫两唇属脾胃，肿而色紫红，近似胃中实火，其实非实火也。实火之形，舌黄而必干燥，口渴必喜饮冷，小便必短，大便必坚，身大热，必不午后畏寒。此则身虽大热，却无外感可据。午后畏寒，明明阴盛阳衰，口渴而喜热饮，中寒之情形悉具。兼之二便自利，又日泻三五次，已知土气不实，况脉复无力，此际应当唇白之候，今不白而反紫红肿厚，绝无阳证可凭，非阴盛逼出中宫之阳而何？法宜扶中宫之阳，以收纳阳气为主，方宜附子理中汤。"（《医理真传·卷二》）也是强调此属脾阳不足，"法宜扶中宫之阳"。

总之，郑钦安认识到脾虚阴火这一证候，其治疗虽然主张"专回胃阳"，体现脾肾分治的观点，但在具体选方用药上则显现了火神派的特点，倡用附子理中汤或者四逆汤，"一治唇肿而赤，不渴。夫唇肿之症，近似胃火，胃火之肿，口必大渴。今见病人唇肿而口并不渴，可知阴火出于脾间。四逆汤功专补阳，阳旺则阴火自消，故治之而愈。"（《医法圆通·四逆汤圆通应用法》）与东垣治疗气虚阴火的甘温

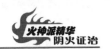

除大热套路，选方以补中益气汤为主自是不同，后面我们将谈到这一点。

一般而论，脾虚阴火病证仅限于脾阳虚弱，命火仍安其位，尚未见手足逆冷、但欲寐、脉沉微等少阴病形，病情相对肾虚阴火而言程度要轻，陆渊雷称："太阴是脾胃虚寒证，少阴是全身虚证。"（《伤寒论今释》）试看案例：

■**口糜** 王肯堂治许少薇白糜，谓非干姜不愈，终如其言。又从子懋镕亦患此，势甚危急，欲饮冷水，与人参、白术、干姜各二钱，茯苓、甘草各一钱。煎成冷饮，日数服乃已。盖土温则火敛，人多不能知。此所以然者，胃虚食少，肾水之气逆而乘之，则为寒中。脾胃虚衰之火，被迫上炎，作为口疮。其症饮食少思，大便不实，或手足逆冷，肚腹作痛是也。（《医学读书记》）

按：此症口疮"欲饮冷水"，似属阳热，然而"饮食少思，大便不实，或手足逆冷，肚腹作痛"，提示因"脾胃虚衰之火，被迫上炎"而致。治疗则"非干姜不愈"，果然以理中汤收效。

■**齿衄** 中气虚寒，得冷则泻，而又火升齿衄。古人所谓胸中聚集之残火，腹内积久之沉寒也。此当温补中气，俾土厚则火自敛，四君子汤加益智仁、干姜。（《宋元明清名医类案·尤在泾医案》）

按：齿衄多以胃火论处，然此案"得冷则泻"，认为"腹内积久之沉寒"所致"火升齿衄"，实乃脾虚阴火，取厚土敛火法，方用理中汤。

附：郑钦安关于阴火的论述

真阳二字，一名相火，一名命门火，一名龙雷火，一名无根火，一名阴火，一名虚火。发而为病，一名元气不纳，一名元阳外越，一名真火沸腾，一名肾气不纳，一名气不归源，一名孤阳上浮，一名虚火上冲，种种名目，皆指坎中之一阳也。（《医理真传·坎卦解》）

按痔疮一证，诸书分别牡痔、牝痔、气痔、血痔、酒痔、脉痔、内痔、外痔。又俗称翻花痔、鸡冠痔、莲花痔、蜂窠痔、鼠奶痔、牛奶痔，种种不一。**予谓形象虽异，其源则同，不必细分，总在阳火、阴火判之而已。**

因阳火而致者，或平素喜食厚味、醇酒、椒、姜，一切辛辣之物，热积肠胃，从下发泄。肛门乃属下窍，终非时刻大开，热邪下趋，发泄不畅，蕴积而痔乃生焉。其痔定然痛甚，肛门红肿，精神不衰，饮食如常，粪硬溺赤，喜饮清凉者是也。法宜专清肠胃之热，如大小承气、调胃承气、葛根芩连等汤皆可酌用。

因阴火而致者，或由房劳过度，君火下流，前阴发泄不畅，直逼后阴，蕴积亦能生痔。又或火病，用心过度，忧思过度，元气虚极，涣散欲从下脱而不得即脱，蕴积亦能生痔。其痔多青色、黑色、白色，微痛微肿，坐卧不安，人必无神，困倦喜卧，畏寒身重，面色唇口青白，脉或浮空，两尺或弦劲，此是元气发泄不藏之故，不得照寻常通套等方施治。法宜收固，如附子理中汤加葛根、潜阳丹、回阳饮、封髓丹倍砂、草之类。（《医法圆通·痔疮》）

火有阴阳之别，血色虽红，由其从火化得来，终属阴体。气从阳，法天居上；血从阴，法地居下。天包乎地，气统乎血，气过旺，可以逼血外越，则为阳火。**气过衰，不能统血，阴血上僭外溢，则为阴火**。阳火，其人起居，一切有神；阴火，动静起居，一切无神。阳火始可用以上市习之方，阴火决不可用。（《医法圆通·血证门》）

总之正气生人，邪气死人，用养阴等法，皆为阳证邪火立说，而非为阴气上腾之阴火立说。当知阳证邪火，其人脉息、声音一切有神。**若阴气上腾之阴火，脉息，起居一切无神，阴象全具**。此乃认证关键，不可不知。（《医法圆通·头面肿痛》）

一治两目赤雾缕缕，微胀不痛。夫目窠，乃五脏精华所聚之地，原着不得一毫客气。今见赤雾缕缕，疑是阳火为殃，不知阳邪痛甚、胀甚，此则微胀不痛，明是阳衰于上，不能镇纳下焦浊阴之气，地气上腾，故见此等目疾。**四逆汤力能扶阳祛寒，阳光一照，阴火自灭，故治之而愈**。（《医法圆通·四逆汤圆通应用法》）

一治唇肿而赤，不渴。夫唇肿之症，近似胃火，胃火之肿，口必大渴。**今见病人唇肿而口并不渴，可知阴火出于脾间**。四逆汤功专补阳，阳旺则阴火自消，故治之而愈。（《医法圆通·四逆汤圆通应用法》）

六、明清医案屡现阴火概念

阴火这一概念的确立，还表现在明清各家医案中已经屡屡出现阴火这一名词，表明阴火概念的成熟，下面引证几例：

■**喉痹** 曾治钱仲仁，患喉痹，**阴火上蒸**，津垢积而成块，坚白如骨，横于喉间，痛痹异常，其证恶寒嗜卧，二便不利，舌苔滑而冷，口不渴而懒言。观诸证形状，总属虚寒。何以二便不利？盖为阴邪上逆，喉间清涎成流而出，津液逆而不降，故二便不利。吾用生附子驱阴散寒，熟附片助阳温经，桔梗苦以发之，炙草甘以缓之，半夏辛以开之，阿胶以润咽膈。服一剂喉间白骨即成腐败而脱去其半，痹痛稍缓，略可糜粥，小便渐长，三四剂而大便行，粪多且溏，如是十二剂而愈。由今思之，曩时学识犹欠，阿胶、桔梗可以不必用，当用黄芪以助胸中之阳，白术以助脾中之阳，接引真阳上达，方为合法。（《齐氏医案》）

按：此症喉痹，津垢积而成块，坚白如骨，痛痹异常，极易误为热证。然而其证恶寒嗜卧，舌苔滑冷，口不渴而懒言。观诸证形状，总属虚寒，乃阴火上蒸所致，以生熟附子为主治愈，颇有灼见。

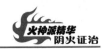

■**戴阳** 石顽治梁溪吴公益，患伤寒发热头痛，先曾服过发散之剂，而致面赤戴阳，四肢逆冷，周身骨节大痛，脐腰与小腹相引急痛，茎缩入腹，囊冷如冰，饮食不入，时时烦躁而渴，热已濒危，诸医令具后事矣。余诊之，脉虽洪大鼓指，而按之渐小无力，曰：此**真元内亏，阴火不归**，而游散在上在外也。遂与四逆加参芪下黑锡丹，二剂上热顿除，下体渐温，惟周身痛楚不减，继与大建中人参养荣，调理而痊。（《伤寒绪论·身体痛》）

■**阴火** 举人陈履贤，色欲过度，孟冬发热无时，饮水不绝，遗精不止，小便淋漓，或用四物、芩连之类，前症益甚，更加痰涎上涌，口舌生疮。服二陈、黄柏、知母之类，胸膈不利，饮食少思，更加枳壳、香附，肚腹作胀，大便不适，脉浮大，按之微细。今朝用四君子佐以熟地、当归，夕用加减八味丸，更以附子唾津调搽涌泉穴，渐愈。后用十全大补汤，其大便不通，小便作胀。此直肠干涩，令猪胆通之，形体殊倦，痰热顿增，急用独参汤而安，再用前药而愈。但劳发热无时，其脉浮洪，薛谓其当慎起居，否则难治。彼以为愈，至次年夏复作，乃服四物黄柏、知母而没。（《名医类案》）

原按：此肝肾两亏，龙雷不潜之**阴火证**。证见发热，口渴饮水不绝，似属里热亢盛，但脉象浮大按之微细，知非实热证象。病因色欲过度，遗精不止，时当暑季，暑热伤气之时，小便淋漓，脉证合参，显属真阴虚竭，而阳无所恋，此肝肾两虚之火，即龙雷之火不潜者也。此为**阴火**，有医者认不清病情真相，而以苦寒折伤，元气更亏，肺气上逆则痰涎涌，火势腾上则口舌生疮，复又折伤气阴，脾肺益虚，胸膈不利而不思饮食。更以香燥之品，伤脾胃气阴，故肚腹作胀，大便不适。薛立斋独具手眼，双管齐下，朝用四君子加熟地、当归培土生金而养血；夕用八味丸，补火生土，引火归原。更以附子搽涌泉法，以引纳浮阳。如此治之则阴精之化源得滋，阳有所附而得归，其热自退。

■**呃逆** 《金匮要略》曰："其气自脐下直上冲于胸嗌间而呃逆者，此阴证也。"其病不在胃也，乃肝肾虚寒之极，而挟**阴火上冲**，以病本下虚，内已伏阴，或误服寒冷之药，遂令寒极于下，逼其相火上冲，率集于胃中而呃逆，亦欲尽也，急服肾气丸料。

又病人呃逆烦躁，自觉甚热，他人以手按之，其肌肤则冷，此为无根失守之火，散乱为热，非实热也，乃水极似火，阴证似阳也。若不识此，误用凉药，下咽立毙。大建中汤，或附子汤加肉桂、干姜急温其下，真阳回，**阴火降**，呃忒乃止也……凡呃逆而二便不通者，属实热；凡呃逆而厥逆自利者，属虚寒。（《伤寒瘟疫条辨·呃逆》）

■**喉痛** 陈继曾尊堂，体素清癯，高年无病。旧冬患伤风咳嗽，疏解已痊，随患咽喉微肿，小舌垂下，盐点无益。守不服药之戒，渐至喉间窒塞，饮食维艰，始延医治。投疏风化痰之药，口舌糜烂，啜芩连知梗之属，喉痛愈增，吐出蛔虫二条，人事大困，肌肤发热。医者群至，俱称风火，然见高年形衰色败，究竟不敢下手。

余视牙关甚松，会厌口舌一带俱白，细思咽主胃，喉主肺，今肺家无恙，故呼吸无碍，其吞吐甚艰，是病在于咽而不在于喉也。又赤色为阳，白色为阴，今满口色白，**其为阴火明矣**。若果阳火为患，咽喉出入之地，岂能久待累月乎？必高年脾胃既衰，中土聚湿，新进水谷之湿不能施化，与内中素蕴之湿，挟身中生生之气，郁蒸如雾，上冲咽嗌，故作痛楚。延于口舌则糜烂，浮于肌肤则身热，是少火变为壮火，良民变为匪类矣。奈何反进苦寒戕胃，致中土湿而且寒，故蛔虫外出而成种种危候。急与理中丸五钱，青黛为衣，令其口含嚼化。是夕咽痛减半，竟得安睡，继进连理汤数剂而安。**其病愈后，同道咸议余为补医**，以咽痛烂舌之症，从无参、术、干姜之治，岂知凡病有阴有阳，有虚有实，法当随证施治，岂独咽喉口舌为然哉？（《谢映庐医案》）

小结：归纳一下以上对阴火的认识，从汉代张仲景推出内寒外热的认识，至唐代王冰提出龙火、明代李时珍等提出阴火的概念，张景岳详述真寒假热，到清代陆懋修、徐灵胎、吴仪洛、舒驰远等辈认定阴火的含义，与阳火做了明确界定，再到郑钦安将阴火研究推至较为成熟的阶段，明清医案屡现阴火概念，阴火之义已经了然明确矣。诚然，阴火研究还未到形成系统学说的地步，而这正是本书的目标。

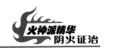

第二章　东垣阴火评析

谈到阴火，不能不提到金元医家、补土派鼻祖李东垣。在中医史上，东垣首先提出"阴火"一词，并反复议论阐述这一概念，对后人有着相当大的影响。总结东垣关于阴火的认识，可以归纳出下面几点：

一、阴火概念有创见

汉代仲景《伤寒论》侧重揭示了外感发热的病因病机，为后人所推崇。金元时期，东垣认识到处于战乱环境中的民众，由于饮食、劳倦所伤，导致"内伤脾胃，百病由生"，与伤寒有别。然而"举世医者，皆以饮食失节，劳役所伤，中气不足当补之证，认作外感风寒，有余客邪之病，重泻其表，使荣卫之气外绝，其死只在旬日之间。"（《内外伤辨惑论》）由此，东垣创立了"内伤学说"，认为内伤发热"与外感风寒所得之证颇同而实异，内伤脾胃乃伤其气，外感风寒乃伤其形，伤其外为有余，有余者泻之；伤其内为不足，不足者补之。内伤不足之病，苟误认作外感有余之病而反泻之，则虚其虚也。实实虚虚，如此死者，医杀之耳。"（《脾胃论》）这与仲景的外感学说对立而言，具有划时代的意义，明·王纶曾谓："外感法仲景，内伤法东垣。"《伤寒捷诀》说："读伤寒而不读东垣书，则内伤不明而杀人多矣。"都指出了内伤学说的意义。

"内伤脾胃，百病由生"是东垣内伤学说的核心。其中"内伤热中"症，虽见有发热症状，但不同于外感发热。外感发热系病发于外，属"外火"，外火属阳，可称"阳火"；而"内伤热中"系病发于内，属"内火"，内火属阴，故而称为"阴火"，这应该是东垣的本意，也是他的创见。东垣曾专著《内外伤辨惑论》从多方面予以鉴别与警示。从这个意义上说，东垣所论阴火当然有其道理，他还创立了补中益气汤为代表的治疗内伤脾胃的系列有效方剂，至今为后人所看重，其理其法其方至今仍在沿用，这些都是不争的事实，作者并无异议。

东垣所论阴火，表现有内外两端：一方面是脾胃气虚下陷引起的通身发热之证，概括言之，具备以下几个条件：①发热（可高可低）；②气虚症状，以神疲乏力、纳差便溏为要点；③劳累后症状加重，亦即补中益气汤证。另一方面是胃中灼热的内热证，《黄帝内经》所谓："有所劳倦，形气衰少，谷气不盛，上焦不行，下脘不通，胃气热，热气薰胸中，故为内热。"即"内伤热中"证，一般均伴有上述脾胃气虚表现，亦用甘温除热法。试看例证：

■**低热**　吴某，女，40 岁。患慢性肝炎，近时病情加剧，肝痛不止，低热不退，手心常热，夜寐多梦，口干不欲多饮，口淡不饥，食少不香，食后腹胀，大便溏泻，头昏神疲肢倦。舌红苔白腻而边有齿印，脉细弱而数。投以补中益气汤去当归合四逆散加砂仁、白蔻仁、焦三仙、鸡内金、山药、莲子、扁豆、薏苡仁，初服 5 剂，低热即退，肝痛减轻；再服 7 剂，胃纳即开，知饥思食，每餐能食 3 两；更服 7 剂，低热未再发生，便溏止而粪渐成形，但当劳累时，肝区尚有隐痛，仍守上方加减以善后。（《中医专题讲座选》第一集）

■**发热**　潘某，女，2 岁。患儿出生后不久，即大便溏泻不止，继而发热不退。曾经在某医院住院治疗无效。虽曾由某中医用安宫牛黄丸暂时退热，不久又复发热，再进安宫牛黄丸而热反加剧。初诊时通身大热而四末常冷，先有汗而后无汗，大便日泻五六次，稀粪色黄带馊气，尿少色黄而燥甚，食少，口干不欲多饮，精神萎靡，入暮烦扰不宁，稍睡即醒，不欲盖被。舌红苔黄，指纹紫红。投以补中益气汤去当归，坚持服用一个多月，逐渐泻止，热退，食增，神旺而脱离险境。并经巩固治疗 3 个多月，始获痊愈。（《中医专题讲座选》第一集）

■**发热**　一人日发寒热，热甚不可当，闭目而处，脐下胀滞，肛门火烧。此清气下陷，阴气化火也。用补中益气汤加小茴、益智各 5 分，吴茱萸 3 厘，神效。（《周慎斋遗书》）

■**中暑**　有仰姓女六月间劳倦中暑，其弟喜看方书，自用六和汤、香薷饮之类清暑，反加虚火上升，面赤身热。后邀刘宗序诊视，六脉疾数，三部豁大而无力，刘曰：此病先因中气不足，内伤瓜果生冷，致内虚发热，非六和、香薷之类所能治疗。况夏月伏阴在内，重寒相合，此为阴盛隔阳之证。急用补中益气汤加附子三钱、煨干姜一钱同煎，置冰中浸冷服之。当夜即得熟睡，至天明微汗而愈。仰弟拜谢曰：伏阴之说，已领教矣，但不解为何将药冰之。刘曰：此即《黄帝内经》热因寒用，寒因热用之义，同气相引也。（《续医说》）

按：此症非名医手眼难以奏效。刘医从脉象、病机入手辨明此症，选方精熟，同时热药冷服，以防格拒，理法方药一以贯之，确是高手。

以上案例，都是比较典型的气虚阴火病证。它们都出现脾胃气虚下陷的证候，均采用了补中益气汤方，都获得了比较满意的效果。

二、阴火概念混乱

东垣有关"内伤脾胃，百病由生"的理论是有意义的，但他关于阴火概念的混乱也是显而易见的，含义宽泛，歧义迭见，如既指明"阴火者，心火也"，又说"肾为阴火"；即肯定阴火是脾胃气虚所致，强调甘温除大热以治之，"大忌苦寒之药"，

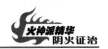

却又说"甘寒以泻其火",混用知母、黄柏、生地等寒凉之药,自相矛盾,这些都是不争的事实。有人统计,东垣在其《脾胃论》《内外伤辨惑论》《兰室秘藏》《医学发明》四部主要著作中,论及阴火计43处(诸书互见者不计),其中明确指阴火为心火者2处,肾火者5处,脾火者3处,胃火者1处,肝火者1处,肺火者1处,经脉之火者6处,五志化火者2处,实火者1处,虚火者6处,其余则含糊不清。(《黑龙江中医药》1993年2期)一个阴火竟有这么多的含义,实在让人莫衷一是,难怪歧义纷出,至今还在争论。可以说,这是中医学争议最多的概念之一。

全国每年都发表数十篇文章探讨东垣阴火的概念,至今仍存在诸多争议。审视这些文章,有两点似乎可以成为定论:其一,东垣阴火是由脾胃气虚引起的,补中益气汤是为的对之方。以方测证,东垣所谓阴火,确切些说可称为"气虚发热",各版《中医内科学》都是如此认定的。其二,关于东垣阴火的含义迄今一直争执不休,所谓"剪不断,理还乱"。作者认为,如果不把阴火概念理顺,争论势必永无休止。之所以形成这种局面,其根本原因在于东垣关于阴火的概念本来就含糊不清,源不清则流必浊。只有正本清源,还阴火以本来面目,相关问题才可以厘清头绪。

坦率地讲,东垣的阴火概念提早占据了阴火本来的位置,说得揶揄些,是"鸠占鹊巢"。李时珍等正是在明知东垣阴火之后,提出了自己阴火阳火的概念,时间上落后了,乃至鹊巢鸠占,此后两个阴火概念并存至今。其实,东垣还有类似的问题,比如他屡称脾胃之气为"元气""胃中元气",也有滥用概念之嫌。众所周知,元气是指原气,乃先天之精所化,包括肾阴肾阳,后世更多的是指肾阳,称脾胃之气为"元气",在概念上引起混乱。

此外,东垣触犯名实不符的例子还有,如他背弃"痹证"这一《黄帝内经》确立、至今沿用的概念,非要另立"痛风"这一名堂代之,惹得后世责难。明代孙一奎即斥之为"因名迷实,流害已久",而且对朱丹溪步东垣后尘,亦弃"痹"而言痛风批之为"名实混淆"。(《赤水玄珠》)

医史上,像这样提早占据一个名词概念的现象并非少见,这是医学发展演变过程中的自然现象。如《伤寒论》:"太阳病,发热汗出,恶风脉缓者,名为中风。"仲景将伤寒表虚证"名为中风",但后世发展,将"中风"指为西医脑卒中之病,显然这更符合"中风"一词的含义。虽然在《伤寒论》范畴内不排除继续使用"中风"的概念,终究不如脑卒中的含义更恰切,更为人们所认可。郑钦安就明确指出:"太阳篇条内有称'中风'字句,当是太阳受风,而'中'字不当,何也?中者如矢之中靶,人何能当?况书有称中经中风中脏之别,而条内所称中风,全不似中风面目,学者察之。"(《伤寒恒论·序》)是说仲景"所称中风",乃伤寒表虚桂枝汤证,当然"全不似中风(脑卒中)面目"。

三、也认识到肾虚因素的作用

东垣显然也认识到所谓阴火有属于肾虚之火者，比如说："肾肝相火离位，上乘脾胃，干扰心包，所以谓之阴火。"认为阴火起源于下焦，"肾肝相火离位，上乘脾胃"，承认阴火可由下焦肾虚引起。同时也认识到由气虚阴火可以发展成肾虚阴火，如说脾胃病"始为热中，末传寒中"，而现"上热如火，下寒如冰"之证，这种现象即柯韵伯所谓"下利清谷，里寒外热，手足厥逆，脉微欲绝，此太阴坏证转属少阴之证"。

东垣还说"下元阴火蒸蒸发也""肾间阴火沸腾"等语，所述更接近于肾虚阳气外越情状。谈论治法，"始病热中则可用之（补中益气汤），若末传寒中则不可用也。""面赤目赤，烦躁引饮，脉七八至，按之则散者，此无根之火也，以姜附汤加人参主之。"倡用姜附剂引火归原。

四、此阴火非彼阴火

比较郑钦安与李东垣在阴火方面的认识，可以看出：

（1）东垣偏重于脾胃，强调气虚的病机因素，"内伤脾胃乃伤其气"，可以称之为气虚中心论。江西名医万友生先生指出："脾虚阴火属于气虚之热，宜用炙甘草配合参、芪、白术等组成的补脾益气的甘温除热法，如补中益气汤等；而肾虚阴火属于阳虚之热，宜用炙甘草配合附、桂、干姜等组成的温肾回阳的甘温除热法，如通脉四逆汤等。"（《中医专题讲座选》第一集）点明二者用药区别。显然，郑钦安偏重于肾阳虚的病机因素，可以称之为肾虚中心论。前者称之为气虚阴火，后者称之为肾虚阴火。

（2）关于脾虚阴火，郑钦安强调的是阳虚，东垣重视的是气虚，因此二者治法也明显不同。**东垣倡导益气升阳，以补中益气汤为治，重在补气提升；钦安则主张收纳阳气为主，常用理中汤、四逆辈投治，重在回阳收纳**，二者有升降之异，重气重阳之别。郑氏所谓"甘温固元，是姜、附、草，不是参、芪、术，学者不可不知也。"（《医法圆通·卷二》）点明与东垣用药不同。

例如"治唇肿而赤，不渴。夫唇肿之症，近似胃火，胃火之肿，口必大渴。今见病人唇肿而口并不渴，可知阴火出于脾间。四逆汤功专补阳，阳旺则阴火自消，故治之而愈。"（《医法圆通·四逆汤圆通应用法》）当然这也显示了补土派与火神派的主要区别。

比较而言，我们所倡导的阴火概念，从逻辑上讲更确切，没有模糊之弊；从理论上说更恰当，不会产生歧义，诸多前贤早已认识到这一点；从临床上看，有诸多

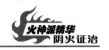

案例可以为证，本书下编专门罗列之。对比东垣所论阴火，可以说，此阴火非彼阴火，虽然，我们所论阴火包括了气虚阴火，但主要强调的是肾虚阴火。

现在我们应该恢复阴火的本来面貌，为阴火这一基本概念正名，彰显其在中医理论中的应有地位，这也正是本书的目的。科学史证明，对于一个学科而言，"绝大多数的重要进展都是由引入新概念或者改善现存的概念而取得的"。

本书是在前人的基础上阐述阴火，不能无视东垣关于阴火的认识，因此我们在强调肾虚阴火的同时，并不排斥气虚阴火的存在，作者绝无抹煞之意。我们将其纳入阴火的体系中，但称之为"气虚阴火"，这样做既尊重历史，也体现了阴火学说的历史性和完整性，让有关阴火的辨治臻于全面、丰富。

第三章 阴火的病因病机

阴火是怎样产生的？它的病因病机如何？这要从肾的生理、病理等方面来认识。

第一节 阴火病机

一、肾阳以沉潜为顺

从生理上讲，肾为水火之脏，内藏真阳，这种真阳是人体先天之本，具有极其重要的温养生化功能，《黄帝内经》云："肾者，主蛰，封藏之本，精之处也。"（《素问·六节脏象论》）"凡阴阳之要，阳密乃固。"（《素问·生气通天论》）都强调肾阳封藏闭固的生理特性。"真气命根也，火种也，藏于肾中……沉潜为顺，上浮为逆。""先天之真阳，喜藏而不喜露，藏则命根永固，露则危亡立至。"（《医理真传·卷二》）也就是说，肾阳以沉潜为顺，"上浮为逆"。"历代注家，俱未将一阳潜于水中底蕴搜出，以致后学懵然无据，滋阴降火，杀人无算，真千古流弊，医门大憾也。"（《医理真传·卷二》）

刘力红教授的话说得更通俗："坎水之阳亦称真阳、元阳、命火、龙火，它是人身中绝顶重要的东西。其绝顶重要的特性就是宜潜藏而不宜飞越，如果失于涵藏，真阳外越，如戴阳、格阳，诸多危证便会随之而生，回光返照就是真阳外越的征兆。"（《思考中医》）

二、阴盛逼阳，虚阳外越

从病理上讲，阳气受损，肾阳失于封藏，"上浮为逆"，即成病态。程应旄云："凡阴盛格阳，阴证似阳者，皆少阴蛊惑人耳目处，须从假处勘出真来，方不为之牵制。"（《医宗金鉴·订正伤寒论注·少阴全篇》）"皆少阴蛊惑人耳目处"一句，强调少阴肾阳的病理基础。

郑钦安曰："阳气无伤，百病自然不作。阳气若伤，群阴即起，阴气过盛，即能逼出元阳；元阳上奔，即随人身之脏腑经络虚处便发。如经络之虚通于目者，元气即发于目；经络之虚通于耳者，元气即发于耳；经络之虚通于巅者，元气即发于巅，此元阳发泄之机。"（《医理真传·卷二》）这就如同地下的火山，见缝就钻，这就是元阳发泄之机，元阳当然指的是肾阳。

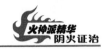

"阳气过衰，阴气过盛（势必上干），而阴中一线之元阳，势必随阴气而上行，便有牙痛、腮肿、耳肿、喉痛之症，粗工不识，鲜不以为阴虚火旺也。不知病由君火之弱不能消尽群阴，阴气上腾，故牙痛诸症作矣。再观于地气上腾，而为黑云遮蔽日光，雨水便降，即此可悟虚火之症，而知为阳虚阴盛无疑矣。"（《医理真传·卷一》）谚云"寒从脚下起，火从头上升"，即是其通俗写照。

吴佩衡先生则谓："水底寒则龙雷升，阴霾弥漫；水底温，则龙雷潜，天朗气清。"（《吴附子——吴佩衡》）都指明虚阳外越是由阴盛逼阳所致，古人形象地比喻为"水寒不藏龙"。王海藏指出："阴候寒盛，外热反多，非若四逆脉沉细欲绝易辨也。"（《阴证略例》）作者因之曰："阳虚生外火。"即阴火也。

三、虚阳外越，一源三歧

就阴火的发病部位而言，根源都是肾阳不足，此系病本；其外在表现则有上、外、下三种部位之别，可以说是一源三歧。对此张景岳说得非常到位："阳虚之火有三，曰上、中、下者是也"："一曰阳戴于上，而见于头面咽喉之间者，此其上虽热而下则寒，所谓无根之火也；二曰阳浮于外，而发于皮肤肌肉之间者，此其外虽热而内则寒，所谓格阳之火也；三曰阳陷于下，而见于便溺二阴之间者，此其下虽热而中则寒，所谓失位之火也。"（《景岳全书·论虚火》）所谓"情状虽异，病源则一"，即肾阳虚衰。

分析一下，景岳所称人身上部"头面咽喉之间"的阴火是"阳戴于上"，属"无根之火"，即阳浮于上，通常多称虚阳上浮，其面赤者称为"戴阳"；"发于皮肤肌肉之间"的阴火为"格阳之火"，即阳浮于外，通常称"虚阳外越"，亦称"格阳"；"阳陷于下，而见于便溺二阴之间者"，是"所谓失位之火也"，确实属于"阳陷于下"，通常称为"虚阳下陷"。这些"无根之火""格阳之火""失位之火"等，景岳均称之为"外证"者，其实不过是互词而已，总之都是肾中元阳虚衰而离开原位，称之为"离原之火"，或曰"虚阳外越"，总之是火浮在表面。郑钦安也说过："真龙即真火，或上或下，皆能令人病。在上则有牙痛、喘促、耳、面肿诸症，在下则有遗尿，淋、浊、带诸症。"（《医理真传·卷二》）

（一）虚阳上浮

根据火性炎上的特点，上中下三部虚阳外越，当以虚阳上浮，发于头面五官之间的阴火最常见，俗语所谓"上火"病证中即有许多阴火之证。郑钦安指出了很多阴火上浮的征象，如牙痛龈肿，口疮舌烂，齿血喉痛，头痛如劈，目痛如裂，目肿如桃，耳痒欲死，唇赤如朱，两颧发赤，腮肿、耳肿、喉痛、目赤颧红等，众多医家还总结了其他见症，如头汗、面赤如妆、口鼻燥热等诸多表现。

范中林先生有"口内少实火"之警语，作者提出"头面五官多阴火"的观点，这是阴火研究的重点。五官科可以说是阴火的"重灾区"，因阴火多发于五官部位，误辨误治者也最多。因此五官各科专家一定要有全局观念，要有阴火观念，不要囿于耳、鼻、喉、眼、口腔等局部"肿痛火形"，只见局部，不见整体，只见树木，不见树林，阴阳误辨，将阴火当作实火、阴虚火旺，此类误诊误治，可称比比皆是，即或名医也在所难免。

作者的实践表明，许多五官科久治不愈的顽症，绝大多数是阴火，经用温阳潜镇法，疗效肯定。湖北麻城名儒敬云樵先生曾在《医法圆通》上眉批道："齿牙肿痛，本属小症，然有经年累月而不愈者，平时若不究明阴阳虚实，治之未能就痊，未免贻笑大方，学者勿因其小而失之。"此语意味深长，不知有多少医家至今仍在重复着这种"贻笑大方"的错误。

■**牙痛**　学生严某，门牙肿痛，口唇牙龈高凸，恶寒特甚，头痛体困，手足逆冷，口不渴，唇龈虽高肿，但皮色乌青。舌苔白滑质青，脉沉细而紧。诸治乏效，请吴佩衡老师诊治，处予大剂四逆汤加肉桂、麻辛：附子90g，干姜45g，炙甘草9g，肉桂12g，麻黄12g，北细辛6g。

服后诸症旋即消失而愈。（《吴佩衡医案》）

按：牙痛一症，方书多认为热证，特别是急性者，最易误诊，吴氏辨为阴证处予大辛大温兼以辛散合剂，胆识过人。俗云："牙痛不算病，疼起来要命。"此症常见，但知其阴火所致者则不多。本院口腔科主任有一天过来找我，想跟我"切磋"一下。他说牙科患者经常有牙痛者，牙髓炎、牙周炎之类的，用消炎药、黄连解毒片等泻火药物，效果不明显，问我有什么好办法。当时给他讲了阴盛阳浮的道理，所谓牙痛、牙龈出血，他认为是火，我认为是寒，火是一个假象。用泻火药来治疗，是南辕北辙，肯定治不好，必须扶阳。他本人反复发作舌边溃疡，一年发作几次，甚为苦恼，此次正值发作。开方潜阳封髓丹5剂，3剂即愈，再未发作。

作者发现，头面五官多阴火还有一个现象，即同一病人可涉及多个器官，目舌口鼻耳、咽喉、牙齿可能都有肿痛火形，颇似诸症蜂起，此伏彼起，缠绵不愈，作者称之为"阴火丛集"。当然，这与久用滋阴降火，治疗不当有关。

■**李某**，男，55岁，本市某局局长。口腔、舌边、嘴唇溃疡反复发作3年，此起彼伏。伴有鼻腔燎灼感，咽痛色红，偶有耳鸣时胀或目赤，可以说五官七窍皆见"火形"。胃时胀痛，便黏，尿黄，舌淡胖润，脉浮滑寸弱。患者系中医"票友"，早年患过肺结核，素来研究中医，自以为病属阴虚燥热，屡服滋阴之品多方治之不效。余之老同学白某为该局副局长，介绍他来求诊。告以诸症所示皆阳虚而非阴虚，滋阴治法是南辕北辙。此乃阴火上僭，所现五官肿痛火形皆系假火，当以温潜法治

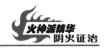

之，处以潜阳封髓丹加味：

砂仁 25g，附子 30g，龟板 10g，肉桂 10g，黄柏 10g，炮姜 20g，牛膝 15g，磁石 30g，麦芽 30g，茯神 30g，炙甘草 30g。

7 剂后，口舌、嘴唇溃疡及咽痛均消失，余症亦减，自觉精力增加。患者述称："战战兢兢地服用热药，未料效果这样好。"守方调理半个月，诸症若失，以附子理中丸善后。（张存悌治案）

按：余曾提出"头面五官多阴火"的观点，即头面五官所现肿痛火形者，多属阴盛阳虚，逼阳上浮所致，尤其久病久治不愈者，绝少由阴虚实热所致。此外要注意太少两感证型，不要与阴火混同。

（二）虚阳外越

阴盛格阳于外者，称为格阳。此类阴火临床并不少见，典型如《伤寒论》："病人身大热，反欲得近衣者，热在皮肤，寒在骨髓也。""少阴病，下利清谷，里寒外热，手足厥逆，脉微欲绝，身反不恶寒，其人面色赤，或腹痛，或干呕，或咽痛，或利止、脉不出者，通脉四逆汤主之。""既吐且利，小便复利，而大汗出，下利清谷，内寒外热，脉微欲绝者，四逆汤主之。"

虚阳外越常见于发热和若干皮肤病、外科疮疡等，其发热可为低热，亦可为高热，还可见间歇热，所谓"外感发热无间，内伤发热有时"。虚阳外越发热常于午后或夜间发作或加重，与阴虚发热常见于上午或白昼相反，这一点可视为鉴别要着。王海藏指出："阴候寒盛，外热反多，非若四逆脉沉细欲绝易辨也。"（《阴证略例》）试看案例：

■**低热** 陈某，女，60 岁，农民。低热 37.5℃已有 6 年。6 年前外感之后出现发热，经用抗生素、激素等药物治疗病愈，不久便出现低热 37.5℃。一般早晨 8 点以后体温开始升高，下午 2 点体温最高，然后又逐渐正常。曾在多家医院就诊，未发现明显异常，最后定为"功能性低热"。现症见：身体消瘦，纳差腹胀，畏寒肢冷，五心烦热，气短懒言，发热在活动后加重。舌淡胖边有齿痕，脉沉细无力。证属阳气亏损，虚阳外越，治宜补肾回阳，方用四逆汤加味：

附子 30g（先煎 2 小时），炮姜 30g，炙甘草 10g，红参 10g，三七 10g，砂仁 30g。3 剂，水煎服，每天 1 剂。

服药后，自感症状大减，精神大振，体温最高在 37.2℃以下，继服上方 6 剂，体温恢复正常，纳增神振，二便如常。（《火神派学习与临证实践》）

按：功能性低热，现代医学多认为不明原因发热，中医辨属内伤发热，俗医多从阴虚论治，殊少见功。原因在于此症多属气阳亏损所致，滋阴清热乃文不对题。本例一派畏寒肢冷阳虚之象，其低热、五心烦热乃是阴火，阴证所生之火，扶阳方是正治。

(三)虚阳下陷

虚阳下陷，主要见于便溺二阴之间。张景岳称："阳陷于下，而见便溺二阴之间者，此其下虽热而中则寒，所谓失位之火也。"主要是半身以下出现热象，《成方便读》云："真阳虚乏者，不特寒从外来，且寒自内生，盛则逼阳于上，或遗脱于下，种种变证，莫可枚举。"所谓"遗脱于下"者，即指虚阳下陷之证。常见的如足心发热如焚之症。

■**前后阴热肿** 周某之妻，年二十余，患后阴热痛而肿，继连前阴亦然，小溲短热，行动维艰。其夫请方，余疑其为淫毒也，却之。他医以发散及寒凉清利进，益剧，驯至咽喉亦肿痛，水谷难入，复再三恳求。

诊之，脉沉微，舌苔白而滑。曰：经言"肾开窍于二阴"，肾阳不潜，浮游之火蔓延上下，故见此症。以济生肾气丸与之，一剂咽痛止，二剂肿痛减半，三剂顿愈。（萧琢如治案）

按：此案后阴发热肿痛，前阴亦然。萧氏以虚阳浮游（可称虚阳下陷）辨治，自有舌、脉为据。再看他以舌、脉为凭，辨治前阴湿热为患案例，与上案对照辨析，当可加深认识：机械工某之妻，患前阴热肿痛痒最不能堪，医治逾月毫无寸效。其夫踵门乞为一诊。脉沉弦而滑数，舌色鲜红而苔白，口苦咽干，不喜饮，溲数而短热，知系厥阴风湿久而化热生虫所致。即以龙胆泻肝汤加黄柏、知母，服五六剂，并外用杀虫、清热去湿之药熏洗而愈。

■**尿痛** 游某，男，70岁。20天前出现尿痛，无尿频、尿急，牵及右侧腹股沟部疼痛，呈针刺样和阵发性，夜间发作较频。现症见：尿痛，形体消瘦，脸色黄暗，纳呆，大便不规律，1天2~3次，质稀溏。舌质淡胖苔薄白，脉浮取弦紧，重按则空。尿化验无异常。证属虚阳下陷，治宜温中回阳，方用附子理中汤加味：炮附子15g，党参30g，肉桂10g，白术60g，炙甘草30g，干姜30g。水煎服，每天1剂或2剂。嘱其尿痛加剧或是排脓，属排病反应，不必惊慌。

服药1剂，从尿道排出黄色质稠味臭的脓性分泌物，立即复诊，尿检：潜血(+)，白细胞(++)。告以排病反应，继续用药。尿痛和尿道排脓症状缓解，痰明显减少，腹中觉饥，矢气频频。继以上方2剂。

药后小便恢复正常，纳旺，腹中知饥，大便每天1~2次，成形，夜寐易入睡。前方去肉桂，3剂。一切正常，食眠二便俱佳。（《姜附剂临证经验谈》）

按：郑钦安说："真气衰于何部，内邪外邪即在此处窃发，治之但扶其真元，内外两邪皆能所灭，是不治邪而实治邪也。"此病高年肾阳亏虚，一派阴象，虚阳下陷而致尿痛，亦为虚阳外越之一种表现。方用附子理中汤补先后天阳气，未用一

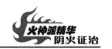

味通淋之药而收效，确显火神心法。服药后从小便中排出脓液乃是邪从外出之表现，因预先告知，医患合作，故以成功。

当然，临床也可能有虚阳上浮、外越、下陷二者或三者同时出现的情况。

■朱氏媪患热证，痞闷，眼赤羞明，遍身疮肿，大便燥结，小水痛涩，闻声则惕然而惊，医与解毒清火导赤十余剂，火益甚，不食不眠。脉之浮分鼓指，沉则缓大，两关洪软而迟，知其外证悉假火也，与参附养荣汤，竟不敢服。杨曰：此症本为忧虑所伤，致三阴亏损，又为寒凉所迫，致虚火游行，冲于上则两目赤涩，流于下则二便艰难，乘于外则遍身疮肿，寒于中则胸膈痞闷。故其标则似实热，其本则甚虚寒也。若果系实热何以闻响则惊，寒凉频进而反甚耶？药下咽，即卧至五更，大叫饿甚，自寅及巳，连进粥三次，大便润而小便长，诸病悉退，原方去附子，十余剂痊愈。（《续名医类案》）

按：此证"虚火游行，冲于上则两目赤涩"系虚阳上浮，"乘于外则遍身疮肿"为虚阳外越，"流于下则二便艰难"则系虚阳下陷，上浮、下陷、外越都有表现。

四、阴阳两虚

按照阴阳互根理论，阳虚者可能导致阴虚，阴虚者也可能导致阳虚，形成阴阳俱虚的局面。既然有阳虚表现，又出现假热症状，这种局面当然也可以称之为阴火，虽然与阴虚之火纠结于一起，仍然可以将之归于阴火范畴，作为阴火的一种类型，称之为"阴阳两虚"。只不过它与典型阴火，单纯阳虚导致者有所不同，后者同时兼具阴虚表现。治疗当然是阴阳兼顾，阴阳并补。可根据阴阳虚损程度，分清主次施治。

■烦热作渴　薛立斋治州同韩用之，年四十六。仲夏色欲过度，烦热作渴，饮水不绝，小便淋沥，大便秘结，唾痰如涌，面目俱赤，满舌生刺，两唇燥裂，遍身发热，或时如芒刺而无定处，两足心如烙，以水折之作痛，脉洪而无伦。此肾阴虚阳无所附而发于外，非火也。盖大热而甚，寒之不寒是无水也，当峻补其阴。遂以加减八味丸料一斤，肉桂一两，以水顿煎六碗。冰冷与饮，半响已饮大半，睡觉而食温粥一碗，复睡至晚，又以前药温饮一碗，乃睡至晓，食热粥二碗，诸证悉退。翌日畏寒，足冷至膝，诸证仍至，或以为伤寒。薛曰：非也。大寒而甚，热之不热是无火也，阳气亦虚矣。急以八味一剂，服之稍缓，四剂诸证复退。大便至十三日不通，以猪胆导之，诸证复作，急用十全大补汤四剂，方应。（《古今医案按》）

按：此为阴阳两虚，龙火浮游，阴证似阳，阳证似阴之证。夏季暑气当令，气候炎热，易于伤气耗津，故见烦热作渴，唇燥舌刺，津液不行则大便秘结，小便淋沥等。更因色欲过度，命门大衰，肾中阴盛，龙火无藏身之地，浮游而不归，故见面目俱赤，遍身发热。而虚火烁阴，故见芒刺不定之状，足心如烙等症。阴寒内盛火气炎上，逆出阴气而为咳逆痰涌。王好古说："大抵前后证变之不同，以脉别之，最为有准，不必求诸外证也。"此证脉虽洪而无伦，故为虚证。前为虚热而炽，阳不能潜，真阴亏之见证为多，故曰无水；后为阴盛之象毕露，畏寒而足冷，元阳衰之症状显，故曰无火。前云无水，虚热为亢，应当用滋阴以配阳，故治用加减八味丸一斤；后云无火，阳气衰微，应当补阳以配阴，故用八味一剂。

本案治假热不用大辛大热回阳之剂，而用八味、十全者，主要是由于病机重在阴阳气血两衰，浮火游于外之故，故治以阴阳并补之方，引火归原而得痊。

■**戴阳** 上柏朱湘波母，病热证。痰盛喘急，烦躁口渴，喉中如烟火上攻，两唇焦裂，足心如烙，小便频数。西塘董子安拟用十全大补煎送八味丸。湘波以时方盛暑，又是火证，不敢服，乃招予商之。

切其脉洪大而数无伦，按之虚软，面色游红，舌上生刺，且敛缩如荔枝。予曰："此肾虚火不归经，脉从而病反者也，当舍时舍症从脉以治之。"方用八味饮合生脉散，倍加参地、附子。湘波见予方论与子安合，乃出子安所拟方示予，予曰："天热证热而用辛热，非有灼见不敢出此，何以疑惧为也？"乃取药浓煎探冷与饮，前症悉退。（《潜邨医案》）

按：此案似乎一派热盛之象：烦躁口渴，喉中如烟火上攻，两唇焦裂，足心如烙，舌上生刺，且敛缩如荔枝，且又逢盛暑之际，确实易辨为热盛阴伤之证。然而杨氏凭"脉洪大而数无伦，按之虚软"，认定"肾虚火不归经"，当指阴阳俱虚。因此阴阳并补，方用八味饮合生脉散，浓煎探冷与饮，前症悉退，疗效明确。如此"舍时舍症从脉以治之"，非有学识者难以为之。

■**虚阳贯顶** 己卯七月，族叔字维贞，发热数日矣。初用防风、柴胡等药二三剂，病不减，且加头顶痛，其痛如破，而其痛处又如有炭火在头上燔炙，奇痛奇热，将用清降药矣。余为诊之，两寸浮数无伦，按之无根，两尺沉微，举之无力。两手尖冷如冰，脚下亦极冷，时出大汗。余曰："此寒中少阴，因升散而使虚阳贯顶，以故极痛极热，切不可用凉药。"

余用八味地黄汤，内用大生地八钱，附子三钱，肉桂一钱半，山茱萸二钱，丹皮八分，茯苓一钱半，泽泻八分，山药一钱，加人参七钱，龟板二钱，牛膝一钱，童便半盏。服一剂，痛减十之八，热全却矣。再服一剂，痛全止，反畏寒。诊其脉，两寸脉平，两尺脉起，两关脉微弦。余曰："此又将作疟状也。"是夜，果发寒又发热，汗出甚多。遂改用人参三钱，白术二钱，陈皮八分，茯苓八分，炙甘草三分，肉桂二钱，附子一钱半，炮姜一钱，当归一钱。服数剂，寒尽退，单发热，又加熟地、山茱萸，服数剂，热全退，汗渐止，再服数剂而痊愈。（《吴天士医话医案集》）

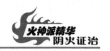

原按：此等证最易错误，若不详审明确，未有不以凉药杀之者。

小结：归纳一下，阴火从病机上讲，包含三类：肾虚阴火，脾虚阴火和阴阳两虚阴火。由于阴火主要是指肾虚阴火，因此我们在单提阴火时，一般是指肾虚阴火，郑钦安等人都是这样认定的。对于脾（阳）虚阴火和阴阳两虚阴火，则应予以标注。至于气虚阴火，与本书所论阴火的区别是显而易见的，且现有研究已经较为丰富，我们只是附带论述一下。

五、涉及阴火的其他病证

王冰将阴火称为"病之大者也"，陆懋修称"火之最大者也"，都说明阴火证十分多见。举凡内外妇儿等各科，可以说无所不在。除了阴火上浮、外越、下陷三途以外，受历史局限，还有一些病证，不便将其归入"三途"之中，但同样显现的是真寒假热病机，理应归入阴火之类，常见的如血证、消渴、烦躁、癫狂等，以及某些西医病、肿瘤等，本书下编将以大量病例证明之。下面仅以血证为例，论证其属于阴火的道理，其余将在下编各章中论述。

血证属阴火者十居八九。在阴火的常见病证中，还有一个相对独立而常见的证候，即各种出血病证，值得单独列出讨论。

勿庸置疑，"今人一见失血诸症，莫不称为火旺也。称为火旺，治之莫不用寒凉以泻火。举世宗之而不疑，群医信之而不察，所以一得失血证，群皆畏死。尤其一经失血，死者甚多，不知非死于病，实死于泻火之凉药耳。""此其中亦有故，故者何？惑于血色之红也，不知血从火里化生出来，经火锻炼，故有色赤之象，岂得以色红而即谓之火，即宜服凉药乎？此处便是错误关头。毒流有年，牢不可破。"（《医法圆通·卷四》，下同）

对于市医一见血证"皆谓之火"的观点，郑钦安直指其谬："今之失血家，群皆喜服清凉而恶辛温，每每致死，岂不痛惜……失血之人，血行于上，而气伏不升可知。欲求血之伏于下，是必待气之升于上，气升于上，血犹有不伏乎？知得此中消息，则辛温扶阳之药，实为治血之药也。"他并作"七绝二首"以教世人："吐血都传止血方，生军六味作主张。甘寒一派称良法，并未逢人用附姜。血水如潮本阳亏，阳衰阴盛敢僭为。人若识得升降意，宜苦宜辛二法持。"前一首讲甘寒泻火止血之法，后一首讲辛温扶阳止血之道。事实上医界对前者附和者众，而后者识得者寡。

郑钦安正是在论述血证时，将其分为"阴火"和"阳火"两纲："天包乎地，气统乎血，气过旺，可以逼血外越，则为阳火；气过衰，不能统血，阴血上僭外溢，则为阴火。阳火，其人起居，一切有神；阴火，动静起居，一切无神。"（《医法圆通·卷二》）以郑氏"经验多年"而论，认为阳火引起的血证少见，而阴火即阳虚引起的血证则十分多见："失血之人正气实者少也，正气一衰，阴邪上逆，十居八九，邪火所致十仅一二。""宜苦（寒）者，十仅一二，宜辛（热）者十居八九。"（《医法圆通·卷四》）这一点确为真知灼见，是他关于血证理论最独到的认识，也是其阴火理论的重要组成部分。以作者认识，郑氏经验才符合临床实际，本书将在下编引述大量验案予以证明。

郑钦安并未像吴佩衡、祝味菊、李可等说过疾病大势"阳虚者十占八九"之类的话，但却两次说过血证由阴火所致者"十居八九"，表明他对血证病机倾向于阳虚者为多的总体认识。

第二节　阴火病因

一、阳虚是基础

阳虚是导致阴火发生的病理基础。形成阴火的根本在于内因即肾阳虚衰，纵有寒邪入侵，也只是发病条件，而非发病根据。举凡导致阳气受损的种种原因皆可引发阴火，无论外邪直中，或伤寒传经，或误治而成，其根本因素是命门火衰，肾阳亏虚。即内虚是本，外因为标。"然不论何因，终必由于肾阳亏虚，阴寒内盛，逼阳浮越而成。"（《景岳全书·寒热真假篇》）"夫阴盛格阳之证，其病由虽非一端，总属病人身体薄弱，将息失宜所致耳。或由阳虚之人，患小感冒，误服辛凉攻伐之药而致者；或由夏天多食生冷，汗出太多而致者；或由房劳过度，肝肾两亏而致者；或由内伤各症，误作外感治而致者。其病由虽不同，而病情则无殊，何也？以同是元气亏耗，阴寒内甚，真阳散越于外之证也。"（《治病法轨》）俗谓"伤寒偏死下虚人"，"下虚"即指下元亏损亦即肾阳虚衰。

《黄帝内经》云："阴虚生内热，阳虚生外寒。"作者续之曰："阳虚生外火。"即阴火也。

二、外因是条件

张景岳说："假热者，水极似火也。凡病伤寒，或患杂证，有其素禀虚寒，偶感邪气而然者，有过于劳倦而致者，有过于酒色而致者，有过于七情而致者，有原非火证，以误服寒凉而致者。然不论何因，终必由于肾阳亏虚，阴寒内盛，逼阳浮越而成。"（《景岳全书·寒热真假篇》）差不多概括了阴火的常见病因。

整理一下可归纳为：伤寒内传，外邪直中；劳倦伤脾，房劳伤肾；误服寒凉，

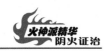
误下过汗；禀赋薄弱，高年肾虚，久病伤阳等。无论外感伤寒，内伤杂病，皆可导致阴火。即如寻常伤风感冒小恙，也可导致阴火。

■**戴阳**　石开晓病伤寒咳嗽，未尝发热，自觉急迫欲死，呼吸不能相续。西昌（喻嘉言）诊之，见其头面赤红，躁烦不歇，脉亦豁大而空，谓曰："此证颇奇，全似伤寒戴阳证，何以伤风小恙亦有之。急宜用人参、附子等药，温补下元，收回阳气，不然子丑时一身大汗，脱阳而死矣。渠不信，及日落阳不用事，愈慌乱不能稍支，忙服前药。服后，稍宁片刻，又为床侧添同寝一人，逼出其汗如雨，再用一剂，汗止身安，咳嗽俱不作。"询其所由，云："连服麻黄汤四剂，遂尔躁急欲死。然后知伤风亦有戴阳证，与伤寒无别。总因其人平素下虚，是以真阳易于上越耳。"（《寓意草》）

按：伤风咳嗽，邪在肺卫，宣肺解表，其病不难痊愈。今见呼吸不能相续，急迫欲死，脉亦豁大而空，缘由高龄之人，元气已亏，更行发散，阳气暴脱，虚阳上越，而见其面赤、烦躁戴阳之证。喻嘉言由此悟出："伤风亦有戴阳证，与伤寒无别。总因其人平素下虚，是以真阳易于上越耳。"

■**外邪直中**　庚辰七月，汉口盐店方君菁，其一管家至余寓求诊视。自谓感冒发热，诊其脉浮大无力，舌色灰黑。余曰："此非感冒，乃阴证伤寒也，依我用药，可保性命，若照镇中诸医，先发散，次寒凉，不数日即难保矣。此直中阴经，非儿戏也。"即予理中汤，每剂用附子、人参各三钱，余皆半夏、陈皮、炮姜、肉桂、炙甘草、茯苓、泽泻。服七日，热始退，以其下人，参力不能多，加黄芪三钱，服二十日而后汗敛，进饮食，服一月而后愈。（《吴天士医话医案集》）

若就汉镇诸医，又是九味羌活汤，继以芩、连、石膏、大黄，有死无生矣。

按：此证看似感冒发热，吴天士据舌脉认定"直中阴经"："伤寒为传经阳证，中寒为直中阴证，二者悬殊，无如世俗不能辨认，概名之为伤寒。是以一遇阴证但曰伤寒，亦以治阳证之法治之：表散不愈，继以苦寒，殊不知阴证一服苦寒便不能救。医人于此为最毒，病人于此为最惨……但能于伤寒中辨其为阳为阴，而施治各当焉。""传经与直中不同，直中入三阴乃寒证，传经入三阴仍是热证。寒证当用桂、附以回阳，热证当用承气以存阴。阳不回固死，阴液涸亦死。"

三、误治为常见原因

特别应当指出的是，误治是引发阴火的一大常见原因，郑钦安所谓"即服清凉，即服攻下，即服升解，热总不退，神总不清"差不多概括了常见的误治原因。

（一）误服寒凉，逼阳于外

这是误治最常见的类型，景岳曰："实火为患，去之不难，虚火最忌寒凉，若妄用之，无不致死。"清·吴缓云："伤寒传变，误服凉药，攻热太过，其人素本肾气虚寒，遂变阴证，冷甚于内，逼其浮阳之火发于外。"《黄帝内经》所谓"热中未已，寒中又起"是也。

■**咽喉不适**　俞某，女，51岁。因咽喉不适，似有梗阻、异物感就治于某院中医科，服玄参、连翘、青果等滋阴清热中药2剂，遂觉体内灼热之气向外直冒，大汗成颗，心里难受，心慌，仓促间电话求治。素知患者为阳虚之体，服清热滋阴之品而致阳气外越，估计为药误，先予补阳固脱敛汗处之：附子80g（先煎），龙骨30g，牡蛎30g，炙甘草30g，山萸肉40g，肉桂3g（后下）。1剂，两小时服一次。药后汗、热稍减，显属虚阳外越之证，予回阳救逆佐以敛阴治之：

附子200g（先煎），干姜120g，炙甘草50g，炮姜40g，红参30g，山萸肉40g。2付，煎出1600mL，3小时服一次，每次服200mL，兼服鹿茸、紫河车各8g，研粉装入胶囊，每次服5粒，日服4次。

此方出入，随证变化。但固守温阳、回阳之法，仅以苦甘之炮姜、炙甘草之剂顾阴，经治半年方解。（《擅用乌附——曾辅民》）

按：咽喉各症属阴证为多，俗医不知，视为阳热、阴虚不少，此等误辨临床常见。不知仅2付滋阴清热之剂，即可导致虚阳外越甚至厥脱，如本例之严重后果。以曾氏善于扶阳而论，犹以大剂四逆汤调理"半年方解"，可知苦寒伤阳之害，后果甚矣，可不慎哉！

■**牙痛**　孙某，男，38岁。受寒感冒，服辛凉解表银翘散一剂，旋即牙痛发作，痛引头额，夜不安寐，其势难忍。牙龈肿痛，齿根松动，不能咬合，以致水米不进，时时呻吟。舌尖红，苔薄白而润，脉虚数无力。辨为表寒误服辛凉，寒邪凝滞经络，里阳受损，虚火上浮。治宜宣散经络凝寒，引火归原，纳阳归肾，方用潜阳封髓丹加味：附片45g，炙龟板9g，肉桂9g（研末，泡水兑入），砂仁9g，细辛5g，黄柏9g，白芷9g，露蜂房6g，生姜12g，甘草9g。煎服一次，牙痛减轻，夜能安寐，再服则疼痛渐止。2剂服毕，牙龈肿痛痊愈。（《吴佩衡医案》）

按：此属阴火上浮所致牙痛，极易误为实火。论其牙龈肿痛，舌尖赤红，似属外感火热。然从病史看，受寒感冒，服辛凉之剂旋即牙痛，显然不符。舌尖虽红，但苔薄白而润，脉虚数无力，综合判断，属于"里阳受损，虚火上浮"，说到底是阴火。潜阳封髓丹正为此类证候而设，故而效如桴鼓。

（二）妄服辛散，过汗伤阳

"真气上浮之病，往往多有与外感阳证同形，人多忽略。不知真气上浮之病大象虽具外感阳证之形，仔细推究，所现定系阴象，绝无阳证之实据可验，学者即在此处留心，不可猛浪。"（《医理真传》）

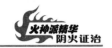

■戴阳 戊辰夏月，岩镇方翁，年五十余，患伤寒四五日矣。初起名医予羌活、防风等发散药，汗出，发热更甚。以为表散未透，如前药再连服二剂，大汗不止，身热如燔灼，彻昼夜不寐，狂躁非常，谵言妄语，脸若涂朱，口唇焦紫，群以为是大热之证，议欲用石膏竹叶汤。

余诊其脉，浮大无伦，按之豁如，唇虽焦紫干燥，舌是灰黑之色。余曰："此中阴证也。《黄帝内经》云：误发少阴汗，必亡阳。凡中阴之证，必先入少阴，一用表散则孤阳飞越，乘汗而出，是以烦躁不宁，妄见妄闻，谵言乱语。若误认为火证而加以寒凉，立刻毙矣。若听其汗出不休，元阳不返窟宅，则阳气腾散，亦将毙矣。"急宜用驱阴回阳之法，又宜用敛阳归根之法。用八味地黄汤，内用大熟地15g，附子10g，肉桂6g，人参15g。服后熟睡半日，身热渐凉，汗微敛，醒来人事顿清。次日，仍照前方再进一剂，面赤俱退。再换理中汤，用白术、附子、肉桂各6g，茯苓、泽泻各3g，半夏、炮姜、陈皮各2.4g，炙甘草1g，人参12g。服七八日，再去半夏，加熟地、山茱萸、当归、黄芪，用人参10g，肉桂、附子仍各6g，服二十余日而起。设余不至，竟用竹叶石膏汤一剂，岂不立刻杀命哉。（《吴天士医话医案集》）

按： 吴天士指出："表证属阳属热，宜表散，然用药不过一二剂，汗出热退，病寻愈。里证属寒属阴，宜温补，须多服方收功。有由表而入里者，为传经热邪，宜清解以存阴。若不由表而直入里者，为直中阴证，宜温补以回阳。此一表一里，一阳一阴，一热一寒，有天渊之隔。"

（三）滥用攻下，阳气欲脱

■疟疾 某人之姪，患疟疾数月未愈，多服凉药。仍有微热，脚肿，耳聋，心悸，郑声不寐，精神恍惚，胃气弱极，手足无力，是早尚服甘遂等攻药。

予拟真武汤加桂枝、龙牡，见其已服大攻之剂，知恐有变，嘱明日乃可服此方。过后2小时，患者忽然自起，挟其卧席狂奔至后门，后门即海。其父大惊，急拥之归床。当时诊脉手足尚不能动，今忽然狂奔，此孤阳浮越也，虚极自有此状。其叔曰："先生嘱勿服此方者，或恐以此归咎耳。今若此，宜速煎服之。"服后酣睡数小时，为十日来所未有者。醒即寒战，盖被再睡。明晨清爽，能自起矣，是此药驱出寒气之力也。是午检前方再服，前后连服五六剂，脚肿全消，诸病霍然且胃气大增。调养数日，精神复原。（《黎庇留经方医案》）

按： 疟疾"多服凉药"，且予甘遂攻下，元阳受损，已从寒化，"今忽然狂奔，此孤阳浮越也，虚极自有此状"。万勿以为阳热狂躁也。

■便秘 某男，20余岁，体质素弱。始因腹痛便秘而发热，医者诊为瘀热内滞，以桃仁承气汤下之，病情反重，出现发狂奔走，言语错乱。延吴氏诊视，脉沉迟无力，舌红津枯但不渴，微喜热饮而不多，气息喘促而短，有欲脱之势。断为阴证误下，逼阳暴脱之证，拟大剂回阳饮与服：

附子130g，干姜50g，上肉桂13g（研末，泡水兑入），甘草10g。服后鼻孔流血，大便亦下黑血。认为非服温热药所致，实由桃仁承气汤误下，致血脱成瘀，已成离经败坏之血，今得温运气血，不能再行归经，遂上行下注而致鼻衄便血。次日复诊见脉微神衰，嗜卧懒言，神识已转清，原方再服一剂，衄血便血均止，口微燥，此系阳气已回，营阴尚虚，继以四逆汤加人参连进四剂而愈。（《吴佩衡医案》）

按：此症舌红津枯，发狂奔走，颇似阳证。但脉沉迟无力，微喜热饮，参考误下之后，病情反重，气息喘促，判为阴证误下，逼阳暴脱之证，用大回阳饮收效。

四、阴火误治，后果多端

阴火误以寒凉、滋阴、发散、攻下之品治之，即或未引起严重后果，亦可导致以下几种局面，今揭之以供学者掌握。

（一）或得一时之效而反复不愈

临床上，用清热滋阴等凉药治疗一些真气上浮、虚阳外越导致的阴火证，可能有一时之疗效（更可能根本无效），如咽痛、口腔溃疡等暂时消失，病人觉得见效，医家亦沾沾自喜，岂不知这只是一时的"硬性"将假热制伏，正所谓治标未治本，见效只是一时表面现象，其阴寒本质非但没有改善，由于投用凉药更加受到戕害，用不多久症状就复发了。如此下去，反复治疗，反复发作，久治不愈，终成"疑难病证"，临床上陷入这种怪圈的例子比比皆是。如果能够识得此证，从扶阳潜降入手，不但能够治好阴火，最大优势还在于不再复发，因为它体现了治病求本的精神。毕竟扬汤止沸不如釜底抽薪，层次高下是显而易见的。

祝味菊先生曾讲过一个典型例子："门人王兆基，素质瘦弱，频患伤风，易于鼻衄，医常谓风热主以辛凉，散之亦愈；又谓阴虚火旺，清之则衄亦止；然伤风、鼻衄发作益频，医药数载，生趣索然，因就诊于余，改予温潜之方，其恙若失，因受业于门下，迄今多年，旧病迄未发，而神气焕然矣。"（《伤寒质难第九篇》）

■**痤疮** 弟子王松，自2005年读高二时起，面部额头、唇周、两颊生痤疮，几年后累及项部，所长痤疮此起彼伏，有些有硬结，有些有脓头，有些则破溃出血。当时曾用一些西药外敷，并未见效，便未再治疗。2014年6月读研二时，经同学帮助，找到李德新教授治疗。处方：酒大黄10g，黄芩10g，黄连10g，焦栀子15g，生地20g，元参20g，云茯苓15g，焦白术15g，紫草20g，茜草20g，刺蒺藜20g，甘草10g。

上方服药后，痤疮基本消失，但服用1个半月时出现腹痛、腹泻，因思苦寒伤胃，遂停药。痤疮旋即复发，一如往常。且自此以后，若饮用凉水或冷饮便会即刻腹痛、

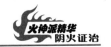

腹泻。

其后曾自行试用清上防风汤、枇杷清肺饮、柴胡桂枝干姜汤等方剂,均未能治愈。2017年春天,有幸于张存悌老师《医案医话选》一书中读到阴火理论,真如醍醐灌顶,乃效仿老师医案以真武加麻黄汤加味治疗:附子30g,茯苓30g,白术20g,白芍15g,生姜15g,乌梢、蛇肉30g,皂角刺15g,黑芥穗15g,白芷15,炙甘草10g。上方只服用20天,面部痤疮完全消失,至今未再复发。

（二）旧病未去,新病丛生

由于寒凉、表散误治,阳气更加受损,不但旧病未能治愈,而且可能导致新的病证产生,俗谓按下葫芦起来瓢,咎在药误也。

■李可先生治王某,男,50岁。患咽干痛,口舌生疮,用清心火、滋肾阴正治诸法,服药60余剂,六神丸、梅花点舌丹各1瓶,皆无效,渐渐食少,便稀,神倦,缠绵3个月不愈。邀李氏诊之,询知其症日轻夜重,不渴尿多,双膝冷痛,脉沉细,舌淡润。来势缓,虽屡屡误治无急变,知非火不归原证型。四末不温,非极烫之水不喝,直断为少阴真寒证。缘由少阴之脉循喉咙,挟舌本。若肾宫寒极,逼其火浮游于上,则成上假热、下真寒格局。其不渴尿多,即肾中真火衰微,不能统摄、蒸化所致。直与温少阴,逐里寒:炙甘草60g,干姜30g,附子30g,桔梗、益智仁各10g,水煎冷服2剂。药后诸症已减七八,原方续进2剂,痊愈。(《李可老中医急危重症疑难病经验专辑》)

按:此案"咽干痛,口舌生疮""用清心火、滋肾阴正治诸法,服药60余剂,六神丸、梅花点舌丹各1瓶",不唯"缠绵3个月不愈",且"渐渐"出现食少,便稀,神倦,双膝冷痛,是乃"旧病未去,新病丛生"的典型例证。

（三）伤于隐微,体质下降

前人有热药如君子,凉药如小人之喻,"凉药误人,人不易觉。"(《友渔斋医话》)"凉药阴柔,隐害不觉;阳药刚暴,显患立见……凉药之害如小人之恶,善于隐蔽;热药之祸如君子之过,路人尽知。"(《伤寒质难第十四篇》)

■阴斑 吴季履兄,庚午七月间得伤寒,初不知其病状,至半月后始延余治。诊其脉弦而紧,哕声越邻,舌苔灰黑,胸发紫斑,结硬而痛,脐旁动气,大便利水。询其何以至此,答云:初医说是伤寒,不效;又医说中暑,进香薷饮二剂,遂变至此,仍欲用化斑汤,未敢煎也。余曰:此阴斑也。因冷极于内,逼其阳于外,法在不治。幸神气未昏,手足未厥,初剂用四逆汤加茯苓、半夏、吴茱萸,温里以治哕,次日加人参以培阳。六剂斑散利止,惟呕哕胸结不开,仍用前剂,不加增减,半月后胸开痛止。方用白术理中,计用参斤许,附子斤许,两月方起床。贻害至今,遇病必须姜附。(郑素圃治案)

按：斑为阳明热毒，皮肤发斑强调病在肺胃，治以清热凉血，一般医家多从之。郑钦安则分为阴斑、阳斑两纲，关键是"粗工不识，一见斑点，不察此中虚实，照三阳法治之，为害不浅。"（《医法圆通》）本例即是阴斑，因为误治，致使病人阳气受戕，"贻害至今，遇病必须姜附"。

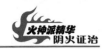

第四章　阴火特点

一、真寒假热，本寒标热

由于阴火的本质是阴寒，表现的却是局部的肿痛火形，即其病本为真寒，其标为假热。"阴阳有格戴之异，寒热有真假之分，如不详究本质从现象而治，多有祸不旋踵之殃。"（《寒热真假辨证一百案·刘序》）比如冻疮，手指冻得又红又肿，按说是热象热证，但谁都知道这是受寒而且是大寒才会冻成这样，若用清热泻火，那是南辕北辙，非其治也。

因此，阴火证的实质即是真寒假热，或称本寒标热，作者认为，称为"真寒假热"最通俗。

二、整体阴证，局部假火

病人的整体表现是"阴象""阴色""寒形"，局部表现的若干火热之证或称"肿痛火形"，属假象、假火，形象些说，如同黑暗夜空中的几点星光，万绿丛中一点红或几点红，大背景是阴暗之象，局部似有火热之证。不要一叶障目，因为几点星光就说整个夜空是明亮的，见万绿丛中一点红或几点红就说整个草原是红色的。

张景岳称之为"内证"和"外证"，"内证"指的是阴象、阴色，是整体；"外证"指的是假热之象。这一点对于各个专科而言尤显重要，如眼科、耳鼻喉科、口腔科、皮肤科、肛肠科等，切记一定要有整体观念，既要看到专科病的局部，更要看到人身整体情况，切忌只见树木，不见森林，被局部假热假象迷惑，认阴火为阳证。

笔者在辽宁中医药大学附属第三医院（辽宁省肛肠医院）工作时，经常接触便秘、泄泻等肛肠病患者，疗效很好。某副院长经常领亲友来看病，她说，咱们的内科医生（指笔者）比肛肠专家治得好。笔者认为，那很正常，肛肠专家如果没有全局观念，眼睛只盯着肛门、直肠那点尺寸之地，所见多是肿痛火形，辨证除了湿热还是湿热，不知道还有阳虚阴火下陷一说，自然疗效不佳。

■姜某，女，54岁。2020年12月3日初诊：痔疮已经30年，痔核突出如玉米粒大，下坠，不能久坐，大便艰难，专科动员手术未允。烘热汗出，畏热。舌胖润，脉沉滑左尺弱右尺旺。据脉证按阳虚中气下陷论处，补中益气汤加味：生黄芪30g，党参15g，白术30g，陈皮10g，升麻30g，柴胡15g，枳实10g，当归15g，附子30g，生半夏30g，土茯苓30g，黄柏10g，炙甘草15g，生姜10片，大枣10枚。

7 剂。

二诊：肛门下坠减轻，大便艰难已正常。前方加减调整，出入药物有苍术、桔梗、砂仁、地榆、皂角刺、槐花等，烘热消失，痔核逐渐缩小如花生米、高粱米大小，已能坐下。至 2021 年 3 月 26 日，痔核已经消失，自云服药后纳眠俱佳，精神健旺，免了一刀。（张存悌治案）

按：痔疮素来判为湿热，今据证辨为阴火，收效理想。郑钦安正是在论治痔疮时，谈到古书虽有牡痔、牝痔等 36 种之多的名目时，提出"予谓形象虽异，其源则同，不必细分，总在阳火、阴火判之而已"。举一反三，可以窥见他火分阴阳的思想。

笔者经验，遇到阴证而辨之犹豫时，若见有某些阴火之证，反而坚定阳虚、阴证的判断，因为"病到真气上浮（阴火之象），五脏六腑之阳气已耗将尽，消灭削剥已至于根也。《黄帝内经》云：'凡五脏之病，穷必归肾'，即此说也。"（《医理真传·卷二》）也就是说，阴火症状的出现，提示较纯阴之候病情更重，因此更坚定了阴证的判断。

三、矛盾性和迷惑性

既然阴火是阴证所生，产生的又是局部肿痛火形，那么阴火的最大特点就是证候的矛盾性。"病人身大热，反欲得衣者，热在皮肤，寒在骨髓也"就是典型描述。它的本质是阴证，整体是寒象，郑氏称之为"阴象""阴色"；表露于局部的却是火热之象，这种整体阴象与局部之火证，构成了阴火的矛盾性。

"常者易以知，变者应难识。"（《景岳全书·新方八略》）阴火无疑具有这种特点，相对于单纯的阴证而言，阴火显然容易使人迷惑。前贤对此早有认识：明·陶节庵曰："凡看伤寒，惟阴证最难识。自然阴证，人皆可晓，及至反常则不能矣。如身不发热，手足厥冷，好静沉默，不渴，泻利腹痛，脉沉细，人共知为阴证矣。至于发热面赤，烦躁不安，揭去衣被，饮冷脉大，人皆不识，认作阳证，误投寒药，死者多矣。"（《伤寒六书》）他说的"自然阴证"当指纯阴之证，"及至反常"则指阴火之证。

"视其病状，比诸实热证反甚，甚至面赤唇焦，神昏不省；或烦躁而举卧不宁，言语错乱；甚或扬手掷足，惊狂无措，膂力过人，莫能制止；又或火不化津，且火浮于上而欲饮冷，惟愈饮冷则心坎愈热。种种热极之现象，何人得而知为极虚极寒之症，敢用大热大补之药以治之耶？但此外表之证，终不可凭。必须精察其脉理，则真假可立判矣。"（《治病法轨》）

■**阴盛格阳** 方兆珍君令媳，年二十余。卧病经旬，服药多剂，而烦躁谵语，

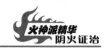

卒不能平。延予治之，见躁扰不安，妄言骂詈，欲食冷物，手冷，脉息沉弱，口虽渴而不欲饮，唇虽焦而舌则润泽，且舌色不红，面色黄淡，身不发热。予谓此虚寒病也。殆寒凉发散太过乎？检阅前方，果皆芩、连、羌活、瓜蒌、海石之类。病家问：既系寒病，何以烦躁欲食冷物，而谵语不能寐也？予应之：寒病有常有变，凡恶寒手冷，下利清谷，口中和而不渴者，此其常也；若躁扰不安，欲卧冷地，饮食冷物，则其变也。何谓之变？以其寒病而反现热象也，其所以现此热象者，因阳气虚寒，龙雷之火浮越于外。古人所谓阴盛格阳，又曰内真寒外假热之病一也。治宜引火归原，否则凉药入口立毙矣。乃与四逆汤：干姜、附子各二钱，加肉桂八分，党参、白术、熟地、酸枣仁、茯神各三钱，煎成冷服。果躁扰渐宁，接服一剂，能安睡矣。自是神安能食，不复骂詈，复以归芍六君子汤，调补数日而痊。（《丛桂草堂医草》）

四、发病有轻重缓急之分

阴火证候可见于急性病，也可见于慢性病。发病既可以很急很重，也可以比较轻缓。其急重者可能大热烦渴，须人摇扇取凉，意欲裸衣，或卧冷地，更求入井，烦躁不宁，扬手掷足，甚至妄言骂詈，发狂奔走，逾墙上屋，颇似阳热有余之证。其发于局部者，可见肿痛火形，如面红目赤，咽痛如裂，口舌生疮，乃至唇口焦裂，或见吐血、衄血、发斑等。曾辅民先生认为："几十年临床中发现虚阳外越之候亦不像论中所言及那样危殆。就危重而言，是重而不一定危。即虚阳浮越之候是重证而不一定是危证。此类病人在临床中并不鲜见，而且随着寒凉药的误用泛用，以及生活质量的提高，冷饮、水果等冷物的不断摄入，导致此类病证大有增加的趋势。"（《擅用乌附——曾辅民》）

急性发作多见于阳虚欲脱之际，其证具有几个特点：多系久病、素秉不足之人；症状严重，其来者骤；预后不良等。

■**伤风戴阳** 石开晓病伤寒咳嗽，未尝发热，自觉急迫欲死，呼吸不能相续。西昌诊之，见其头面赤红，躁烦不歇，脉亦豁大而空。谓曰：此证颇奇，全似伤寒戴阳证，何以伤风小恙亦有之？急宜用人参、附子等药，温补下元，收回阳气，不然子丑时一身大汗，脱阳而死矣。渠不信，及日落阳不用事，愈慌乱不能少支，忙服前药。服后，稍宁片刻，又为床侧添同寝一人，逼出其汗如雨，再用一剂，汗止身安，咳嗽不作。询其所由，云：连服麻黄汤四剂，遂尔躁急欲死。（《古今医案按》）

原按： 然后知伤风亦有戴阳证，与伤寒无别。总因其人平素下虚，是以真阳易于上越耳。

当然阴火发病也可以比较轻缓。徐灵胎说："实热之火其来暴，而必有感冒之故；虚热之火其来徐，而必有积损之因。"（《杂病源·命门》）是说虚热之火（含阴虚之火和阳虚之火）发病徐缓，言之有理。笔者经验，临床上多数阴火证确实并不危重，除非阳气欲脱之际。

五、火之最大者也

阴火作为一种病理状态，既可以独立发病，也可以是某一疾病的兼症，临床上十分多见，很普遍，绝非少见病证。张景岳指出："真寒假热之病为极多，而真热假寒之病则仅见耳。""矧今人虚火者多，实火者少。"（《景岳全书·新方八略》）"假寒病绝少，假热病则十有五焉。"（《留香馆医话》）王冰将阴火称为"病之大者也"，陆懋修称"火之最大者也"，一脉相承，说明阴火证十分多见。作者体会，在临床实践中，阴火可以说普遍常见，举凡内、外、妇、儿、五官诸科，阴火实在多发而常见，真可以说，"不可一日无此症"。本书下编将以大量病例证明。

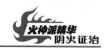
第五章　阴火辨析思路

阴火具有证候上的矛盾性，极易惑人，不识阴火者大有人在，"真热证尤易辨，而假热证尤不易辨也。"（张景岳语）怎样辨认阴火？"学者当于读书之余，亟将阴阳真假之辨，逆从反正之法，殚力追寻，极穷其奥。日常闭目凝神，讨求至理，有如悬镜当空，妖魔悉显，庶几胸有定见，不为假症所惑，于以扶危拯溺，救世之慈航也。"（《谢映庐医案》）

一、火分阴阳，树立观念

对待火证首先要有火分阴阳的观点，"火有阴阳之别"，凡见肿痛火形，"不必细分，总在阳火、阴火判之而已。"这是郑钦安关于火症的最基本认识，"凡治热证，必须详辨的确，勿得以假热作真热也。"（张景岳语）因此一定要树立火分阴阳的观点，不要只知阳火，不识阴火；只知其一，不知其二。

二、阴阳辨诀，奠定基础

郑钦安最根本的辨证思想就是"考究阴阳实据为要"："阳不调之人，必有阳不调之实据，以辨阳虚法辨之；阴不调之人，必有阴不调之实据，以辨阴虚法辨之。"（《医理真传·卷四》）所谓阴阳实据就是要以"辨阳虚法"和"辨阴虚法"辨之，合称"阴阳辨诀"。只要掌握了"阴阳辨诀"，日久练得火眼金睛，阴火自然一见便知，笔者经验证明了这一点。

为简明起见，笔者按"神色、形态、舌脉、口气、二便"为纲，将郑钦安阳虚辨诀归纳如下，也就是阳虚辨诀的要点，亦即所谓"阴象""阴色""寒形"表现：

神——目瞑倦卧，无神，声低息短，少气懒言。

色——面色唇口青白，爪甲青。

形态——身重畏寒，腹痛囊缩。

舌——舌青滑，或黑润青白色，浅黄润滑色，强调舌润滑不燥。

脉——脉浮空或细微无力。

口气——必口吐清水，饮食无味，满口津液，不思水饮，即饮亦喜热汤。

二便——二便必自利。

阴虚辨诀则与此相反：

神——其人烦躁，精神不倦，张目不眠，声音响亮。

色——面目唇口红色。

形态——身轻恶热。

舌——舌苔干黄或黑黄，全无津液，芒刺满口。

脉——脉息有神，六脉长大有力。

口气——口臭气粗，口渴饮冷，饮水不休。

二便——尿黄便秘，二便不利。（《火神郑钦安》）

两相对比，"阴色""阴象"与"热象""火形"，确如郑氏所说，"阴阳二证，判若眉列"。在阴阳辨诀中，神、色、形态、舌、脉、口气、二便7项中，作者经验是有两项符合，个别的一项符合，所谓"但见一症便是"，比如舌胖润一项差不多就可以确诊阴证。

在临床实践中，遇到复杂疑似、阴阳难辨的证候，郑氏更强调从神、口气等方面辨认"阳虚的真面目"，这是非常独到之处。

其一，以舌为重。历代医家医案少有舌象记载，即使仲景也不例外。郑钦安则把舌诊放在第一重要的位置，这是一种创见。舌淡与否反映的是机体是否有热，苔润与否反映的是津液是否耗损，这在辨证时至为关键。笔者一天看几十个病人，其中八成以上的舌像都是舌淡胖润，七成以上的人有齿痕。凭此一点差不多就可以判定其阳虚湿盛，投以附子根据就在于此。反过来，成年累月也很少看到一例舌红有热象的患者。可以说，舌象是辨认阴阳最直观、最可靠的指标，不像脉诊还有"心中了了，指下难明"的问题。李可先生曾对弟子谈过：对于阳虚病证，舌象拿准了，放胆用附子，绝对没问题。卢崇汉认为："一旦舌有齿痕，更能够判定它是水湿壅滞的一个铁的指征。"

河南中医学院教授李统华认为：舌象最能反映病体之虚实，病性之寒热。如《临证验舌法》载："内外杂证，无一不呈其形、着其色于舌，据舌以分虚实，而虚实不爽，据舌以分阴阳，而阴阳不谬。危急疑难之顷，往往证无可参，脉无可按，而唯以舌为凭。"实践证明：凡舌质红绛缺津，病人自觉口燥咽干者，属阴虚热证；凡舌质淡白、淡蓝、暗蓝或舌体淡胖有齿痕，而舌面湿润或津液欲滴者，多属阳虚寒证。余以为津液之有无、多寡，常是辨别寒热的重要依据。在临床中，凡见舌质暗淡、舌面滋润多津，而病人出现某些热象时，多属真寒假热证。（《河南中医》1985年第3期）

另外，舌见紫象一般多主血瘀，这是传统之论，实际上舌紫更主寒盛，紫色越深主寒越重，火神派很少加用活血化瘀之药。此外，指甲半月痕虽有参考意义，孙秉严先生很推崇，但是并不绝对可靠。

■伏气湿病　奉化某患，秋后，伏暑晚发，大热大渴，脉沉而闭，久治无效，

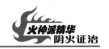
奄奄一息，邀余诊视。余查前医所处方药，皆是白虎、安宫牛黄之类。余曰："舌淡白如此，真阳欲脱，快服此方，或有可得生，迟则无及矣！"

处方：厚附子9g，炒蜀漆9g，龙骨9g，茯苓9g，生姜6g。服药1剂，见效。再招余往诊，余又处以原方，令其再服，原方连服3剂。病霍然而愈。**余盖独取其舌色也。**（《先师范文虎先生临床经验简介》）

■**虚阳外越**　潘中建季弟，回南一路劳顿，感寒发热，时作微寒，杂用散风发表药数剂，热势渐炽。改用清火养阴药又数剂，热势转甚。比到家，则舌苔已由白而黄，由黄而焦，干厚燥裂，黑如炭色。神思昏沉，手足振掉，撮空自汗，危症蝟集矣。同好周庶胆、王龙谿皆郡中名手也，见其热势炽甚，以为寒之不寒是无水也，投以六味饮不应；见其舌黑如炭，燥裂焦干，又以为攻伐太过，胃阴干枯也，投以左归饮又不应。

中建乃邀予相商，予诊其脉，左关尺细而紧，右寸关大而缓，**舌体浮而胖**。谓中建曰："此症乃阳虚火衰症，即此舌亦非阴亏火旺舌也。盖缘阴盛于内，而复益之以阴，重阴内逼，逼其虚阳于皮肤喉舌之间，故其热益炽而振掉昏沉，其苔益厚而焦干燥裂耳。若果是阴亏而火旺，则未有六味、左归滋阴猛进而舌反加黑，苔反加厚，身反加热者也。夫舌亦有似实而实虚者，审之贵清；苔亦有似阳而实阴者，验之宜晰。今以其舌之干燥而责以阴亏，苔之焦黑而责以火旺。就常而论，谁不云是据理而断，谁得曰非？殊不知阴亏而干燥者，其舌必坚敛；火旺而焦黑者，其舌必苍老，万无干燥焦黑属阴虚火旺而舌见胖嫩者也。"

中建大服予论，乃拟养荣汤，用人参五钱，加附子三钱，一剂熟睡竟夜。翌早则舌上干燥焦黑之厚苔尽脱，而变为嫩红滑润矣。仍用原方减人参二钱，附子一钱，连服4剂，回阳作汗而诸症悉除。（《潜邨医案》）

按：此证"舌苔已由白而黄，由黄而焦，干厚燥裂"，谁不云是阴亏火旺？杨氏判为"阳虚火衰"的最重要依据是"舌体浮而胖""万无干燥焦黑属阴虚火旺而舌见胖嫩者也"。此乃张景岳所谓"独处藏奸"也。

■**便秘**　前年二月，我村一个89岁老头，忽然口渴饮水不止，脉数舌红，便秘几天不下，痛苦万分，口吐鲜血。他处治疗无效。病人惶恐不安，恐有立即丧命之虞。后叫我看，**见其舌根灰黑**，寒象显露，投四逆汤加肉桂、硫黄，次日便通身安，数日后康复如旧，现在还天天四处游玩。当时如果只看到舌红脉数，渴饮不止，吐血便秘，断为热证，而妄投寒凉，能不立即毙命？如果听信某大师"老人便秘都是热证"之谬论，能不杀人于顷刻？庸医杀人，甚于梃刃，可不慎乎？（互联网：陈彩声治案）

按：此证渴饮不止，便秘，口吐鲜血，舌红脉数，一派热盛之象，以其"舌根灰黑"

一症，判为寒象显露，投四逆汤加味，次日便通身安，确为独处藏奸之辨析案例。

其二，重视神色。"上工守神""当知阳证邪火，其人脉息、声音一切有神；若阴气上腾之阴火，脉息、起居一切无神，阴象全具。此乃认证关键，不可不知。"（《医法圆通·卷三》）"阳火，其人起居，一切有神；阴火，动静起居，一切无神。"（《医法圆通·卷二》）如在辨治"谵语"一症时，就是以无神为准，"不问发热、汗出、谵语、口渴、饮冷，但见无神，便以大剂回阳饮治之，百治百生"。显然，符合"上工守神"之旨。

■**伤寒神衰**　徐男，20岁，伤寒高热两旬不退，渐至神昏谵妄，前医皆谓热入心包，主以清宫汤治之，罔效。祝氏诊视，谓"神已衰矣，不能作热入心包之治法"，处以温潜兼辛散之法：

附子12g，生龙齿30g，磁石30g，酸枣仁15g，朱茯神12g，桂枝9g，生姜9g，紫苏梗6g，郁金9g，姜半夏9g，麻黄6g。服后诸恙依然，未见好转，但亦没有加重，复为处方同前。徐父乃商界巨擘，另延名医会诊，认为"邪入心包，误投温燥，法在不救"。徐家上下忐忑不安，祝氏详加解释，令其安心，仍令服原方，且不分昼夜，连进2剂。次日，患者汗出热减，神静而得安寐。仍予原方再服4剂，2日内服完，诸恙大愈。（《祝味菊医案经验集》）

按：此案是祝氏一个著名案例，系伤寒极期而见神衰，与温病派名医有过交锋，祝氏力排众议，一力承揽，主以大剂姜附、麻桂，终获成功，转危为安。此案令沪滨诸医钦佩不已，章次公先生甚至说道："奉手承教，俯首无辞。"

伤寒极期，患者神衰昏聩，不能配合医生检查，给辨别阴阳带来极大困难。祝氏总结的"中毒昏聩"与"神衰昏聩"的虚实鉴别要点，堪称"一诀"。其方法，"大抵中毒昏聩其来也骤，神衰昏聩其来也渐，此其别也……脑之中毒如发电中枢损伤，则灯光熄灭而一片黑暗也；脑神衰弱如发电能量不足，则灯光暗淡而模糊不明也。"具体而言，"病人昏沉不语，用种种方法不能求得反应者，中毒也；以指撒其承浆（唇下凹陷处），高呼索其舌，唇张口开而舌自伸者，其神识未泯也；再撒而重索其舌，但口张而舌不伸者，神已衰矣；三索其舌，但口张而舌不伸者，神竭矣。譬如电筒蓄电不足，遍按其钮则有光，再按则光已弱，反复按之则等于无光。此中枢因反复刺激而麻痹更甚也。病人外形昏聩而中枢尚有低微之反应者，故知其为神衰。若是中毒，则浑然了无知觉，如电钮损坏则电灯熄灭，断无半明不灭之象也。以此法证之，虽不中不远矣。"（《伤寒质难第十七篇》）

■**慢惊风**　汤儿5岁。禀赋不足，体弱多病。恣意食肉啖饼，次日腹胀呕泻。医作伤食治，进以消补兼用之太安丸（即保和丸加白术），腹泻转剧，呕亦未止，乃父视为药误。易医以证属虚，处温脾健胃之六君子汤，呕泻立止，认为有效，续

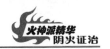

进数剂，腹胀如鼓，痛不可忍。后医又认为实证，不顾患儿体质，贸然以大承气汤攻之，胀痛虽已而腹泻不止矣。遂见神疲气短，汗出肢厥，手足不时抽搦，缓而无力，显示种种危象。其家迎治，视儿面色清惨，息微目合，关纹隐微难见，抽搐乏力，启视其目，神光尚好，此乃关键之处，许其可治。即处人参四逆汤以救垂绝之阴阳，急煎频灌，四时尽2剂。夜半阳回，肢温搐停，汗收泻止，有时呻吟。次晨复诊，关纹清淡可见，神清能言，不能坐立，此由攻伐太过，元气斫伤，只应益气补脾，徐图恢复，师理中汤之意而易其分量：党参15g，白术12g，干姜3g，炙甘草6g，加黄芪9g，补骨脂9g，日服1剂。历时半月，未易方而复常。（《治验回忆录》）

按： 患儿腹泻不止，神疲气短，息微目合，已见阳脱之势，然"启视其目，神光尚好，此乃关键之处，许其可治"点明"神光尚好，此乃关键之处"，强调神气在辨证中的重要性，符合"上工守神"经旨。

其三，以脉为重。《黄帝内经》云："切而知之谓之巧。""水火寒热之证，每多相似难辨，但以脉辨之则可据。""凡有一症，即有一症之寒热虚实……症之重者，大寒偏似热，大热偏似寒，大虚偏似实，大实偏似虚。若仅就其似者而药之，杀人在反掌间。此症之不可不辨也。于何辨之？即于脉辨之。""从来症之疑似难决者，于脉决之。"（《吴天士医话医案集》）

"凡假热之脉，必沉细迟弱，或虽浮大紧数而无力无神。此乃热在皮肤，寒在脏腑，所谓恶热非热，实阴证也。"（《景岳全书·寒热真假篇》）

阴盛格阳之证，"视其病状，比诸实热证反甚，甚至面赤唇焦，神昏不省；或烦躁而举卧不宁，言语错乱，甚或扬手掷足，惊狂无措，膂力过人，莫能制止；又或火不化津，且火浮于上，而欲饮冷，惟愈饮冷则心坎愈热。种种热极之现象，何人得而知为极虚极寒之证，敢用大热大补之药以治之耶？但此外表之证，终不可凭。必须精察其脉理，则真假可立判矣。真热之脉，必有力有神而有根。惟此症之脉，沉微欲绝，间或有浮大几数之象，重按之亦必全无。此即阴盛格阳之实据也，非用大热大补之药，决无生理。"（《治病法轨》）

■暑热　嘉定县长陈传德夫人，年四十余，在夏秋之交，患身热如灼，夜间尤甚。诸医用清凉解暑之品，热势更甚，且时时昏晕。由农民银行分行长潘指行，因予治愈其夫人二十余年之休息痢，并其子极危险之伤寒证，故深信而介绍之。予**诊其脉，浮散无根**。即用右归丸作汤以温益下元。服之两剂，其热即退。用右归丸以补其肾中之水火，即王太仆谓，壮水之主，以制阳光；亦即李士材所谓欲收拾其散失之元阳，必须用辛热同类之物，据其窟宅而招之，自然望帜而归原矣，即此意也。（《治病法轨》）

原按： 盖脉现浮散无根者，是下元虚寒，真阳逃亡于外之候也。其真阳之所以逃亡者，由于真水不足，水不济火，故火在上而成火水未济之象也。其真水一虚，则阴失其主，故至夜间热尤甚也。

按：《景岳全书·寒热真假篇》中言："凡假热之脉，必沉细迟弱，或虽浮大紧数而无力无神。此乃热在皮肤，寒在脏腑，所谓恶热非热，实阴证也。"

■**热厥**　嘉定陈鸿实，年三十余，患四肢厥冷，形神疲倦等症，时医用桂枝干姜等，病反增剧。延予诊之，见其寒战咬牙，盖被数重而犹谓如卧冰窖中。切其脉，左关沉实滑数。即用龙胆泻肝汤加川连、石决明，服之两剂而瘳。

此症系邪火郁遏于厥阴经，致木火自焚，将五脏之阴尽行格之于外。即仲景谓热深厥亦深，亦即内经所谓重阳必阴，并诸禁鼓栗，如丧神守，皆属于火之症也。其所现假寒之标证，比之真寒证为尤甚。若不以脉理而审辨之，何能悉其病之实情。不悉其实情而治其标证，是何异操刃以杀人？（《治病法轨》）

按：此案四肢厥冷，寒战咬牙，盖被数重而犹谓如卧冰窖中，似乎重寒之证。然据其脉左关沉实滑数，判为火遏肝经，所见寒象系热深厥亦深引发，即用龙胆泻肝汤服之而瘳。"若不以脉理而审辨之，何能悉其病之实情。不悉其实情而治其标证，是何异操刃以杀人？"

■**真热假寒**　丁卯二月，里中一仆妇，患伤寒已服发表药，汗出热退矣。次日复热，热亦不甚，遂服清热药数剂，绝不效。渐至烦躁，胸膈胀闷，浑身壮热，而手尖独冷。更一医谓阴证，欲用附子理中汤，不敢骤用而请质于余。

余诊其脉极沉，然沉而数，数而有力。视其舌有黄苔，有芒刺。问其大便，有八九日未解。因用大黄五钱，黄连五分，厚朴、枳壳各一钱，陈皮八分，木香五分。前医犹力阻勿服，余力劝其服。服后连下三次，热遂退，手温，膈宽，知饿进食，安眠，不复服药矣。（《吴天士医话医案集》）

原按：此热证，非阴证也。脉沉者，热结在里耳。以通身热，手尖冷，辨为阴证固矣。然阳证亦有手冷，且冷过腕者，何以辨之？又当辨之于舌色，辨之于脉。阴证之身热手冷者，脉必浮大而空，以通身之热是假热，内有真寒，故外发假热，热是假热，则脉亦现假象而反浮大，但按之甚空，此假不掩真，而知其为阴证也。

若阳脉反沉者，以表邪去而里邪急也，热邪在里，故脉反沉。人皆谓阴证脉当沉，阳证何以脉亦沉？殊不知阴证不发热之脉则沉，沉而无力，阳证热在里之脉亦沉，沉而且数且有力也。阴证虽热，而舌色必白或灰黑，或有滑润黑苔；阳证虽手尖冷，而舌苔必黄，或焦紫有芒刺。盖手尖冷者，阳极似阴。其脉沉者，热极反伏也。此证脉沉数有力，而舌有黄苔，故断为热结在里。当予三承气汤酌而用之。若徒用清润之味，不能救车薪之火也。倘误以为阴，而误用参附则立危矣。

■**真热假寒**　仇村一黄兄，在休宁县前开店，以刻字为业。癸酉春，余进休宁

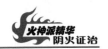

县，必从黄兄店前过，忙请入店中，为彼诊视。云："发热已七日矣，初服防风、羌活发表药二剂，热未退。至今一身仍时时发热，头常痛，胸胀气促，额前常有冷汗，手冷过腕，医人皆谓阴证，要用附子，已备有干姜、附子等药一剂，未敢服。恰见先生轿来，敢托酌之，果是阴证否？当用附子否？"

余诊其脉果沉，然沉中带数，数中有力，舌干燥、有黄苔。问："二便利否？"答曰："小便短少，七八日未大便。"余笑曰："诸医皆怕附子，此证正当怕者而又要用，何也？此表证未除，里证又急之候，乃属热证非寒证，阳证非阴证也。遂予大柴胡汤一剂，内用大黄五钱，柴胡二钱，干葛一钱，川芎八分，陈皮一钱，厚朴八分，木香六分，木通、枳壳各八分，姜三片，嘱令即刻煎服。

余进县约留两个时辰，出来仍从黄兄店前过。试入视之，黄兄正卧在床，见余至，忙立起，笑而称谢曰："先生之药，真是灵丹，服后即睡一觉，醒来腹中作痛，遂连泻二次甚多，腹内顿宽。知饿吃稀粥一碗，通身大汗，汗出热退，头痛、浑身胀痛俱痊愈矣。"复为诊之，脉已和缓，可勿药矣。因笑曰："人皆议我好用附子，今则人皆要用附子者，而吾又独用大黄，不又将议我好用大黄乎？"一笑而别。(《吴天士医话医案集》)

脉病不合，舍脉从病。有一点提请注意，当脉病不合时，郑钦安主张认证为要，舍脉从病。在"辨认脉法"中，指出："气有余，所现浮、洪、长、大、实、数、紧之类（**倘病现阴色不合脉，舍脉从病**）。气不足，所现沉、迟、细、微、虚、短、涩之类（**倘病现阳色不合脉，舍脉从病**）。"（《医理真传·卷四》）这是郑氏独到之处，与诸多专门恃脉为凭，唯脉是从者不同。笔者临床中遇到"病现阴色"，而脉见"浮、洪、长、大、实、数、紧之类"阳脉，通常均"舍脉从病"，判为阴证，用附子类热药，未见失误。晚年郑钦安在所著《伤寒恒论》中，辨认阴阳时甚至都不提脉诊了。

谭某之妻，有病患少阳证，不足为奇。而奇在垂帘诊脉，不欲露面，亦新嫁娘之常情。惟诊其六脉全无，若以脉论非大虚而何？然予不计也。只据其发热、胸满、口干苦，即与小柴胡加减。一剂，则已退热。将谓其平素脉固如是乎？夫人之体质各有不同，脉亦有不能一概而论者。（《黎庇留经方医案》）

按：此即"病现阳色不合（阴）脉，舍脉从病"之例。

其四，重视口气，即口中感觉。在"辨口气"中指出：凡"气有余（阳证）：所现气粗，气出蒸手，出言厉壮之类；气不足（阴证）：所现气微，气短，气冷，出言微细之类。"特别是要询问口渴与否，进一步探明是渴喜热饮还是渴喜凉饮，往往由此判决阴阳，郑氏所谓"饮冷饮滚（指滚烫热水）兮，阴阳之形踪已判"。此外，郑氏特别提出，要看呼出之口气是"气出蒸手"还是"气冷"，借以辨别阴阳。有时在错综复杂、阴阳难辨之际，凭此一点就可做出判断。

■**壮热** 清时华亭县名医王镇，精岐黄之术，擅治伤寒。时有北郊汤某，盛暑之际壮热九昼夜，病势危殆。诸医争以黄连、石膏等寒凉药物投之，发热反而更甚，乃延王镇诊治。王从容问病者，思饮否？曰思饮甚。问思饮凉水还是思饮热水？曰很想饮热水。遂主以干姜附子等热药定方，一剂热退，不数日而瘥。盖此证乃假热真寒也。（《松江府志》）

■**发热** 20世纪70年代，广西中医学院会诊一个病例。患者是一老干部，发热40多天不退。用过各种抗生素，服过不少中药，体温始终不降，于是请全院名医会诊。就在大家聚精会神讨论病情的时候，林沛湘老中医注意到一个细节：病人从暖瓶中倒了一杯水，马上就喝下去了。当时天气很热，喝些水是正常的。林老悄悄用手触摸了一下杯子，发现还在烫手。热天喝这样烫的水，说明体内大寒，仅此一点，病情就明白了。于是，林老力排众议，以少阴病阴寒内盛，格阳于外论治，处以四逆汤加味，药用附子、干姜、肉桂等热药，一剂而体温大降，几剂后体温恢复正常。（《思考中医》）

按：两案发热有两个共同点：其一，服凉药无效，可知并非热证。例1以黄连、石膏等凉药投之，"发热反而更甚"。例2"服过不少中药"，虽未提系凉药，但"用过各种抗生素"，从"体温始终不降"的后果，完全可以想见没少用清热的套方套药。其二，两例虽然都渴饮，但都"很想饮热水"，说明有阴寒存在，借助热水温之自救，据此一点即可判断为假热真寒之证，足以验证郑钦安重视口气的辨证价值。

▲**独处藏奸辨阴火**

张景岳辨证有"独处藏奸"之说："虚中夹实，虽通体皆现虚象，一二处独见实证，则实证反为吃紧；实中夹虚，虽通体皆现实象，一二处独见虚证，则虚证反为吃紧。景岳所谓独处藏奸是也，医必操独见以治之。"（《重订通俗伤寒论》）这为虚实夹杂局面的判断提供了一条思路。通俗地说，就是少数一二处症状与多数症状相反时，可能反映的是病情本质，真实证候。例如十分寒证之中，独见一处热证，则此独见之异，可能反映的是热证；反之亦然，十分热证之中，独见一处寒证，则此独见之异，可能反映的是寒证。李可对此说十分赞同："十分寒证之中，独见一处热证，则此'独见'之异，可能反映疾病本质。"（《李可老中医急危重症疑难病经验专辑》）

本节旨在通过若干案例探讨那些"独见"之证，即所谓独处藏奸之处，在通体皆现热证之际，凭借一二处独见之阴证，判断为阴火，其所现热证乃是假热，阴火，从而为临床指明方向。归纳起来主要是凭借舌、脉这两点以及口渴嗜凉还是嗜热

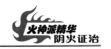

而断。

■发热 翰林叶公迎余为其令弟诊视。其人二十五六岁，问其得病之原，云自某日下午吃饭稍冷，是夜即发热，次日服发散药一剂，热不退。次日遂改用黄芩、黄连，共服四剂矣，热仍不退，亦未大便。今早忽尔若癫若痫，人事不清，不卜何故？余诊其脉却洪大，按之又觉有力，视其舌色，鲜红洁净并无苔。余甚疑之，暗自沉吟，据脉颇似热证，若是热证，服芩、连当有效矣，如何反剧？若是阴证，脉不当有力，舌当有灰白苔，今舌红、脉有力，又不似阴证。见病人伸一指，向床头边冰水碗中，略沾些许冰水于舌上点点。余因问病人曰："尔舌干乎？"病人点首。余曰："**舌既干，何不将此碗冰水大喝几口？**"答曰："怕吃。"余暗喜曰："**此一语审出真情矣，此是阴证也**。若是阳证真渴，冷水一饮而尽，禁之不得，岂知怕饮？此舌之所以红者，因服寒药已多，反从火化，故色红也。若是热证，则舌当有黄苔，或舌色焦紫，岂仅如此之鲜明红色乎？其脉之所以搏指者，至虚有盛候，真阳已竭，真脏脉现故也。"（《吴天士医话医案集》）

按：本案发热，据脉洪大有力，舌鲜红无苔颇似热证，即便吴氏亦犯思量。却于"怕吃"冰水而看出端倪，"一语审出真情矣，此是阴证也。若是阳证真渴，冷水一饮而尽，禁之不得，岂知怕饮？"

■真寒假热 杨某，男，32岁。始因风寒，身热头痛，某医连进苦寒凉下方药十余剂，且重加犀角（水牛角代用）、羚羊角、黄连等，愈进愈剧。病发已20日，危在旦夕，延吴氏诊视：目赤，唇肿而焦，赤足露身，烦躁不眠，神昏谵语，身热似火，渴喜滚烫水饮。小便短赤，大便已数日不解，食物不进，脉浮虚欲散。辨为风寒之证误服苦寒，真阳逼越于外而成阴极似阳之证。"外虽现一派热象，是为假热；而内则寒凉已极，是为真寒。**如确系阳证，内热熏蒸，应见大渴饮冷，岂有尚喜滚饮乎？况脉来虚浮欲散，是为阳气将脱之兆**"。治之急宜回阳收纳，拟白通汤加上肉桂为方：附子60g，干姜26g，上肉桂10g（研末，泡水兑入），葱白4茎。

方子开好，病家称家中无人主持，未敢服药。次日又延吴氏诊视，仍执前方不变。并告以先用肉桂泡水试服，若能耐受，则照方煎服。病家如法试之，服后即吐出涎痰碗许，人事稍清，内心爽快，遂进上方。病情即减，身热退一二，出现恶寒肢冷之象，已无烦躁谵语之状，且得熟睡片刻。乃以四逆汤加上肉桂续服：附子100g，干姜36g，甘草12g，上肉桂10g（研末，泡水兑入）。

服药1剂，身热退去四五，脉稍有神。尿赤而长，略进稀饭。再剂则热退七八，大便已通。唯咳嗽痰多夹血，病家另请数医诊视，皆云热证，出方不离苦寒凉下之法，鉴于前医之误，未敢轻试。其时病人吃梨一个，当晚忽发狂打人，身热大作，有如前状。又急邀吴氏诊视，见舌白而滑，仍喜滚饮，判为"阳神尚虚，阴寒未净"。仍主以大剂回阳祛寒之法，照第二方剂量加倍，另加茯苓 30g，半夏 16g，北细辛 4g，早晚各 1 剂，即日进 2 剂。连服 6 剂，身热已退，咳嗽渐愈，饮食增加，小便淡黄而长，大便转黄而溏。前方去半夏、细辛，加砂仁、白术、黄芪善后，连进十余剂，诸症俱愈。（《吴佩衡医案》）

　　按：此案在一派热象之中，以"舌白而滑，渴喜滚烫水饮，脉浮虚欲散"为辨识阴证眼目，"如确系阳证，内热熏蒸，应见大渴饮冷，岂有尚喜滚饮乎？"另外，从其服苦寒凉下之药而病"愈进愈剧"，亦可推知绝非阳证。最可奇者，吃一梨后，竟然"忽发狂打人，身热大作，有如前状"，此系阴证食凉必然加重之象，吴氏加倍重用附子，挽回此等重症，确显见识。

三、用药真机，指点迷津

　　理解和掌握阴阳辨诀，有一段话至为关键："钦安用药金针"说，"予考究多年，用药有一点真机与众不同。无论一切上中下诸病，不问男妇老幼，但见舌青，满口津液，脉息无神，其人安静，唇口淡白，口不渴，即渴而喜热饮，二便自利者，即外现大热，身疼头痛，目肿，口疮，一切诸症，一概不究，用药专在这先天立极真种子上治之，百发百中。若见舌苔干黄，津液枯槁，口渴饮冷，脉息有神，其人烦躁，即身冷如冰，一概不究，专在这先天立极之元阴上求之，百发百中。"（《医理真传·卷四》）

　　这段话堪称郑钦安全部著作中最重要、最精彩的一段论述，在其著作标题中冠以"钦安"字样者，仅此一例。归纳了他对阴阳辨诀的精辟认识，其真机在于：在阴证前提下（舌青，满口津液，脉息无神……），"即外现大热，身疼头痛，目肿，口疮，一切诸症，一概不究，用药专在这先天立极真种子上治之，百发百中。"——不被这些假热、假象所迷惑，一律专主扶阳。病人的整体表现是"阴象""阴色"，局部表现的若干火热之证，属假象，不要被迷惑。**通俗地说，就是要识大体，顾大局，不要一叶障目，不见泰山。**

　　这里"一切诸症，一概不究"八字，是用药真机。照此用药，无论阴证阳证，疗效都是"百发百中"，说得何等自信！此老这一"考究多年"的"用药真机"，就是建立在阴阳辨诀的基础上。

　　阴阳辨诀是个宝，千般疾难辨得好。《灵枢》中提到"明于阴阳，如惑之解，如醉之醒"，唐步祺称"阳虚阴虚辨证纲要……最切实用"，确实感同身受，认证增加了一双慧眼，使人心明眼亮，分清阴阳，作者体会才真正会看病了，什么病都能治了，这首先要归功于阴阳辨诀，本书各科案例均证明了这一点。

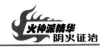

四、内为本，下为本

"治病必求其本。本者，下为本，内为本。故上热下寒，但温其寒而热自降；表寒里热，但清其热而寒自己，然须加以反佐之药，以免格绝。""外病疗内，上病救下。"（《医经密旨》）吴佩衡进一步阐释了这一点："在阴阳互见的情况下，辨证应该如何着手呢？大体当以里证、下证为主。里证、下证是本质，是真情；外证、上证是现象，是假证。如发热、颧颊红、心烦欲呕、口干思饮不多等，都属于上证或外证，是由于里寒深重，逼阳浮越外散所形成的，乃病之标。至于脉沉细、舌苔黑而滑润、下肢厥冷、大便溏泻、小便清长等，都属于里证或下证，一派阴寒阳弱之象，非常明显。这是病的实质，病的实情，宜温里驱寒、回阳救逆。"（《著名中医学家吴佩衡诞辰一百周年纪念专集》）

1. 内证审其"阴象""阴色"

郑钦安指出，在内证中求其"阴象""阴色"："大凡阳虚之人，阴气自然必盛，阴气盛必上腾，即现牙痛龈肿，口疮舌烂，齿血喉痛，大小便不利之病。不得妄以滋阴降火之法施之。若妄施之，是助阴以灭阳也。辨察不可不慎，总在这阴象追求，如舌青、唇青淡白、无神之类是也。"（《医理真传·卷二》）"总在这阴象追求"，就是辨认虚阳上浮所现阴火的关键。

在论述虚阳外越所现阴火时他又说："元阳不足阴必盛，即为虚邪，多不肿痛，即有肿痛甚者，乃元阳外脱之候，必现阴象以为据。若无阴象可验，便是实火，此认证之要也。"（《医理真传·卷三》）"必现阴象以为据"，乃是辨认虚阳外越所现阴火的关键。

总之，凡见肿痛火形之象，总在病人的"阴象""阴色"中求之，这是阴火辨证之最重要、最基本的原则。下面举例示范郑钦安是如何辨认阴火的：

如"齿牙肿痛"一症："因真阳虚而阴气上攻者，其人齿牙虽痛，面色必青白无神，舌多青滑黑润、黄润、白黄而润，津液满口，不思茶水，口中上下肉色多滞青色而不红活，或白惨黄而无红色。"其人"齿牙虽痛"，形似火证，其他舌象、神色、口气等俱为阴象，故知乃真气上浮之证。

2. 外证辨其真假

"凡见外证虽若实热，而内察则无，如口不甚渴，二便通利，或见微溏，或禀赋素弱，或脉息不强，或声色不振，或脏气多阴，或饮食不化，或胀满呕恶，或吐蛔，或倦睡，或畏寒，或作痒，或多惊恐，或筋惕肉瞤之辈，虽见有热，此皆热在表而不在里，总属无根之火，非真热证也，最忌寒凉。若执而妄用，则必致败脾，无一免矣。"《景岳全书·热证论治》

"但其内证则口虽干渴，必不喜冷，即喜冷者饮亦不多，或大便不实，或先硬后溏，或小水清频，或阴枯黄赤，或气短懒言，或色黯神倦，或起倒如狂而禁之则止，自与登高骂詈者不同，此虚狂也；或斑如蚊迹而浅红细碎，自与紫赤热极者不同，此假斑也。"（《景岳全书·寒热真假篇》）

按：景岳将假热辨证分为"外证""内证"很有意义，"外证"指的是假热之象，"内证"指的是阴寒本质，对认识、描述阴火颇有价值。

■**阴盛格阳**　患儿张某，9岁。高热39℃以上，注射针药已4日，高热不退。哭闹不宁，似将转为抽风。请唐氏诊治：以手抚小儿头部、上身，热可烫手，但腿部以下渐凉，至脚冰冷。此为阴盛格阳，上下不通，虽发高热，却非凉药可治。白通汤能宣通上下之阳，但须加猪胆汁或童尿为引，处方如下：

附子30g，干姜20g，葱白30g，童尿为引。服后1剂减轻，2剂痊愈。以后凡治此类高热，久治不愈者，即以此方轻重上斟酌治之而愈，其例不下十数。（《郑钦安医书阐释》：唐步祺治案）

按：此案未见舌脉记述，单凭上热下寒就判为阴盛格阳，似乎不够缜密。但"1剂减轻，2剂痊愈"的疗效证明了辨证的准确性。且"以后凡治此类高热，久治不愈者，即以此方轻重上斟酌治之而愈，其例不下十数"说明经得起重复。

■栾某，女，56岁。2010年10月14日初诊：膀胱癌术后42天。轰热汗出，颈部以上尤多，着急上火则加重，尿亦发热，便秘20年，大便先硬后溏，足凉如冰，夜里须另加盖被子。脏躁，眠纳尚可。舌淡赤胖润苔薄黄，脉沉滑数尺弱。分析癌症术后正气受损，足凉如冰乃阳虚确凿之征，轰热汗出则系虚阳上浮所致，治宜温阳潜纳浮火，处方潜阳丹加味：砂仁20g，龟板10g，附子25g，炙甘草50g，干姜25g，肉桂10g，茯苓30g。5剂。

复诊：各症均有减轻，时感头晕或痛，上方附子加至45g，另加泽泻20g，龙骨30g，牡蛎30g，守方调理2周，自觉良好。（张存悌治案）

按：本案即上热下寒，但温其寒而热自降。方中龟板即是反佐之药，且有介类潜纳浮阳用意。

五、参考阴阳时令

《黄帝内经》云："必先岁气，无伐天和。"治病必先注意气候特点，亦即因时制宜是也。按照天人相应的观点，阴火病证常与时令、时辰相关，阴寒之际症状加重，阳气当令自应减轻，这为辨认阴火提供了时间上的判断依据，提示我们凡遇火证要审时度势。阴火诸证多呈昼轻夜重，夏轻冬重，朝轻暮重的时辰特点，凡午后出现症状或加重，夏至后发病或加重，多属阴火为患，反之则可能是阳火。

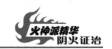

昼轻夜重，夏轻冬重是因为夜间或冬天属阴气当令，阳虚逢到阴令，故而症状加重，郑钦安所谓"雪地加霜"。笔者体会，许多口疮、咽炎、鼻炎等所谓"上火"的病人，确实冬季多发或加重，如果真是阳热之证，应该夏天多发才符合规律。

朝轻暮重者判为阳虚是因为："人身真气从子时一阳发动，历丑寅卯辰巳，阳气旺极，至午未申酉戌亥，阳衰而下潜藏。"也就是说，午后至夜间子时这一时段，是阴气当令，此时发病或病情加重者，是阳虚逢到阴令，雪地加霜，故而发病或病情加重。"阳虚则暮乱，阴虚则朝争。""阳盛则朝重暮轻，阴盛则朝轻暮重。"（《杂病源·阴阳》）都是讲的这种现象。

又如上半夜属阴，下半夜属阳，郑钦安论"梦遗"时指出："梦遗之病，务审究在上半夜或下半夜，以定神之所在。病于上半夜者，主阴盛阳衰，阳虚不能统摄精窍，而又兼邪念之心火动之故作，法宜扶阳为主，如潜阳丹、白通汤、桂枝龙骨牡蛎汤之类是也；病在下半夜者，主阳盛阴衰，阴虚不能配阳，阳气既旺，而又有邪念之心火助之，神昏无主，而不能镇静故作，法宜扶阴以抑阳，如封髓丹倍黄柏、参枣汤加黄连，补血汤、将军蛋、洋参蛋之类是也。"（《医理真传·卷三》）

再如：病人每日早饭后心烦，两手、足心痛痒异常，至午初即愈者，何故？答曰：此元阴不足，心阳气有余也。夫人身上下四旁，莫非二气充塞，二气皆不可偏，偏于阳则阴虚，偏于阴则阳弱。今病人两手心痒，两足心痒，阴虚、阳虚皆有此候，不得概谓血虚。**此病而断为阴虚者，见其病之在上半日也。**（《医理真传·卷三》）

笔者体会，时令因素在辨证中具有重要价值，有时可能高于阴阳辨诀之上。

■**盗汗**　姜某，女，58岁。2020年9月24日初诊：半夜2—4点骤然大汗出，湿透衣被，已经3个月，失眠。舌胖润，脉右浮滑寸弱，左沉滑。按雷火论处，引火汤加味处之：熟地30g，天门冬30g，麦门冬30g，茯苓30g，巴戟天30g，肉桂10g，五味子10g，龙骨30g，牡蛎30g。7剂。

12月3日复诊：大效。三天即大减，夜汗偶发，失眠已愈。午后目干胀，后半夜偶尔面热，午后燥热，不乏力，舌暗胖润腻，脉右浮滑尺弱，左沉滑。前方去肉桂，加车前子25g，枸杞子20g。5剂，盗汗未作。（张存悌治案）

按：此症盗汗，其舌胖润，脉右浮滑寸弱，左沉滑，似属阳虚湿盛之象，但是其症半夜2—4点骤然汗出，按照阴阳节律，病在下半夜者，主阳盛阴衰，遂舍舌脉而从阴虚为着眼点，竟收捷效。

■**腹痛**　吴某，女，36岁。便秘、便干如羊屎，左少腹反复疼痛7年，其疼痛每于凌晨3点发作，少腹疼痛而发胀，肛门灼热疼痛，伴有面部发热，反复发作，甚者每日均发。肠鸣，乏力，形瘦，面色青黑。尿清，纳可，晨起口苦，有时渴饮无度。舌淡润，右脉寸浮尺沉，左手反关脉。宿有混合痔。

患者以便秘求治，诊为肾阴不足，所谓水浅不能载舟而行，故而便秘、便干；虚火上燔，因见面部发热，时发渴饮；少腹疼痛当系阴虚失于濡养所致。当以增液行舟法治之，以引火汤为主：熟地 60g，天门冬 30g，麦门冬 30g，巴戟天 30g，五味子 10g，茯苓 15g，肉桂 10g，牡蛎 50g，紫菀 30g。

3 剂后少腹疼痛显减，大便已经不再干秘，5 剂后诸症消失，再服 3 剂，迄未发作。（张存悌治案）

按：本案舌脉似显阳虚之象，但少腹疼痛每于凌晨发作，伴有面部发热，则有疑义。下半夜乃阳气渐生之际，此时发烧应属阴虚不能敛阳而作，同时综合便干、渴饮之象，判为阴虚，此中奥理，博涉识病才得领悟。

▲阴盛格阳之证，夏秋间为多

沪上名医王雨三认为，阴盛格阳之证，在夏秋之间为最多。"按此证在夏秋之间为最多。以人在夏间，内阴而外阳，加以多食生冷等物，且汗多足以亡阳。故此证在夏秋为极多。人皆曰夏天皆属大热证，吾则曰夏天多属阴寒证。"（《治病法轨》）

吴天士同样指出："暑月安得有阴气？抑知此阴气不必天寒地冻之气始能中入。在暑月或食冷物，或饮冰水，或裸体贪凉，其气皆能中人，总由阴伏于内，阴气便于直入，犹之奸细潜伏城中，贼来便易攻打也。所以谓之中寒者，以其深入在脏，而非若感寒之感触在表也。惟有大剂姜、桂、附以驱阴寒，大剂参、术以回元阳，乃为可救。稍一游移，命在呼吸矣。"此证极易误辨误治，吴氏亲眼目睹汉上医家，"凡是夏月中寒之证，无有不医至死者。彼绝不知夏月有中阴一证，又绝不知治阴证当用何药。"（《清初扶阳名医——吴天士》）

■暑热　吴球治一人，暑月远行，渴饮泉水，至晚以单席阴地上睡，顷间发寒热，吐泻不得，身痛如刀刮，医曰："此中暑也。"进黄连香薷饮及六和汤，随服随厥。吴诊其脉，细紧而伏，曰："此中寒也。"众皆笑曰："六月中寒，有是事乎？"吴曰："人肥白，素畏热，好服黄连及益元散等凉剂，况途中饮水既多，又单席卧地，寒邪深入，当以附子理中汤，大服乃济，用之果效。"（《古今医案按·卷一》）

按：辨证论治，更宜把握审因论治。本例虽病发暑月，但因远行，渴饮泉水，单席卧地，至寒中太阴，损伤中阳，气机逆乱，故吐泻不得，寒热身痛。误投苦寒清凉，中阳更伤，冰伏于内，致随服随厥。据脉细紧而伏，投理中汤以温补中阳，加附子补命门之火以祛寒湿，药证相符，用之果安。

■壬午年六月，吴家林一族叔发热畏寒，浑身痛，作呕，胸膈胀闷，腰痛，大汗不止，头眩晕，或云感冒，或云受热，或云中暑，或云停食，纷纷不一。余诊之，脉大虚数，按之如丝，舌色如墨水。余曰："此中阴也。必系饮冷水，或入冷水洗浴，遂为寒所中耳。"答曰："俱有之。"余亦予极重桂、附、姜、术、半夏、陈

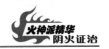

皮、茯苓、甘草、黄芪，加木香、砂仁，人参一钱，日二剂。留宿三日，服药六剂，各症愈十之七矣。再予药四剂携归，每日服一剂。服毕，后来仍予四剂，服之痊愈。（《清初扶阳名医——吴天士》）

原按：如此种证，当酷热之时得遇余辨其为阴证，而用热药疗之者，真大幸也。此日此证甚多，其用清热解暑而致毙者，不知凡几矣。

按：本案中暑以附子理中汤加味治愈，辨证治疗均胸有成竹，言之必中，令人信服。

六、再兼服药参机变

由于阴火之肿痛火形具有迷惑性，寒凉滋阴而误治者害人匪浅，这种误诊误治只会加重病情。张景岳"十问歌"有"再兼服药参机变"之训，根据服用寒凉滋阴方药不效这一事实，常可推断并非阳热为患，而是阴证阴火。丹溪曰："口疮，服凉药不愈者……用理中汤。"（《丹溪心法·口齿篇》）倪朱谟说："诸病真阳不足，虚火上升，咽喉不利，饮食不入，服寒药愈甚者，附子乃命门主药，能入其窟穴而招之，引火归原，则浮游之火自熄矣。"（《本草汇言》）

笔者经验，临床见到肿痛火形，追溯病史，久治不愈，则几乎无须再察脉证，就可以判定为阴火。因为久治不愈的病史，提示可能屡用寒凉滋阴之类套方套药而未收效，反证了此非阳火为患，即此就可作为一个阴火的判断依据。

■**目眶红烂** 明代名医吴球治管某家眷，目患沿眶红烂，数年愈甚，百计治之，不能疗为。延吴诊之，曰：吾得之矣。为治大热之剂，数服，其病如脱，目复明。问之曰：此不难知也。此女人进凉药多矣，用大热剂则凝血复散，前药皆得奏功，此可为治眼之良法。吴专用附子，人呼为"吴附子"。（《上池杂说》）

■**消渴** 蒲辅周曾治一消渴病人，口渴引饮，饮而复渴，病已半年。服滋阴清热药如六味地黄丸、玄麦甘桔汤等50余剂毫无寸功。舌苔黄腻，脉沉弱。蒲老改用茵陈四逆汤，温阳兼以利湿，1剂而渴止大半，3剂基本痊愈，以参苓白术散善后。蒲老总结本案经验时，主要是参考前医用药之鉴，他说："虽舌黄口渴属热象，但服滋阴清热药50余剂无寸效，加之脉象沉弱，显见阳衰不能蒸腾水气。若果系阴亏，50余剂虽不能全好，亦必有所进展。前治者虽未见效，都是我的老师，所谓后车之鉴。"（《蒲辅周医案》）

按：渴饮无度，用滋阴清热法似为正道。但蒲老从其服药50余剂毫无寸效悟出辨证有误，改从寒湿着眼，应手取效。尤可贵者，他认为"前治者虽未见效，都是我的老师，所谓后车之鉴"。重视前医之误，作为自己用药参考，尽显经验老到。《切脉规箴》曰："诊视即毕，务在问病原，审前剂。""审前剂"，就是要审视前医所用方剂，作为自己辨证的依据。

七、试探之法

阴阳疑似之际，上述种种方法仍未能做出明确判断，尚有一些试探方略，帮助明确诊断。

（1）肉桂研末泡水试服。吴佩衡先生常用一招，即先让患者服用肉桂研末泡水试之，果系阴证，患者必能耐受；反之，可知辨证之误，但亦不致酿成恶果，下面案例证之：

■**身热** 杨某，32岁。始因风寒身热头痛，某医连进苦寒凉下方药十余剂，愈进愈剧，延吴佩衡先生诊治。患者目赤，唇肿而焦，赤足露身，烦躁不眠，神昏谵语，身热似火，渴喜滚烫水饮。小便短赤，大便已数日不解，食物不进，脉浮虚欲散。吴氏认为，如是热证"应见大渴饮冷，岂有尚喜滚饮乎？况脉虚浮欲散，是为阳气将脱之兆"。急宜回阳收纳，拟白通汤为治。方子开好，病家犹疑未用。吴氏告以先用肉桂末泡水试服，若能耐受，则说明病属阴证，如不能耐受，亦不致造成严重后果。病家如法试之，服后即吐出涎痰碗许，人事稍清，内心爽快，显系阴证，遂进白通汤加肉桂，附子用至60g，病情即减。连进十余剂，诸症俱愈。（《吴佩衡医案》）

（2）冷水试饮。张景岳倡用冷水试饮法："假寒误服热药，假热误服寒药等证，但以冷水少试之。假热者必不喜水，即有喜者，或服后见呕，便当以温热药解之。假寒者必多喜水，或服后反快而无所逆者，便当以寒凉药解之。"（《景岳全书·寒热真假篇》）

（3）含服附片。患者见有口中干燥，舌干生刺，扪之棘手，似属热象而无法叫准，可用制附片一片令患者口含一会儿，如果口中津液源源，舌润刺退，且舌面有白膜一层，扪之不再刺手，可以判为阴火。反之，若津液不生，舌干不变，则可能是热证。（《中医函授通讯》1962年7期）

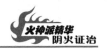

第六章　阴火的治疗

俞根初对阴火提出了较为完善的治法："惟阴火宜引，破阴回阳为君，附、姜、桂是其主药。或佐甘咸如炙草、童便，或佐介潜如牡蛎、龟板，或佐镇纳如黑锡丹，或佐交济如磁朱丸，或佐纳气如坎气、蚧尾，或佐敛汗如五味、麻黄根，皆前哲所谓引火归原，导龙入海之要药。"（《重订通俗伤寒论·六火病药》）差不多概括了阴火的治疗大法。其中，扶阳属治本，而引火归原则有不同方法，大致有镇潜、酸敛、引下、纳归、反佐等法，还有外治法等，阴火发生我们总结为"一源三歧"，阴火的治疗则归纳为"一本六佐"。下面分别述之。

第一节　扶阳为本

既然阴火的本质是阴寒，整体是"阴象""阴色""寒形"，那么"寒者热之"，温阳当然是治本之道，所谓"以火治之""补阳即消""用药则惟大辛大热之剂""附子、干姜、肉桂是其主药"，这是顺理成章的。

有人称用附子肉桂治疗阴火意在引火归原，郑钦安不以为然称："桂附为引火归原者，皆未识其旨归，不知桂附干姜纯是一团烈火，火旺则阴自消，如日烈而片云无。况桂附二物，力能补坎离中之阳，其性刚烈至极，足以消尽僭上之阴气。阴气消尽，太空为之廓朗，自然上下奠安，无偏盛也，岂真引火归原哉！"（《医理真传·卷一》）强调桂附治本的意义。

只要见全身虚寒之象，局部那怕"大热，身疼头痛，目肿，口疮，一切诸症""一概不究，用药专在这先天立极真种子上治之""四逆汤力能扶阳祛寒，阳光一照，阴火自灭，故治之而愈。"（《医法圆通·卷四》）强调以四逆汤为阴火的治疗主方。阳火宜正治，阴火宜从治。

让我们观摩一些名家案例：

■**发热**　罗某，女，31岁。患糖尿病多年，临产住某医院。剖腹产后廿余日，一直高热不退，服西药、注射抗生素，体温未退，人弱已极。下午体温39.8℃，小腹冷痛，食欲不振，大便溏泻色绿。脉沉而紧，舌苔白滑而厚腻。寒入少阴，格阳于外，此乃少阴寒化之证，急宜扶阳收纳主之，否则阳脱危殆费治，以白通汤加肉桂主之：附片150g，干姜80g，上肉桂（研末，泡水兑入）10g，葱白6茎。

二诊：服前方2剂后，六脉均已和缓，发热已退，脉静身凉，舌苔已退七八，唯里寒未净，小腹作痛，稍能食，人无神，以四逆汤加味治之：附片100g，吴茱萸8g，干姜30g，茯苓20g，北细辛8g，生甘草8g。

服此方4剂后，诸症悉退，食增神健，痊愈出院。（《吴佩衡医案》）

■**戴阳**　车某，男，74岁。1975年4月初感受风寒，全身不适。自拟温补汤剂服之，病未减轻，外出散步受风而病情加重。头昏体痛，面赤高热，神志恍惚。体温39℃，诊为感冒高热，注射庆大霉素，高热仍不退。病势危重，邀范先生急诊：高热已3日，阵阵昏迷不醒，双颧潮红。虽身热异常，但重被覆盖，仍觉心中寒冷。饮食未进，二便闭塞。脉微欲绝，舌淡润滑，苔厚腻而黑。

分析患者高热，神昏，面赤，苔黑，二便不通，似阳热之象。但虽高热，反欲重被覆身；身热面赤，而四肢厥冷；二便不通，却腹无所苦；苔黑厚腻，但舌润有津；高热神昏，无谵妄狂乱之象，而脉现沉微。参之年已古稀，体弱气衰，实一派少阴孤阳飞越之候，生气欲离，亡在顷刻。虽兼太阳表证，应先救其里，急投通脉四逆汤加葱白，直追散失欲绝之阳：制附片60g（久煎），干姜60g，生甘草30g，葱白60g。

服2剂，热退，黑苔显著减少。但头痛、身痛表证仍在；肾阳虚衰，不能化气，故仍二便不利。以麻黄附子甘草汤驱其寒而固其阳，加葱白生少阴之气：麻黄10g，制附片60g（久煎），生甘草20g，葱白120g。服4剂，头不觉昏，二便通利，黑苔退尽，唯身痛未除。虽阳回表解，仍舌淡，肢冷，阴寒内盛，呈阳虚身痛之象。宜温升元阳而祛寒邪，以四逆加辽细辛主之：制附片60g（久煎），炙甘草20g，干姜30g，辽细辛6g。服2剂，余症悉除，以理中汤加味调理之。（《范中林六经辨证医案选》）

按："夫面赤发热，汗出抽掣，近似中风，其实不是，务必仔细斟酌。如其人本体有阴象足征，即不可当作风热，须知面赤发热者，阳越于外也；汗出抽掣者，阳亡于外，不能支持四维也。四逆汤力能回阳，阳回则诸症自已。"《医法圆通·卷四》)

本例高热，面赤，二便不通，双颧潮红，颇似阳热之象，但脉微欲绝，舌淡润滑，提示阴寒内盛。不可误认为阳热，实为虚阳外浮之象。范氏辨证精细，步步推理，令人信服；先救其里，后解其表，处处以阳气为本。

第二节　佐治六法

虽然阴火的治疗以温阳为治本之道，但阴火毕竟是"离原之火""离根之火"，如何让其回归本原位置，古人研究了很多技巧，此即所谓引火归原。

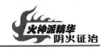

一、镇潜

所谓镇潜或称潜镇是指以金石、介类质重镇下之品，潜纳浮阳的治法，药以磁石、龙骨、龙齿、牡蛎、紫石英、龟板、鳖甲、海蛤粉等为代表，方如潜阳丹中的龟板，祝氏温潜法中的龙齿、磁石等。

此法喻嘉言曾"以格物之理明之"："畜鱼千头者，必置介类于池中。不则其鱼乘雷雨而冉冉腾散。盖鱼虽潜物，而性乐于动。以介类沉重下伏之物，而引鱼之潜伏不动，同气相求，理通玄奥也。故治真阳之飞腾霄越，不以鼋鳖之类引之下伏不能也。"（《寓意草》）明确指明"以介类沉重下伏之物""治真阳之飞腾霄越"之证。

二、引治

"引治者，病在下而上引之，病在上而下引之也。"（《石室秘录·引治法》）

所谓引治是指能引药、引火下行的治法，药物以牛膝、泽泻、车前子、茯苓等为代表，方如镇阴煎，张景岳对此最有会意："右归饮，此益火之剂也，凡命门之阳衰阴胜者，宜此方加减主之……如治阴盛格阳，真寒假热等证，宜加泽泻二钱，煎成用凉水浸冷服之尤妙。"（《景岳全书·补阵》）"六味回阳饮，治阴阳将脱等证。如虚阳上浮者，加茯苓二钱。"（《景岳全书·热阵》）加泽泻、茯苓均系引归之举。

三、酸敛

所谓酸敛是指用酸性药物收敛浮火的方法，药以五味子、山萸肉、乌梅、白芍等为代表，张锡纯对白芍敛阳之功曾有论述："有气海元阳大虚，其下焦又积有沉寒锢冷，逼迫元阳如火之将灭，而其焰转上窜者。其脉弦迟细弱，或两寸浮分似有力。其为证：心中烦躁不安，上焦时作灼热，而其下焦转觉凉甚，或常作泄泻。宜用乌附子、人参、生山药各五钱，净萸肉、胡桃肉各四钱，赭石、生杭芍、怀牛膝各三钱，云苓片、甘草各钱半。泄泻者宜去赭石。此方书所谓引火归原之法也。方中用芍药者，非以解上焦之热，以其与参、附并用，大能收敛元阳，下归其宅。"（《医学衷中参西录·论火不归原治法》）

四、纳气

所谓纳气，主要意味着以砂仁为代表的纳气归肾的方法，代表方为潜阳丹、封髓丹，是郑钦安治疗阴火最常用之方。试看两方组成，潜阳丹：砂仁30g（姜汁炒），附子 24g，龟板 6g，甘草 15g；封髓丹：砂仁 30g，黄柏 15g，甘草 12g。很明显，两方皆重用砂仁。郑氏认为："潜阳丹一方，乃纳气归肾之法也，夫西砂辛温，能宣中宫一切阴邪，又能纳气归肾。"（《医理真传·卷二》）"封髓丹一方，乃纳气归肾之法，亦上中下并补之方也……西砂辛温能纳五脏之气而归肾。""此一方不可轻视，余尝亲身阅历，能治一切虚火上冲牙疼、咳嗽、喘促、面肿、喉痹、耳肿、目赤、鼻塞、遗尿、滑精诸症，屡获奇效，实有出人意外，令人不解者……至平至常，至神至妙。"（《医理真传·卷二》）

五、厚土

厚土以伏火，是指以大剂量炙甘草的投用为代表，代表方就是四逆汤。附子 1 枚，炙甘草 2 两，其剂量约为附子 2 倍。郑钦安最得此中意味："夫附子辛热，能补先天真阳，甘草味甘，能补后天脾土；土得火生而中气可复（附子补先天之火，火旺自能生脾土，故曰中气可复），火得土覆而火可久存（火旺无土覆之易熄，有土以覆之，故可久存而不灭）。"

"世多不识伏火之义，即不达古人用药之妙也。余试为之喻焉：如今之人将火煽红，而不覆之以灰，虽焰不久即灭；覆之以灰，火得伏即可久存。古人通造化之微，用一药立一方，皆有深义。若附子甘草二物，附子即火也，甘草即土也。古人云：热不过附子，甜不过甘草……二物相需并用，亦寓回阳之义，亦寓先后并补之义，亦寓相生之义，亦寓伏火之义，不可不知。"（《医理真传·卷二》）

庄严医师对四逆汤中重用炙甘草颇有体会，摘录如下：

"真阳浮越，多上热下寒，外热里寒。甘草可补中而缓急，此方用之，一使阳气守于下焦，止于中宫而不过于升腾；二助药力持久释放，以免昙花一现。"

炙甘草在四逆汤中的作用可以概括为以下几个方面：一是缓药性；二是固中焦；三是伏火趋于下焦，让药力作用持续；四是潜火归原不至于炎上；五是解药毒。不少医家认为甘草和姜可以解附子之毒性。我的看法是排除附子的应用药不对证，其他副作用的产生是因为药量过大的壮火食气，或是配伍或是药量比有误，或是盲目服用生附子。如是解毒，为何干姜附子汤和白通汤中用生附子反不用甘草？所以说强调解毒作用过于牵强。

所以炙甘草伏火既可以伏经由姜附激发出来的元气，又可伏越位之相火；所以四逆汤原方不加味用于相火不位证也可为功。重用炙甘草的好处在于：一是变烈焰为温煦持久之火；二是使药力能直接作用于下焦，从最深之底寒或陈寒入手祛寒于外，而非仅先祛上中焦之寒；三是减少姜附的用量但药效不减，甚则反增；四是减少因盲目加大姜附用量而发生中毒的概率和壮火食气的可能；五是不必久煎先煎附

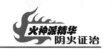

子，取其气又有伏火之用，还可省时不费事。

"四逆汤若不用甘草，则附子、干姜大热辛散，升腾外透，非但不能回阳，反而有驱逐元气，助纣为虐之嫌！若少用亦可加重元阳外脱烦热之症。观四逆汤中甘草之用量，自可明也！"观其文意，临证应用四逆汤于真阳浮越时，炙甘草为君和用量大理所必需。那是否用于阴寒内盛而无明显相火不位证，也可以少用炙甘草，重用姜附呢？

"改炙甘草为君药后，我发现临证不论是治寒实证还是虚寒证，可以减少姜附的用量，且排病反应较前重用姜附之后明显变缓，胃肠道的排病反应都最先出现，疗程反而缩短。"（《姜附剂临证经验谈》）

■**咽痛、发热**　杜某，男，19岁。电话求诊：咽部剧痛，后脑勺及背部酸痛。发热，体温37.4℃，浑身发烫，脸稍红，两颧明显，双足热，人疲软不堪。不咳，无畏冷。上述症状于今天午后开始出现。中午时喜喝水，饮水多。

处方：炙甘草25g，干姜20g，黑附子15g，肉桂10g。3剂，冷水煎开即可，一剂煎3次。患者于5点40分吃一次，晚7点电话诉咽喉更痛，后脑及背部疼痛加剧。痰多色黄稠夹有血丝。嘱另取一帖去肉桂，于晚上10点半、午夜2点和凌晨5点各服一次，服后于12点、下午2点和5点各出一身汗，口干明显，饮水多。次早后脑及后背酸痛完全缓解，热退。大便未排，精神可，无疲软之象。此后原方不变，前后共服5天，每日稀溏便二至三次，咽部剧痛渐减，直至第5天大便成形、痰少而完全缓解。（《姜附剂临证经验谈》）

按：此证虽无舌脉可凭，分析发病急，发热、咽痛伴头身痛，虽无畏冷，亦当属表证；颧红为阳虚上浮之象，疲软可视为正虚，合而观之，可判为阳虚受邪，若以作者处治，可能投以麻辛附子汤加味。庄氏别出手眼，径予四逆汤，专意于回阳救逆，服后能以汗解，予人启迪。其用四逆汤，炙甘草剂量多于附子。

六、反佐

所谓反佐，是指"寒热温凉，反从其病也"（《素问·至真要大论》），即为诱导病气受药，避免病与药物格拒，热病反伍用热药，寒病反伍用凉药，"从其病也"。代表方如白通加猪胆汁汤，白通汤破阴回阳，通达上下，温阳治本。另加童尿、猪胆汁咸寒苦降，同气相求，引阳入阴，使热药不致为阴寒格拒。《餐英馆治疗杂话》云："附子、干姜回阳，以猪胆汁压痞塞，以葱白温下元，用镇压下行之人尿，以引肾中欲飞腾之阳气归原，一方而四能备，仲景之制方，其精妙也如此。"

■**戴阳**　施某，女，17岁。因发热持续不退入某医院治疗未愈，前医曾用葛根芩连汤、银翘散和白虎汤等方，而发热日增，求诊于戴氏。现症见：高热，全身冷汗不止，声低息短，四肢逆冷，面赤如砆，身重难以转侧，二便如常，不思饮。舌青滑，右脉沉细，左脉浮大无根。证属阴寒过盛，虚阳上越之假热证，治宜交通阴阳，收纳元气，方用白通汤：附子60g，干姜12g，葱白3茎。附子先煎煨透，舌尝无麻味后，再下余药。2剂。

上方服药1剂，发热及病情如故。戴氏认为药已对证，疗效不显，是由于阴寒格拒过盛，药不能直达病所。应从阴引阳，本着"甚者从之""热因寒用"治则，于原方加猪胆汁数滴，童便一杯。服后热竟全退，冷汗亦止，面赤身热大为减轻，惟四肢尚冷。继以干姜附子汤峻扶元阳，交通上下：

附子60g，干姜15g。服后诸症悉愈。（《戴丽三医疗经验选》）

按：患者虽然高热不退，但全身冷汗不止，声低息短，肢冷，脉浮大无根，知其内寒之所在，已显阳脱之象，发热面赤则为戴阳之症。结合前服寒凉不效，认定为真寒假热之"戴阳证"，急用白通汤回阳收纳，但因阴寒格拒，初不显效，后于方中加猪胆汁、童便反佐，服之方验。可知此证反佐之道不可忽也。

■**假热**　熊君，晚年举子。甫及半周，体肥面白，先患吐泻，医以二陈、藿香、扁豆之属，继加烦渴，更医进七味白术散，入口即吐，人事大困，请余视之。时静时扰，静时气急目闭，动时角弓反张，遍身如火，四肢独厥，唇红舌光，干燥之极，囟沉睛白，头项青筋累累，此乃阴阳虚竭，本属不治。

熊君素知医理，曰虽有灵丹，奈胃不能受何？余曰：吾虑亦在此耳。因思此症外显假热，内本真寒，四肢发厥，元阳亦败；舌燥无津，元阴亦损。但救阴无速功，回阳宜急治，今格药不入，可见中寒已极，必得反佐之法，庶克有济。遂将人参白通加猪胆汁，徐徐与服，入口不吐，乳食亦受，四肢渐和。余即回寓，嘱是夜再进一剂。熊君虑其胆汁苦寒，遂减胆汁，仍然吐出，因加日间所剩胆汁数滴，下咽即受。次早邀视，身体温和，舌已生苔，尚有微泻未除，连服八味地黄汤加花椒而愈。（谢映庐治案）

按：此案内本真寒，外显假热，因年幼且中寒已极而格药不入。谢氏认为"必得反佐之法，庶克有济"，日用人参白通汤再加猪胆汁，取反佐向导之意，果然"入口不吐"。病家因"虑其胆汁苦寒，遂减胆汁"，结果再次吐出。正反两方面的事实，都说明此际用猪胆汁反佐的重要性。

热药冷服亦为反佐方法之一，"治热以寒，温而行之，治寒以热，凉而行之。"（《素问·五常政大论》）附子性大热，下焦寒极，非此不能愈。但假热在上，热药热服则两热相争，格拒不纳。把热药冷透，披上"冷"的伪装，入口凉爽，"骗"过咽喉假热一关，入胃则热性缓缓发挥，引浮游之假热归下而病愈，古人比喻为"偷渡上焦"。湖南名医萧琢如先生用四逆辈，无论有无格阳假热之象，均提倡冷服。

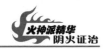

第三节　温补法

所谓温补法，是指温阳药与补益药相配伍的治法，适用于阴寒而兼气虚阴亏类病证。《医学心悟》称："温之与补，有相兼者，有不必相兼者。虚而且寒，则兼用之；若寒而不虚，即专以温药主之。"另外对于虚阳上浮而又脉躁证躁之证，"要攻阴寒，则不可不用热药，然脉躁证躁，则热药又不可用于上焦，是当用八味地黄汤，从阴以敛阳，即从阳以驱阴。"（《吴天士医话医案集》）因此也有医家善用温补法治疗阴火，代表方为金匮肾气丸、附子养荣汤等，代表医家如吴天士、杨乘六、祝味菊、李可等。

既然阴火有脾肾两源，治法则有偏重之异，重肾重脾之分。治疗阴火后面有"常用方剂介绍"一节专题介绍。

■**阴躁**　壬午八月，潜口汪君邵生之如君（旧时妾的别称），三十五岁，患病十余日。初因发热，遂疑是感冒，用发表药二剂，不效。继因胸膈胀塞，又自疑系吃某物起，恐是停食，医人遂谓停食，用枳、朴、卜子，服五六剂，病益重，渐至烦躁，复发大热。又用麦门冬、天花粉、生地、丹皮、地骨皮，服二三剂，躁热更甚，人事昏乱，不辨尊亲，厉声怒骂，始急而请余视之。

见病人满床乱跌，语言不清，面红目赤，浑身壮热，口唇干裂，舌红紫而中有隐隐一块黑影，**其脉大无伦，按之无根。**余曰："此似大热证，实是中寒证也。"其家忙告以初起时，吃了面，又吃了油果等物，又感了风寒。余摇手应之曰："此话我总不听，总不关吃食事，并非内伤，亦非外感，乃寒中三阴之证。其浑身壮热者，内有真寒，外显假热也；其作呕胸胀不能食者，寒在太阴脾也。中寒十余日，绝未有一味对证之药，使攻阴以回阳，反用消散之味以损其正气，又用清润之味，以助其阴邪。**正气衰则虚阳出，亡于外而发热、发狂，乃阴躁也**；阴邪炽则孤阳浮越于上而面赤唇裂，此假火也。然舌虽红紫，其中有隐隐一块黑色，此则假火之中，究不能全掩其明寒之真象也。**要攻阴寒，则不可不用热药，然脉躁证躁，则热药又不可用于上焦，是当用八味地黄汤，**从阴以敛阳，即从阳以驱阴。"

初剂用熟地五钱，桂、附各一钱五分，余俱倍之，加人参三钱，予药二剂，嘱令一日服毕。盖以病重日久，不宜再轻浮浅淡，因循怠缓也。病人服头药，即安卧一时，醒来人事顿清，不复躁扰。服复渣，又复熟睡，大热退轻。

次日复请视之，症回而脉尚未回，询知次剂药未服。余窃怪之曰："如此阴寒重证，延误十余日，须重剂一日二剂，或可挽回，余尽力为尔家救命，而尔家犹复急缓自误，此何说也？"其家答曰："如此火热之状，昨见用参三钱，已曾惊怕，再服次剂，又要用参三钱，恐怕一日用不得六钱参，故尔未敢再服。"余笑曰："若用不得，我必不用，你家怕多，我还怕少，每日须参一两，方可奏效。若依我用，我便用药；若不依我用，我便辞去不管。"其家见昨药大效，始允依用，邵翁尊堂亦亲出嘱托。余谓："非敢推诿，但恐病重日久，药性不重，服药不勤，虽得效，仍有变证，今依我用药，至十日无变证出，则可贺矣。"于是将昨方加重，每剂用熟地八钱，用人参五钱，桂、附各用二钱五分，一日二剂，每日共用参一两，附、桂各五钱，熟地一两六钱。服两日，热全退，夜安神，唇反润，舌色反淡红矣，惟是绵痰吐之不止。余曰："人见为痰，我见为寒，此皆寒凝于中，得温热药，寒不能容，故化为痰而出耳。"今于早晨服如前八味一剂，**午用理中兼六君一剂，参、桂、附俱如前数，更加炮姜一钱，黄芪二钱，助中气，燥寒痰。**

服二日，痰吐尽，胸膈宽，知饿喜食，食渐增多，但夜间不甚安神。余思：脉躁人躁，多怒多虚火，术、半不宜多用，仍是八味，如前每日二剂。连服五日，脉渐平软，按之有根。余曰："已经十日，是可贺矣，再不怕变证矣。"除去一剂，照前药每日一剂，用参六钱，内加当归一钱。又服十五六日，各症痊愈，惟中气尚不足，脚下至腿俱水肿，余曰："服许多参，中气尚不足，再服卜子，岂可问乎？其水肿由脾虚也。因虚炎常在上，而又多怒，故白术、半夏只服得二剂，以燥去脾中之寒痰，此后纯是地黄汤服到底。今燥气尽平，舌色反白，虚火全降，再可用术矣。用术数剂，浮气自消，可无虑也。"因改用十全大补，仍加附子钱许，内用白术二钱。又服十余日而浮气全消，康复胜前。（《吴天士医话医案集》）

原按：可见凡治病，须细心寻着病之真处，不可为假病所哄。如此病，唇燥舌干，面红目赤，浑身壮热，乱滚乱跌，狂躁不认得人。孰不谓是大热之证，而思用石膏竹叶以解之，三承气以下之乎？绝无人想到参、附上去，讵知用如许参、附，直服四十日，方得收功。所以庸流皆议余好用参、附，即名流亦谓："吾服其胆。"抑知余非大胆也，第细心耳；非好参、附也，好活人耳。

■**霍乱** 蔡阿新霍乱，腹痛水泻如米汤，呕吐清水，食不得入，呃逆，四肢厥冷，手指白胖，汗泄淋漓，旋即目陷肌削，气急失音，咽痛口渴，面赤烦躁，欲坐卧泥水中。舌苔灰白黏滑，脉沉微。顾振呼急投通脉四逆汤（用生附子）加猪胆汁，服后烦躁渐定，四肢渐温，汗收呃止，咽痛缓，面赤退，脉渐出。但未及半时，脉又双伏，烦躁复作，乃于原方加人参速煎冷服，并于脐部贴回阳膏后，病始渐愈。（《全国名医验案类编》）

按：本案也是泄泻发病，但伴有四肢厥冷、面赤烦躁、脉沉微等肾阳亏虚，虚阳上浮之证。但是吐下之余，定无完气，本案见脉沉微，后又脉伏，是为气虚之证，故于原方加人参而收效。

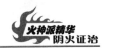
第四节　外治法

附子内服有回天之力，外用有引火归原之功，古籍多有记载。在引火归原的诸多方法中，外治法既切合理论，又方便安全，以附子、吴茱萸、肉桂等药为代表，研末贴敷足心或脐部（神阙穴）。

《石室秘录·引治法》："引治尚有一法，汝备志之。如人病厥逆之症，不敢用药以治之者，用吴茱萸一两为末，以面半两，用水调成厚糊一般，以布如钟大摊成膏，纸厚半分，贴在涌泉穴内，则手足不逆矣。况上热下寒之证，皆可用此法而引之，亦引火归原之法也。"

"引治者，病在下而上引之，病在上而下引之也……今既火腾于上，则下身冰冷。今以附子大热之药，涌泉引之者，盖涌泉虽是水穴，水之中实有火气存焉，火性炎上，而穴中正寒，忽然得火则水自沸温，水温则火自降，同气相求必归于窟宅之中矣。火既归于窟宅，又何至沸腾于天上哉。"

《摘玄方》："治虚火上行，自感背热如火炙者，用附子末津调，涂涌泉穴，能引火下行，背热自除。"

《经验方》："治久患口疮，属于虚火为患者，用生附子为末，醋面调，贴足心，男左女右，日再换之。"

《普济方》："治鼻渊脑泄，流下脓血或清涕，反复不愈者，用生附子为末，葱涎和如泥，敷涌泉穴，亦颇有效。"

《奇效简便良方》："治喉症，生附子末（用吴茱萸亦可）热醋调敷两脚心，不论实火虚火皆妙。"

《急救广生集·咽喉》："喉肿闭塞勺水不能下，附子一个，破故纸五钱，共研末，调如糊作膏，布摊如膏药，大如茶钟，贴脚心中央，以火烘之，一时辰，喉即宽而开一线路，可以服药。"

另可去皮炮令拆，以蜜涂上炙之，令蜜入内，含之，勿咽其汁，主喉痹。

此外，市面上尚有丁桂儿脐帖、回阳膏等外用膏药。

丁桂儿脐帖：药物组成是肉桂、丁香和荜茇，气味芳香升散能温里祛寒，加有肉桂一味，散而有敛，能表能里，庄严医师用丁桂儿脐帖，看作是四逆汤的外用药，常作为四逆汤证轻型的代用品。治疗的病证涉及甚广，除胃肠道的吐泻痛胀秘证，只要是寒证除外阳明少阳病者都可用：口腔溃疡、鹅口疮、感冒发烧、鼻塞流涕、咽痛咳嗽、湿疮疹、妇科经带异常等。刚开始应用之时，是因为婴幼儿喂服中药不便，且婴幼儿初生纯阳之体，生机易于拨动，单用此帖不少疾病就可立竿见影。

第五节　常用方剂介绍

1. 四逆辈（《伤寒论》）

四逆辈是四逆汤类方，为治疗阴火的常用基本方。所谓"四逆辈"一般指下列八方：四逆汤，四逆加人参汤，茯苓四逆汤，干姜附子汤，通脉四逆汤，通脉四逆猪加胆汁汤，白通汤，白通加人尿猪胆汁汤。另外有大回阳饮乃吴佩衡所制，系四逆汤加肉桂，应该算作四逆辈之一。吴氏认为"肉桂温肝暖血，强心脏，有引火归原之效，加入姜附中，效力更大，有起死回生之功。""本方能回阳救逆，强心固肾，温中舒肝，并治一切阳虚阴盛危急大证，有起死回生之功。至若平素阳虚人弱无神者，常服数剂，易复健康，有枯木逢春，却病延年之效。"（《吴附子——吴佩衡》）《伤寒论》有关四逆辈论治阴火的条文：

"既吐且利，小便复利而大汗出，下利清谷，内寒外热，脉微欲绝者，四逆汤主之。"

"少阴病，下利清谷，里寒外热，手足厥逆，脉微欲绝，身反不恶寒，其人面赤色，或腹痛，或干呕，或咽痛，或利止，脉不出者，通脉四逆汤主之。"

"下利清谷，里寒外热，汗出而厥者，通脉四逆汤主之。""面色赤者，加葱九茎。"

"少阴病，下利脉微者，与白通汤；利不止，厥逆无脉，干呕烦者，白通汤加猪胆汁汤主之。服汤，脉暴出者死，微续者生。"本方主要用于阴盛下利，格阳于上，真寒假热之证尤其是戴阳证。

下面举例说明四逆辈治疗阴火的应用。

■**咽痛**　牛某，男，50岁，因齿衄年余不愈而求治，近1个月更增咽部干痛，痰多味咸，口干而不欲饮。食纳如常，偶见嘈杂泛酸。近2年异常发胖，体重增加10kg，反不如过去精力旺盛。动则气喘，夜多小便，膝冷，牙龈色暗，血污满齿。日轻夜重，一觉醒来，满口黑紫血团。咽喉干痛，舌不能转动。脉沉细弱，舌淡胖有齿痕。曾用大剂量维生素C、六神丸，出血、咽痛有增无减。脉证合参，审为命门火衰，少阴真寒证无疑。因胖为湿盛阳微；痰为阴邪，味咸为肾虚水泛；日轻夜重，为阳不胜阴；喘为肾不纳气；咽干痛不肿不渴，乃因肾脉循喉咙，系舌本，阴寒过甚，逼下焦真火浮于咽喉要道；其齿衄从发胖后始见，齿为骨之余，骨乃肾所属，血属阴，必得阳旺始能统摄而循常道，阳衰失于统摄，故溢出于外。乃迳投四逆汤：炙甘草60g，附子、干姜各30g，水煎冷服，3剂。

药后两症皆愈，唯觉腰困气短，加肾四味120g，红参10g，又服3剂，康复如初。

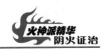

追访 10 年，再无反复。（《李可老中医急危重症疑难病经验专辑》）

按：此例咽喉忽肿，病发突然，且有情怀抑郁因素，容易误为实热之证，但其舌胖淡有齿痕，则显露阴盛之象，脉象浮洪乃属虚阳上浮，故以四逆汤温阳治本，一剂收功。热药冷服属反佐法，古人比喻为"偷渡上焦"。附子性大热，下焦寒极，非此不能愈。但假热在上，热药热服则两热相争，格拒不纳。今把热药冷透，披上"冷"的伪装，入口凉爽，"骗"过咽喉一关，入胃则热性缓缓发挥，引浮游之假热归下而病愈，反佐巧妙。

■**唇口肿痛**　解某，男，30 余岁。唇口肿痛不能忍，前医用清热解毒之剂如石膏类，疼痛加重，一周来因剧痛未能入睡，转余诊治。症见舌质青，苔滑润多津，脉沉细，无邪火炽盛之象。盖口为脾之窍，唇为脾所荣，其病机在于下焦浊阴太盛，阳不潜藏。阴邪弥漫，寒水侮土，脾土受制，经络不通而反映于口唇，形成本症。治法当以扶阳抑阴，方予四逆白通合方：

川附子 30g，干姜 6g，甘草 6g，葱白 2 茎。服 3 剂，疼痛大减，里阳渐回，舌青渐退，脉转有力。仍予四逆汤，改川附子为盐附子，剂量加大：盐附子 60g，干姜 6g，炙甘草 6g。

服 1 剂后，下黑水大便甚多。此系浊阴溃退，脾阳渐复之征。唇口肿势已消，为巩固疗效，予封髓丹交通阴阳，引火归原。服 2 剂，病遂平复。（《戴丽三医疗经验选》）

按：此案唇口肿痛，极易判为胃火炽盛，姑且不论其"舌质青，苔滑润多津，脉沉细，无邪火炽盛之象"。既以前医"用清热解毒之剂如石膏类，疼痛加重"而言，从服药反应亦知并非阳证，亦为重要的辨证依据。

■**戴阳**　张某，女，39 岁。身热面红，心下空慌，反复发作 1 年余。身热面红呈阵发性。面白神可，易倦，腰酸软，纳、便尚可。舌淡津多，脉沉细弱。此心肾阳虚，阴盛格阳。予以白通汤加桂枝甘草汤：附子 50g（先煎），干姜 30g，葱头 5 个，桂枝 30g，炙甘草 30g，琥珀 15g。3 剂。

复诊：身热面红基本消失，心下空慌消失，精神好转，续温阳补肾填精。（《擅用乌附——曾辅民》）

2. 潜阳丹（《医理真传》）

潜阳丹为郑钦安自制方，用治阳气不足，虚阳上浮诸症。

组成：砂仁 30g（姜汁炒），附子 24g，龟板 6g，甘草 15g。

"潜阳丹一方，乃纳气归肾之法也，夫西砂辛温，能宣中宫一切阴邪，又能纳气归肾；附子辛热，能补坎中真阳，真阳为君火之种，补真火即是壮君火也；况龟板一物坚硬，得水之精气而生，有通阴助阳之力，世人以利水滋阴目之，惜其功也；

佐以甘草补中，有伏火互根之秘，故曰潜阳。"《医理真传·卷二》）

■ **口疮** 李某，女，82 岁，2009 年 4 月 9 日初诊：口疮反复发作，舌痛，病已 3 年。口干口黏，夜间起来几次漱口，牙龈肿痛，口腔医院屡治不效，西瓜霜喷药，"顶药好一会儿"。脚凉，大便艰涩六七日一行，尿等待，夜三四次。舌淡胖润，右脉滑尺沉，左浮滑寸弱。分析其症，脚凉，舌淡胖润，右脉尺沉，是为阴证；口疮、舌痛、口干则属阴盛逼阳上浮所致，用潜阳丹加味治疗，药用：砂仁 20g，黄柏 20g，炙甘草 30g，附子 20g，干姜 15g，牛膝 15g，肉桂 10g，骨碎补 20g，白术 10g，茯苓 30g，淫羊藿 20g，通草 5g。7 剂，水煎服。

复诊：一个月后，因看它病而告，服药后诸症消失，便涩亦通，迄今未犯。（张存悌治案）

按：本案阴火，用四逆汤扶阳治本；牛膝、茯苓引火归原，砂仁纳下，30g 炙甘草厚土伏火，皆为引火归原之佐助方法。没用通便药物，但由于治了阳虚之本，大便也通畅了。

■ **舌痛** 李某，男，88 岁。舌边尖疼痛 2 个月，进食触之亦痛，视之并无异常。足凉，口和，唇色略紫，夜尿 3 次。舌淡胖润中有裂纹，其他正常。脉弦软三五不调（房颤），左寸沉。高年阳虚，阴火上僭，扰及心君，舌为心之苗，而见舌痛之症。治以温阳潜纳，潜阳丹加减：

砂仁 20g，附子 25g，干姜 15g，肉桂 10g，炙甘草 15g，黄柏 10g，牛膝 15g，益智仁 25g，通草 5g。

7 剂后即愈，随访无复发。（张存悌治案）

3. 封髓丹（《御药院方》）

封髓丹方原出于元代《御药院方》，功能降心火，益肾水，组成：黄柏 30g，砂仁 21g，甘草 9g（郑钦安拟定剂量）。本方虽非郑氏所拟，但他非常推崇，"此一方不可轻视，余尝亲身阅历，能治一切虚火上冲牙痛、咳嗽、喘促、面肿、喉痹、耳肿、目赤、鼻塞、遗尿、滑精诸症，屡获奇效，实有出人意外，令人不解者……至平至常，至神至妙。"（《医理真传·卷二》）广泛用治真气上浮各症，如鼻渊、鼻浊，"予治此二证，每以西砂一两，黄柏五钱，炙甘草四钱，安桂、吴茱萸各三钱治之，一二剂即止。甚者，加姜、附二三钱，屡屡获效"。头痛偏左偏右者，"予常以封髓丹加吴茱萸、安桂，屡治屡效"。

郑氏说："封髓丹一方，乃纳气归肾之法，亦上中下并补之方也。夫黄柏味苦入心，禀天冬寒水之气而入肾，色黄而入脾。脾也者，调和水火之枢也。独此一味，三才之义已具，况西砂辛温能纳五脏之气而归肾，甘草调和上下又能伏火，真火伏藏，则人身之根蒂永固，故曰封髓。其中更有至妙者，黄柏之苦合甘草之甘，苦甘

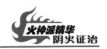

能化阴。西砂之辛合甘草之甘，辛甘能化阳。阴阳合化，交会中宫，则水火既济，而三才之道其在斯矣。""真龙即真火，或上或下，皆能令人病。在上则有牙痛、喘促、耳面肿痛诸症。在下则有遗尿、淋浊、带诸症。学者苟能识得这一点真阳出没，以此方治之，真有百发百中之妙。"（《医理真传·卷二》）对封髓丹一方赏爱之情跃然纸上。

吴佩衡等后来诸家常将此方与潜阳丹合用，名之为潜阳封髓丹。

■**牙龈出血** 王某，男，32岁。龈缝出血已久，牙床破烂，龈肉萎缩，齿摇松动，且痛而痒，屡服滋阴降火之品罔效。脉息沉弱无力，舌淡苔白滑，不思水饮。此系脾肾气虚，无力统摄血液以归其经。齿为骨之余属肾，肾气虚则齿枯而动摇。脾主肌肉，开窍于口，脾气虚而不能生养肌肉，则龈肉破烂而萎缩。气者，阳也；血者，阴也。阳气虚则阴不能潜藏而上浮，阴血失守而妄行于血脉之外。法当扶阳以镇阴，固气以摄血，俾阴阳调和则血自归经而不外溢矣。拟方潜阳封髓丹加黑姜、肉桂治之：附片60g，西砂仁20g（研），炮黑姜26g，上肉桂10g（研末，泡水兑入），焦黄柏6g，炙甘草10g，龟板13g（酥，打碎）。服1剂稍效，3剂血全止，4剂后痛痒若失。连服10剂，牙肉已长丰满，诸症全瘥。（《吴附子——吴佩衡》）

原按：附子、肉桂温补下焦命门真火，扶少火而生气，砂仁纳气归肾，龟板、黄柏敛阴以潜阳，黑姜、炙甘草温中益脾，伏火互根，并能引血归经，故此方能治之而愈。余遇此等病证，屡治屡效，如见脉数饮冷，阴虚有热者，又须禁服也。

■**牙痛** 孙某，男，38岁。受寒感冒，服辛凉解表银翘散一剂，旋即牙痛发作，痛引头额，夜不安寐，其势难忍。牙龈肿痛，齿根松动，不能咬合，以致水米不进，时时呻吟。舌尖红，苔薄白而润，脉虚数无力。辨为表寒误服辛凉，寒邪凝滞经络，里阳受损，虚火上浮。治宜宣散经络凝寒，引火归原，纳阳归肾，方用潜阳封髓丹加味：附片45g，炙龟板9g，肉桂9g（研末，泡水兑入），砂仁9g，细辛5g，黄柏9g，白芷9g，露蜂房6g，生姜12g，甘草9g。煎服一次，牙痛减轻，夜能安寐，再服则疼痛渐止。2剂服毕，牙龈肿痛痊愈。（《吴附子——吴佩衡》）

按：此属阴火上浮所致牙痛，极易误为实火。论其牙龈肿痛，舌尖赤红，似属外感火热。然从病史看，受寒感冒，服辛凉之剂，旋即牙痛，显然不符。舌尖虽红，但苔薄白而润，脉虚数无力，综合判断，属于"里阳受损，虚火上浮"，说到底是阴火。潜阳封髓丹正为此类证候而设，故而效如桴鼓。全方基本未用止痛药，完全从阳虚着眼用药。

4.二加龙骨汤（《金匮要略》）

组成：白薇、芍药、生姜各10g，附子10g，龙骨、牡蛎各30g，甘草10g，大枣12枚。

功用：引阳入阴，潜阳敛汗；用治阳虚外越，"虚弱，浮热汗出者"。

本方系《金匮要略》桂枝龙骨牡蛎汤附方："虚弱，浮热汗出者，除桂，加白薇、附子各10g，故曰二加龙骨汤。"此方主要以龙骨、牡蛎镇摄敛汗，附子温阳，白薇除虚热，治疗真寒假热。易巨荪先生赏用本方，治疗虚阳外浮各证。

■**假热**　甲午十月，从堂弟庆铜患伤寒，往来寒热，头痛腰痛，口苦渴。其意以为房劳伤寒，生食草药二服，触发平日痰喘咳，气逆不得卧，寒热仍在。予拟小青龙汤，以能驱外邪而治内饮也。喘咳已平，惟午后微有寒热，汗出即退，无头痛、口渴诸症。予曰："此乃假热，宜导之归原。"书二加龙骨汤，一服即退。

越数日，又复见寒热，再投二加龙骨汤不瘥，热益甚。谛思良久，乃悟曰："此症初起往来寒热，病在少阳，今寒热退而复发者，是少阳之枢欲出而不能出也，宜助其枢。"拟柴桂合汤去黄芩，重用防党，加生黄芪15g，一服寒热退去，惟夜间仍有汗，再投二加龙骨汤二剂收功。（《集思医案》）

5. 镇阴煎（《景岳全书》）

治阴虚于下，格阳于上，则真阳失守，血随而溢，以致大吐大衄，六脉细脱，手足厥冷，危在顷刻，而血不能止者，速宜用此，使孤阳得归，而血自安也。如治格阳喉痹上热者，当以此汤冷服。熟地一二两，牛膝二钱，炙甘草一钱，泽泻一钱半，肉桂一二钱，制附子五七分或一至三钱。水二盅，速煎服，如兼呕恶者加干姜炒黄一二钱。如气脱倦言而脉弱极者，宜速速多加人参，随宜用之。

"格阳失血之证，其证多见上热下寒，或头红面赤，或喘促躁烦，而大吐、大衄、失血不止。但其六脉细微，四肢厥逆，或小水清利，大便不适者，此格阳虚火证也。速宜引火归原，用镇阴煎或八味地黄汤之类。""尝治一多欲少年，以伤寒七日之后，忽尔鼻衄，以为将解之兆，及自辰至申所衄者一斗余，鼻息脉息，俱已将脱，身冷如冰，目视俱直而犹涓涓不绝，呼吸垂危。其父母号呼求救。余急投镇阴煎一剂，衄乃止，身乃温，次加调理而愈。自后凡治此证，无不响应，亦神矣哉。"（《景岳全书》）

另治王蓬崔格阳喉痹，至头面浮大，喉颈粗极，气急声哑，咽肿口疮，脉已细数微弱之甚，被寒凉药逼，水饮之类俱已难入而尤畏烦热之危候，亦与镇阴煎冷服，竟一剂知，数剂而安。（《景岳全书》）

■**白喉**　朱妇，突患白喉，见关内白块两条色似膏，不红不肿，亦不甚痛，二便正常。舌苔滑白，嘴唇燥裂，下午两颧呈红。前服养阴清肺之剂，数日罔效。朱氏曰：此上假热下真寒证也，治宜李氏镇阴煎：熟地黄18g，泽泻6g，怀牛膝（盐水炒）9g，制附片9g，僵蚕6g，金银花5g，炙甘草3g，煨姜1片，肉桂（去粗皮研细泡兑）1.2g，药宜浓煎冷服，数剂而愈。另外配合外吹坎宫回生丹。（朱卓夫治案）

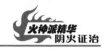
按：古方名镇阴煎者有二：一出《景岳全书》，一出《白喉全生集》。后者由熟地、泽泻、牛膝、附片、僵蚕、金银花、肉桂、炙甘草、煨姜组成，较景岳镇阴煎多僵蚕、金银花、煨姜3味，主治白喉虚寒证，症见白现于关内，色明润成块，甚或凹下，不红不肿，不甚疼痛，饮食稍碍，舌苔白滑，二便如常或自溏泻，间或寒热往来，两颧作红，嘴唇燥裂。朱氏用的是《白喉全生集》之镇阴煎。

6.全真一气汤（《冯氏锦囊秘录》）

组成：熟地、人参、麦门冬、五味子、白术、牛膝、附子。治"脾肾阴阳两虚，上焦火多，下焦火少"之证。冯氏在谈该方运用时说："凡治中风大病，阴虚发热，吐血喘嗽，一切虚劳重症，更治沉重斑疹，喘促躁热欲绝者，凭斯捷效，实有神功。""以此方常治斑疹阴分焦灼，热极烦躁，上喘下泻，上实下虚，上热下寒之证，投之即愈。"（《冯氏锦囊秘录》）

■治新行洪飞涛之四令郎，因劳伤发热头疼，咳嗽胁痛，一医认为伤寒，大用发散，1剂后汗大出而热更甚，神昏如见鬼，燥渴，舌黑，身重足冷，彻夜不寐，困顿欲尽。脉细数无伦，胃脉微极。冯氏认为系"劳伤中气发热"，医者认为伤寒大用发散，"更虚其虚，阳气发泄殆尽"，致"阴阳俱绝"，予全真一气汤三四剂，"头颅溃汗如雨渐收，手足心干燥如火渐润而温和，舌黑渐减，精神渐清，饮食渐思，热退嗽止。"（《冯氏锦囊秘录》）

■治痒生徐山公，偶患似疟非疟，医以柴胡汤数剂，渐至人事不省，口噤僵仆，俱以为断无生理，冯氏认为"阳虚作寒，阴虚作热"，故"似疟非疟"，但非绝症，予服全真一气汤3天而苏，复重温补而痊。（《冯氏锦囊秘录》）

■治户部政山西李老先生，癸亥入都，先足病，疼痛不堪，步履久废，医用脚气祛风燥湿之药，久服不效。饮食不甘，精神益疲，脉两寸洪大而数，两关便弱，两尺更微。冯氏从脉象断为"上热中虚下寒"，遣全真一气汤加杜仲10余剂，日见康胜。（《冯氏锦囊秘录》）

7.益元汤（《伤寒六书》）

主治伤寒戴阳证，症见面赤身热，头疼，不烦而躁，饮水不得入口者。此是元气虚弱，无根虚火泛上而致戴阳证。其方由熟附子、干姜、甘草（炙）、人参、麦门冬（去心）各一钱，五味子（十五粒，槌）、黄连、知母各五分，葱白（四茎）、生姜（五片）、大枣（四枚，擘）组成，水煎，入童便半盏，顿冷日三服。

"此用四逆回阳，生脉益气，加黄连知母，以为假热之使，使无拒格之患，更兼葱白童便，以收外越之虚阳，究不出白通猪胆通脉四逆之成则也。"（《伤寒绪论》）

■**下寒上热**　邓某，男，40余岁。初病伤寒，经治十余日未愈，身热烦渴，喜热饮，有时面颊发赤。大便泄泻，食欲不进。舌苔两边白润，中间深红干燥，脉浮数无力。

朱氏沉思久之，此手足少阴同病也。盖少阴上火而下水，故症见下寒而上热，遂疏益元汤与之，以干姜、附子、艾叶回其下焦之阳，合生脉、黄连、知母以清上焦之热。服用 3 帖上症渐减，化险为夷。继续服用回阳返本汤加黄连，三帖而瘳：附片 12g，干姜 6g，人参 6g，麦门冬 12g，五味子 6g，腊茶 9g，陈皮 4.5g，黄连 3g，炙甘草 6g，白蜜 3 匙。

另治廖某之子，患伤寒治不得当，酿成大热烦渴，但喜热饮，烦扰无聊，大便泄泻，有时面颊发赤，粒米不入口者四日。脉象虚数，舌苔两边白润，中间红燥。廖某仅有一子，视若掌珠，日延数医，有用葛根黄连黄芩者，有用附桂理阴者，议论分歧，莫衷一是，举室仓惶，无所适从。其父向朱氏求治，朱氏曰：此上热下寒证也，遂疏益元汤与之，如无疑阻当立效，服三帖果愈大半。（朱卓夫治案）

■**阴阳交** 汪某，男，15 岁，发热不退已近 1 月。夜重昼轻，汗出不止，有时汗净而热不退。服西药解热剂，热虽暂退旋又复热，且热度极高。目上视不瞑，烦躁不安，喘促气微，汗出如洗。症见舌紫而腻，脉浮大而劲，壮热汗出，热不为汗衰，此病名"阴阳交"。《黄帝内经》论之甚详，属温热病之坏证（逆证），预后多不良。所幸者尚能饮食，胃气未绝，尚有一线生机。盖汗出热当退，今热不为汗衰，发热和汗出兼而有之，足证气机不收，阳越于上，故发热汗出也。肾属水而主五液，若肾水不能温升，心火不能凉降，坎离不济，阴阳不交，升降失司，则为此病所以至危之理也。王叔和云："汗后脉静身凉则安，汗后脉躁热甚则难。"

治法当在通阳交阴，使气得收，津液能藏，俾能热退汗敛，则病可愈也，乃用益元汤加猪胆汁，勉力救治：黑附片 60g，干姜 12g，炙艾叶 9g，麦门冬 12g，甘草 3g，炒知母 6g，炒黄连 3g，西洋参 9g，五味子 10g，生姜 3 片，大枣 3 个，葱白 3 个，猪胆汁 1 个，分 3 次调入药内，点童便数滴为引。

因方中附片、干姜、甘草四逆汤也，西洋参、麦门冬、五味子生脉散也，合以艾叶、生姜、大枣保其精也，黄连、知母、猪胆汁、童便攻其邪也。一攻一守，保精攻邪，庶使正能胜邪，则热自退，汗自收也。

是日上午服后，下午 5 时许其父来告："服药后，眼已能闭，热亦稍退，喘促较平，汗出减少。"遂将原方附片加至 120g，嘱其再进一剂。服后深夜汗收、热退，喘促全平，诸症已减。旋又下肢水肿，遂予白通汤调理而愈。观是症之所以得愈，全赖能食，胃气未败也。

白通汤系交阴阳之方，亦即交水火之方。附片补先天之火以培元，干姜温后天之土以暖中，葱白能引心火下交于肾，附片启肾水上济于心。水火既济，阴阳互根，而得其平秘矣。故对"阴阳交"证，亦可先投白通汤，若服药拒纳，以益元汤加童便反佐为治。（《戴丽三医疗经验选》）

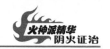

原按："阴阳交"一证，《素问·评热病论》曰："有病温者，汗出辄复热而脉躁疾不为汗衰，狂言不能食，病名阴阳交，交者死也。""且夫热论曰：汗出而脉尚躁盛者死。今脉不与汗相应，此不胜其病也，其死明矣。狂言者是失志，失志者死，今见三死，不见一生，虽愈必死也。"

所谓"阴阳交"系指阳邪交于阴分，交结不解，消耗阴气所致，为温热病中的危重证候。汗出而热不去，死有三候：一不能食，二脉躁疾，三狂言失治，故曰"三死"。本病预后之好坏，全在是否能食，以判断胃气有无，有胃气则生，无胃气则死，这些经验是很宝贵的。

8.回阳返本汤（《鲁府禁方》）

组成： 附子（制），干姜，肉桂，人参，麦门冬，五味子，茯苓，甘草，童便，姜、枣煎，临服入蜜二匙，顿服之。无脉者加猪胆汁一匙，面赤者加葱七茎，呕者入姜汁炒半夏。治阴极发躁，微渴面赤，欲于泥水井中坐卧者，脉沉迟无力，或脉伏者。不可服凉药。若误认为热证而用凉药，死，不可复生矣。服热药而躁不止者，宜再服，躁自定矣，决不可服凉药。

9.金匮肾气丸（《金匮要略》）

组成： 干地黄八两，山药四两，山茱萸四两，泽泻三两，茯苓三两，牡丹皮三两，桂枝、附子炮各一两。

上八味末之，炼蜜和丸，梧子大，酒下十五丸，加至二十五丸，日再服。

亦作汤剂，水煎服，用量按原方比例酌减。

方解： 本方以熟地滋阴，附子壮阳，阴阳并补，共同用为君药；复以山茱萸助熟地滋阴，桂枝（今多用肉桂）助附子温阳，共同用为臣药；另用山药、茯苓健脾而利水，泽泻、丹皮利湿而泻火，补中有泻，补而不滞，共同用为佐药；诸药合用，阴中求阳，阴阳并补而以补阳为宗，鼓舞肾气，故名为肾气丸。

应用提示： 金匮肾气丸为补肾祖方，主治肾虚阳气不足，水液代谢失调之证。临床以腰膝酸软，小便不利或水肿，腰以下常感发凉，阳痿早泄，舌淡胖润，脉沉微尺部尤弱等为辨证要点。火神派用本方治疗阴阳两虚阴火，有时称之为"八味地黄丸"。

10.附子养荣汤（《潜邨医案》）

组成： 人参10g，白术15g，茯苓15g，甘草10g，熟地、芍药、当归各15g，黄芪30g，肉桂10g，五味子、陈皮、远志、生姜各10g，大枣10个，附子10g。

功用： 益气补血，养心安神，兼扶阳气。

主治： 积劳虚损，症见呼吸少气，四肢沉滞，骨肉酸痛，行动喘咳，小腹拘急，腰背强痛，心虚惊悸，咽干唇燥，饮食无味，形体瘦削等，以及虚阳外越证等。

方解：本方即十全大补汤去掉川芎，加五味子、陈皮、远志、生姜、大枣而成人参养荣汤（《太平惠民和剂局方》），火神派用本方治疗气血两虚阴火，再加附子即为附子养荣汤，由杨乘六命名。

■**假热** 归安张学海，世业医。因疲于临症，染时疫。微寒壮热，头痛昏沉。服发散药数剂，目直耳聋，病势增盛，口渴便闭，寝食俱废。改用泻火清胃解毒等剂，热势尤炽，油汗如珠，谵语撮空，恶候悉具。其大郎丹如求救于予。

趋而视之，其脉洪大躁疾而空，其舌干躁焦黄而胖。诊毕，丹如问曰：有救否？予见伊亲族在座者皆同道，因答曰："病本有可救，但有一着难救耳。"丹如又问何故？予曰："壮热谵语，口渴便秘，据其症则阳明火旺症也；躁疾无伦，洪大有力，据其脉则阳明火旺脉也；干燥无津，焦黄有裂，据其舌则阳明火旺舌也。夫合脉症舌三者，既皆属阳明火旺矣。则是拟其方白虎承气方也，而顾欲以参芪术草投之，桂附炮姜进之，则惟病家不识药性，不懂医理者或肯冒昧吞之，此其所以难救耳。"丹如曰："诸药不应，束手无计矣。果有可救则攻补寒暄唯所命也，先生其勿以掣肘为虑。"予乃写养荣汤用参附各三钱与之，曰："服此后当得睡，睡则诸脉俱静，诸症俱退而舌变嫩红滑润矣。"翌日复诊，果如所言。仍用原方，减去参附一半，守服数剂而愈。

丹如曰："家严此症凡同道诸亲友未有不曰火盛者，而先生独以虚寒论治，果以温补见功，如此手眼，不知所凭何在耶？"予曰："症有真假凭诸脉，脉有真假凭诸舌，如症系实症，则（脉）必洪大躁疾而重按愈有力者也；火为实火，则（舌）必干燥焦黄而敛束且坚卓者也，岂有重按全无脉者而尚得谓之实症？满舌俱胖壮者而尚得谓之实火哉？"丹如乃恍然曰："微先生则杀吾父矣。"仍用原方减去参附一半，守服数剂而愈。（《潜邨医案》）

按：此案虚寒逼阳外越导致诸般假热之象，杨氏认定假热关键，主要凭借舌、脉："岂有重按全无脉者而尚得谓之实证？满舌俱胖壮者而尚得谓之实火哉？"用人参养荣汤加附子，翌日即获显效，数剂而愈，手眼过人。

附子养荣汤为阴火治疗别开门径，用于虚而兼寒者，以"舌必胖滑""脉必散大而空"为眼目。剂量不大，多个案例皆一剂知，数剂已，疗效不俗。

11. 回阳救急汤（《伤寒六书》）

组成：人参10g，茯苓15g，白术15g，半夏15g，陈皮、肉桂、熟附子、干姜、五味子、炙甘草各10g，生姜3片。临服时加麝香0.1g，调服。

功用：回阳救急，益气生脉。主治三阴寒逆。寒邪直中三阴，真阳衰微，症见恶寒蜷卧，四肢厥冷，吐泻腹痛，口不渴，神衰欲寐，或身寒战栗，或指甲口唇青紫，或吐涎沫，舌淡苔白，脉沉微，甚至无脉。虚阳外越者也可用本方。

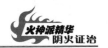

本方即四逆汤合六君子汤再加肉桂、五味子而成，主治脾肾阳虚兼有痰湿之证。清代吴天士、当代李统华先生擅用本方，是其治疗阴证的首选方剂，有多个案例为证。

另外近代补晓岚先生制有同名方剂，与本方组成不同：附子60g，干姜120g，肉桂15~24g，党参、黄芪、白术各30~60g，麻绒、细辛各15g。主治大病阳虚气脱危殆者。可供参考。

■**慢惊风**　棠友弟之子，甫二岁，禀质弱极。癸亥年七月间，向幼科处讨末药予服。服后每日必泻五六回，弟媳辈甚喜，谓是痰滞皆去，归功于末药。泻至第七日，夜发大热，至天明不退。更加吐泻，一日吐泻各三十余次。下午接幼科视之，云一块火，药用清解，加黄连二分。服一剂，是夜吐泻不休，发热更甚。

余次早闻之，急令一看：唇白面青，瘦脱人形，喉间喘急之甚。强抱竖起，眼略开即闭，如欲睡状，此慢惊将成也。余且恨且惧，急命倾去前药勿服。用人参、白术、茯苓、炙甘草、陈皮、半夏、附子、肉桂、炮姜、黄芪、丁香，速令煎服。服下吐遂止，大睡一二时。醒来喘觉稍定，热亦温和，泻只一次。午后仍照前再予一剂，热退喘定。至夜深又复发热，次日仍照前药服一剂，泻全止，热全退。夜又服前药一剂，热退尽，夜不复发。次日去附子，只用六君子汤加姜、桂，仍用参2.4g。服四剂而神采始旺，吐去痰涎若干，始不复嗽。乃予人参15g，服六君子十日而后复元。（《吴天士医话医案集》）

按：所用药物仔细揣摩，当系回阳救急汤方意，此案另加黄芪、丁香。

另外，对于气虚阴火则以补中益气汤为主要代表方，因系常用名方，不多介绍。

第七章 类证鉴别

可以说，阴火是中医最容易误诊、误治的病证。它的假热之象极易与其他具有火热形状的实证混淆，其中最常见的有外感之火、阴虚之火、火郁证等几种，下面分别论之。

第一节 外感之火

外感必有表证，阴火没有表证。"内外两法，切勿混淆。"（《医法圆通·卷一》）外感之火，一般指外感六淫的火与热，亦称"邪火"，此必见外感之证，如发热恶寒，头身疼痛，脉见浮象等表证。《伤寒论》："太阳病，或已发热，或为发热，必恶寒。"恶寒是表证的必有之症。有一分恶寒即有一分表证。阴火虽见肿痛火形，"所现定系阴象"，却绝不见有表证，二者应该不难分辨。"真气上浮之病，往往多有与外感阳证同形，人多忽略。不知真气上浮之病大象虽具外感阳证之形，仔细推究，所现定系阴象，绝无阳证之实据可验。"（《医理真传·卷三》）"外感由三阳而入内，六客须知；内伤由三阴而发外，七情贵识，用药各有实据。"（《伤寒恒论》）

另外，"外感寒热无间，内伤寒热不齐。"（《证治汇补》）——外感发热持续而不间断，内伤发热包括阴火则可间歇发作，二者不难区分。然而"以内伤而误作外感治者多……以阴证而误作阳证治者多，总以见热便发散故也。"（《清初扶阳名医——吴天士》）

下面举例说明。

■**长期低热** 郭某，女，24岁。近3年来，常间歇性低热。1976年3月，感冒发烧，曾服用感冒冲剂、四环素等药。其后经常自觉畏寒发热，常患扁桃体炎和关节痛。腋温一般在37.4~38℃，偶尔在38℃以上。曾查血沉25毫米/小时，其他如白细胞和基础代谢均正常。注射卡那霉素后热暂退，但始终呈间歇性发作。自1978年初以后，每日皆发热两次，体温在37.5℃上下。虽经治疗未愈。

1979年3月1日初诊：今晨自觉畏寒发热，测体温37.4℃，身无汗，两膝关节疼痛，面色正常。唇淡红，舌质淡红而润、微紫暗，苔黄挟白较腻，脉浮紧。此为太阳伤寒表实证，此病之初，原为外感风寒之邪，虽迁延三载，但始终缠绵未解，并未传经。初诊时，病仍属太阳伤寒表实，麻黄证具，故不拘其日，仍当发其汗。以麻黄汤主之：麻黄10g，桂枝6g，甘草18g，杏仁15g。2剂。

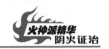

3月3日二诊：服药后，身觉微汗出，恶寒减，舌紫暗渐退，苔白滑根部微黄，脉细微缓。尚有轻微发热，病仍在太阳。但现身汗出，脉微缓，营卫失和之象。法宜通阳解表，调和营卫，以桂枝汤加味主之：

桂枝10g，白芍10g，炙甘草6g，生姜60g，大枣10枚，白薇12g。3剂。

3月8日三诊：上方服3剂后热退。两日来未再低热，试体温36.7℃。膝关节偶尔有短瞬疼痛，微觉头昏，梦多，此外身无明显不适，舌脉均转正常。再少进调和营卫之剂，巩固疗效，并嘱其注意饮食起居，避免病情反复。

7月17日随访，自二诊服药后低热退，至今未再复发，自觉一直良好。（《范中林六经辨证医案选》）

按：本例抓住太阳病恶寒发热这一基本特征，所谓"有一分恶寒即有一分表证"，投用麻黄汤和桂枝汤，使3年缠绵之疾，数日内迎刃而解，关键是始终着眼于外感表证。

患者间歇性低热反复发作，已3年之久，极易判为内伤发热。然而观其脉证，始终属于太阳表证，"太阳病，头痛发热，身疼腰痛，骨节疼痛，恶风，无汗而喘者，麻黄汤主之"，此为太阳伤寒之主证。柯韵伯指出："麻黄八证……重在发热身疼，无汗而喘。本例未致肺气郁闭，故无喘证，其余麻黄汤之主证皆备，故仍主以麻黄汤。得汗后，"尚有轻微发热，病仍在太阳"，主以桂枝汤加味，无汗用麻黄，有汗用桂枝，分寸恰当，3年之低热终获良效。

■**发热** 庚午夏日，翰林李讳楠，一掌书记（全名节度掌书记，七品官，类似机要秘书）家人，患病十余日。初因远行辛苦，又吃冷面，遂发热，医家便用大发散数剂，汗出不止，热亦不退，又用黄芩、花粉数剂，腹中胀，汗愈多。有六七日，两眼直视，眼皮不能夹下，昼夜昏聩，人事不清，语言乱杂，通身冰冷，冷汗淋漓，李公投刺请为视之。前医人又至，仍要用黄连，尚云可包无事。

余诊其脉极迟软，惟寸口稍弦大，六脉浮空，询知如前病状及屡次所用之药，不觉叹曰："医本生人，今反杀人，信有然也。此初由劳倦内伤，又吃冷面，加以饮食内伤，只温中消导，使食化之后再加以调养气血，不数剂可痊愈。奈何狠用表散之剂，使劳倦之体汗出不止，元气尽出，心液尽空；又用清凉之剂，更令克削真元，而冷食愈凝结不化，所以不能饮食，汗多神不守舍，妄言妄语，魂不归肝，目睛不闭，不能成寐也。"予药一剂用：人参五钱，附子三钱，肉桂二钱，炮姜一钱五分，陈皮八分，白术二钱，神曲一钱，木香五分，当归二钱。嘱之曰："此病极重，今药剂甚大，须煎三遍服，第三回复渣仍有力也。"其家人错会意，将头渣药分作三次服，则药力轻矣，然服后亦闭目稍睡。

次早起床，往外直走，要回南去，着人扯归，复来索药。余曰："此由汗多神不守舍故耳。"仍照昨方加山茱萸二钱、酸枣仁三钱、五味子三十粒、黄芪三钱，人参仍用五钱，嘱其丝毫不可少。如法服之，熟睡至天明。醒起人事清爽，告以日昨昏乱之状，自觉惭愧，大便随利，饮食顿进。再只用人参二钱，前方去木香，余悉减轻，调理数剂而复元。（《清初扶阳名医——吴天士》）

原按：此内伤之兼乎饮食劳倦者，治不得法，愈医愈坏；治之得法，亦不难一二剂奏效。鳞潭家叔因叹曰："由此观之，医道诚易而难，亦难而易也。"

按：此症发热由劳倦内伤、复伤饮食所致，只宜温中消导，因误为表证而用大发散数剂，使中虚之体汗出不止，神不守舍，已成脾虚阴火，因用附子理中汤厚土敛火而效。

■**潮热** 己卯春，里中一仆人，原名百祥，因连日奔走，空心出门，夜有潮热，此不过劳力所致，遂被医人发散数剂，愈发散愈发热。一日往岩镇，于路亭中大吐一番，昏倒在地，家人抬归。前医又云是火，用黄芩、栀子一二剂。身愈热，汗愈多，人事昏乱，语言谵妄，昼夜说鬼。其主人嘱其妻来请救于余。

余为视之，嘱其自向主人求参。每日用参三钱，黄芪二钱，附子、肉桂、白术各一钱五分，炮姜一钱，酸枣仁二钱，当归二钱，山茱萸二钱，陈皮一钱，炙甘草三分。服二剂，热退汗敛，人事清白，一身作痛。再加五加皮一钱，川芎五分，参减一钱，附减五分。服十剂而愈。（《清初扶阳名医——吴天士》）

按：此亦饮食劳倦内伤，误用发散，结果愈发散愈发热。"内伤寒热不齐"，故仅见夜有潮热，用方有归脾汤意，唯加了附子、肉桂以补火生土。

第二节　阴虚发热

阴虚发热与阴火均有热证，皆属虚火，易于误辨，"阴虚与阳虚，俱有相似处，学者每多不识，以致杀人。"（《医理真传·卷二》）

标同而本不同：虽然都有热象，比较二者有根本之不同，病性有阴阳之别。虚火上炎其肾元阴虚水亏，阴虚则火旺，其根底仍是虚热，与上炎之热构成上下皆热的局面，因其根底仍是虚热，故属有根之火；虚阳上浮属肾元阳亏，其根底乃是阳虚属寒，上浮之火属无根之火，或称离原之火，从而构成上热下寒局面。舒驰运称"推其源头，标同而本不同也"，一语中的！

张景岳曰："虚火之与假热，其气皆虚，本或相类，然阴阳偏胜亦有不同。"（《景岳全书·论治火》）二者一因阴虚，阴虚自有阴虚的表现；一因阳虚，阳虚自有阳虚之表现，阴阳辨诀分辨得十分明确，临床不难区分。阴虚水不济火而致虚火上炎者，小便必黄赤，脉必兼数，兼见唇红或口鼻出血、齿痛、齿衄等症；如系

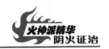

虚阳外越者，为阴盛龙雷之火浮越，亦现面赤、口渴、烦躁等热象，但口虽渴而不欲饮，小便必清长，脉沉小兼迟或浮大无根（尤其须注意右迟之脉），更有下肢发凉的见症。二者性质不同，当明辨之，不可误人。

治疗不同：阴虚发热应该滋阴降火，所谓壮水之主，以制阳光；阴火则应引火归原，所谓益火之原，以消阴翳。江西万友生教授说："由于肾中阴虚而致阳亢之火，仍属阳火，治宜滋肾潜阳，忌用温药；由于肾中阳虚已极，不能内守，而上飞外越之火，则属阴火，治宜温肾回阳，忌用凉药。"（《中医专题讲座选》第一集）请看郑钦安示例：

问曰：咽喉痛，干咳无痰，五心烦热，欲饮冷者，何故？

答曰：此元阴不足，而少阴火旺逼肺也。夫少阴之脉挟咽喉，喉之痛由于火旺；肺之咳由于火逼，无痰者，火盛而津枯；五心烦热者，元阴虚而为邪火灼；欲饮冷者，阴欲阴以救也。法宜清热润燥救阴为主，方用黄连阿胶汤主之。（《医理真传·卷三》）

问曰：两上眼皮红肿痛甚，下眼皮如常，渐渐烦渴，饮冷者，何故？

答曰：此元阴不足于胃之上络，胃中之火，遂发于上而津液伤也。夫上眼皮属阳明胃，下眼皮属太阴脾。今病在胃而不在脾，故上肿而下不肿，胃火太盛，渐伤津液，故口渴饮冷……知其元阴不足于胃之上络，胃中之火得以袭之也。法宜灭火救阴为主，方用人参白虎汤。（《医理真传·卷三》）

■**发热面赤** 星槎侍御之女，年十三，能读葩经、四子书，唐诗古文，略皆上口。星槎爱如拱璧。乙卯夏偶患发热，身面皆赤。延医视之，或曰瘟疫也，用藿香正气散；或曰过食生冷，阳郁于脾也，用散火汤；或曰中暑，用香薷饮；或曰实火，用承气汤、天水散，而皆不效。急遣仆人迎余。问曰：头痛乎？曰否，然则非瘟疫也；问腹痛吐泻乎？曰否，然则非中暑也；问扪之炙手乎？曰否，然则非脾郁也；问烦渴出汗乎？曰否，然则非实火也。余曰：既无此数者，必午后转甚也，且眼黑耳鸣也，口干咽痛也。星槎惊曰：尚未诊脉，何了如指掌如是。余曰：此为阴虚内热，既非彼，则在此。症如是，脉必沉数，不必诊也。投以大剂归芍地黄汤，加生地黄、蝉蜕，二服而愈。星槎谢曰：他人诊脉，移时不放，立方之际，不胜迟疑。君寥寥数语，所见如是其捷，奏效如是其速，非绝顶聪明曷有此哉。（《醉花窗医案》）

按：该案先从前医用药论起，鉴别诊断娴熟，"所见如是其捷"，最后得出阴虚内热的结论，用药二服而愈，"奏效如是其速"。

附：雷火证

所谓雷火，即肝阴虚损所致虚火浮游于上而现阵阵发热、皮肤发斑发疹等症，总之为肝之阴虚，雷火上冲所致，属于阴虚之火范畴。综合李可、曾辅民等名家经验，对雷火有如下认识：

（1）发热呈阵发性，热势轰轰，由脚底或由脐下，上攻头面，阴火无此征象。

（2）来势暴急，顷刻生变，如同迅雷闪电，雷火之称含有此义。与寻常阴虚火旺呈持续性发热亦不同，本症多突发突变。阴火无此征象。

（3）可伴有心烦，失眠，性情急躁等肝经症状。

（4）随阴阳节律而盛衰，如冬至日阳生则病，春令阳升转重，夏至阴生渐缓；日出病作，日中病甚，日落病缓，入夜自安。

本病通常用引火汤治疗，故作者称之为"引火汤证"。本方最早见于清·陈士铎《辨证录·咽喉痛门》，方中并无天门冬一药，后至清顾世澄《疡医大全》加入天门冬一药，用治阴虚喉痛，后世引申用治雷火上冲之证。药物组成：熟地90g，盐巴戟天、天门冬、麦门冬各30g，茯苓15g，五味子6g。应用时多加油桂以引火归原。

作者体会，本证与阴火很容易混淆，临床需反复斟酌实践方能熟练掌握。

■**轰热**　孙某，女，76岁。2008年11月18日初诊：轰热汗出已一年，昼出夜无，冬天亦出，心烦，口苦口干。大便艰涩，夜尿3~4次，频而少。咳则尿出，耳鸣，畏热，下肢抽搐。舌淡赤胖，脉右弦浮，左关浮尺弱。高年肝阴不足，雷火为患，处以引火汤：天门冬30g，麦门冬30g，熟地60g，巴戟天30g，肉桂15g，五味子10g，茯苓30g，山茱萸30g，白芍30g，柴胡15g，枳实10g，炙甘草15g。7剂。

复诊：轰热汗出已正常，余症大多亦轻。守方再服7剂。（张存悌治案）

按：本案发热，从其舌脉来看，似有阳虚之象，但是心烦，口苦口干，畏热，大便艰涩，提示阴虚，且轰热汗出，昼出夜无，符合雷火特点，以引火汤处之而愈。

■**面热**　赵某，女，23岁。面热以两颧为甚，面部脱皮如糠屑鳞片，心烦易汗，倦怠，舌淡，脉沉弱。此属肝肾不足，龙雷之火上燎致面时热，并肺失润，津亏失布。予引火汤：熟地24g，炮姜20g，炙甘草20g，木蝴蝶20g，西砂仁20g，玄参15g，麦门冬15g，天门冬15g，茯苓15g，五味子15g，肉桂4g（后下）。3剂。

服药有效，前方调整继服3剂：杭巴戟30g，玄参10g，天门冬12g，五味子12g，茯苓12g，肉桂5g（后下），熟地24g，木蝴蝶20g，沉香5g（冲服），西砂仁15g（与熟地同捣）。

前后6剂，面热消失，皮屑消失，唯面尚燥不润。（《擅用乌附——曾辅民》）

原按：此阳损及阴，相火失潜。此案所服之药不多，诊两次，面热、肤燥基本消失。熟地、西砂仁补肾填精，玄参滋肾且敛浮游之火，用肉桂使火归原，二冬润肺滋水，使肺气下降，使金制木，茯苓五味子亦收敛肺气。

■**躁热**　任某，女，70岁。2015年8月11日初诊：全身躁热如火烧火燎，汗多，病已一个多月。胆小惊悸，电话铃声响都会吓一跳。便溏，尿黄，口和，纳食

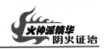

尚可。体胖。舌淡胖有痕苔心腻，脉象右浮弦左浮滑双尺沉。处方：桂尖30g，白芍20g，炙甘草30g，海蛤粉30g，砂仁15g，附子25g，黄柏15g，茯苓30g，川牛膝30g，肉桂10g，山茱萸30g，龙骨30g，牡蛎30g。5剂。

复诊：面部、手心仍旧发热，想吃雪糕，胆小惊悸，后半夜惊醒。脉右沉弦左滑尺沉。

反复考虑，还是雷火为患，调方引火汤：熟地30g，天门冬、麦门冬各30g，巴戟天30g，五味子10g，茯苓15g，山茱萸30g，砂仁15g，肉桂10g，龙骨30g，牡蛎30g，炙甘草15g。4剂。

三诊：躁热、汗出均减轻，精神转佳，感觉良好，惊悸亦轻。药已中的，前方再予4剂，症情继续减轻，终至痊愈。（张存悌治案）

■**后背发热**　王某，女，57岁。自觉后背发热如蒸锅三四年，十分难受。畏热，心烦，动则汗出，鼻干出血，纳差，便干而硬，尿少而黄。舌胖润有痕，脉左沉滑尺弱，右弦数寸弱。既往胆囊切除史。从便干尿黄，右脉弦数着眼，判为阴虚，雷火上蒸而现背热，投引火汤试治：熟地30g，麦门冬30g，天门冬30g，茯神45g，五味子15g，肉桂10g，巴戟天30g，红参10g，炮姜30g，磁石30g，炙甘草15g。7剂。

复诊：背热、汗出均已显减，鼻干出血消失，大便已畅，食纳增加。药已中的，前方稍作调整续服7剂。（张存悌治案）

按：本案舌象似显阳虚，但综合心烦、便干、尿黄之象，判为阴虚，此中奥义，只有博涉识病方得领悟。

第三节　火郁证

火郁证，或称热郁证，是指内火郁闭不出，从而表现出一派火热而不得发散之症。通俗点说，是憋着的火，窝着的火。《素问·六元正纪大论》曰："火郁发之。"王冰注曰："发，谓汗之，令其疏散也。"指出郁火有外达之路而发散之。

郁火属于阳火。张景岳指出："凡火郁之病，为阳为热之属也。凡火所居，其有结聚敛伏者，不宜蔽遏，故当因其势而解之，散之，升之，扬之，如开其窗，如揭其被，皆谓之发，非独止于汗也。"（《类经》）俞根初认为："若夫郁火实火虚火之外，别有一种阴火者，此即阴盛格阳之火，亦即阴极似阳之火。"（《重订通俗伤寒论·六经总诀》）按俞氏所称"若夫郁火实火虚火之外，别有一种阴火者"，显然把郁火与实火虚火列为一类，均属于阳火范围，与阴火对应。《汤头歌诀》"升阳散火汤"条目中亦称该方"阳经火郁发之佳"。《中医大辞典》"火郁证"定义："火热性的郁证"，具体含两点：①心火怫郁之证。②六郁之一的热郁，二者显然均属阳性火证，与阴火鉴别应该说不难。所以火郁证属于阳火范畴，阳火自应有阳证表现，这一点应予认定。而阴火属阴证之火，自有阴证表现，区分阴证阳证不应存在问题，有阴阳辨诀可凭。

火郁病为阳为热，它的征象是什么呢？应当有其不同于一般阳热症状之独特表现，否则它就不应该单称为火郁病。

升阳散火汤和火郁汤为东垣治疗阴火的主要方剂，以药测证，从中可以探索火郁病的主要征象。

（1）升阳散火汤（《内外伤辨惑论》），由生甘草、炙甘草、柴胡、升麻、葛根、防风、独活、白芍、羌活、人参组成。"治男子妇人四肢发困热，肌热，筋骨间热，表热如火，燎于肌肤，扪之烙手。夫四肢属脾，脾者土也，热伏地中，此病多因血虚而得之。又有胃虚过食冷物，郁遏阳气于脾土之中，并宜服之。"

看得出，是主治"四肢发困热，肌热，筋骨间热，表热如火，燎于肌肤，扪之烙手"之证，可以概括为"表热如火"。其"四肢发热"和"肌热"二证，与脾主四肢、肌肉是分不开的。

（2）火郁汤（《兰室秘藏卷下》）组成：升麻、葛根、柴胡、白芍药各一两，防风、甘草各五钱。

用法：咀，每服五钱，水二大盏，入连须葱白三寸，煎至一盏，去渣，稍热，不拘时候服。

功用：升阳，散火。主治：心火下陷于脾，郁而不得伸，五心烦热。

看得出，治脾郁而不得伸，五心烦热之证。

综合二方所治症状，火郁的典型症状为："四肢发困热，肌热，筋骨间热，表热如火，燎于肌肤，扪之烙手""五心烦热"。可以理解为四肢皮肉间热，表热如火，东垣曰："阳气不治，阴火乃独炎上而走于空窍，以至燎于周身。"通俗点说，是憋在皮肉间的热，当为表热；再有就是五心烦热，是憋在内脏里的热，当为里热，这些应该是火郁的主要表现，至于脉象应为弦数之阳脉，但并不确定。有人扩大上述二方应用于其他病证，属于引申发挥范围，其本证、脉象应该如此。

关键是病机，"胃虚过食冷物，郁遏阳气于脾土之中""热伏地中""心火下陷于脾，郁而不得伸"。东垣云："阴覆其阳，火不能伸，宜汗之。"

升阳散火汤与火郁汤主要都用风药升散，其中升麻、柴胡、羌活、独活、防风、葛根皆有辛散外发之性，属于开表之药，以解四肢皮肉间热，正合"火郁发之"之义。事实上两方可以通用，只是升阳散火汤侧重于表热之证，火郁汤侧重于里热之证。下面举例说明。

■杨有成先生患疟两月，历试诸药弗效。其疟独热无寒，间日一发，口不渴，

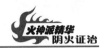

身无汗，自觉热从骨髓发，透肌表，四肢如焚，扪之烙手。视舌润，脉又沉迟。窃思果属瘴疟，安得脉不弦数，口不作渴，且神采面色不为病衰耶？此必过食生冷，抑遏阳气于脾土之中，阳既被郁，郁极不通，而脾主信，故至期发热如疟也。治之之法，必使清阳出上窍，浊阴归下窍，则中焦之抑遏可解。与升阳散火汤，果汗出便利而安。（《谢映庐医案·疟症门》卷三）

按： 此案间日发热如疟，"自觉热从骨髓发，透肌表，四肢如焚，扪之烙手"，乃典型的火郁征象，投以升阳散火汤，汗出而安。

■一妇，每夜分即发热，天明暂止。自投四物汤，反加呕恶。诊得左关微急，而右寸关俱弦数有力。询之经后食梨，午后遂热起，正丹溪所谓胃虚过食冷物，抑遏阳气于脾土之中。此病多因血虚而得者，遂以升阳散火汤，一服热已。后用四物去地黄，加枳术、陈皮，健脾调血，调理而愈。（《医学六要·治法汇》卷二）（张三锡医案）

按： 此案夜分发热，右脉寸关俱弦数有力，是为阳热之象。因食梨后而热遂起，符合"过食冷物，抑遏阳气于脾土之中"病机，以升阳散火汤，一服热已。

■一离休干部，78岁高龄。3年前胆囊结石手术后感冒导致内热，每于夜子时胸背如火燎，扪之烙手，而体温正常，热时心烦。醒后出汗，汗出如浴，内衣要更换数次。平日易感冒，每服感冒药后，内热能缓解一时，但易反弹，内热缠绵3年未愈。曾去市医院住院3次诊为干燥综合征，仍未能治愈。根据患者内热的特点，按中医辨证：子时乃一阳生，阳气开始升浮，发热是抗邪外出之象；醒时出汗，非阴虚睡中盗汗，当属"有汗不解，非风则湿"阳郁为患；服解表药内热能缓解一时，此为郁于肌表之邪，随解表药透发，故内热减，但留邪未尽，则郁热又内生，缠绵难愈。综合分析，诊为风寒郁表，内生郁热之火郁证，处以火郁汤半月而愈。高辉远教授对火郁汤的机制解释为："因外感病，犯凉遏或误补，阳气为外邪所遏而不能宣通所致的火郁发热，每获卓效。"（《中医临床思辨录》）

按： 此案夜间胸背如火燎，扪之烙手，热时心烦，典型的火郁征象，投以火郁汤而愈。

■农委赵建虎之妹，29岁。1983年9月3日，因无故头面阵阵发热，服升阳散火汤1剂，变为心悸、气喘、自汗，头面轰热不止，面色嫩红，烦躁欲寐，足膝冰冷，多尿失禁，脉微细而急，120次/分。本属阴盛格阳，**误作上焦郁火而投升散之剂，致有此变。** 幸在壮年，未致亡阳暴脱。予白通加人尿猪胆汁汤，破阴通阳为治：附子、干姜各30g，葱白3节，童便、猪胆汁各1杯兑入，2剂。次日建虎来告，上药服1剂，心悸喘汗均止，足膝已热，月余之轰热证亦罢。（《李可老中医急危重症疑难病经验专辑》）

按：本病病机为下焦阴寒独盛，格拒真阳不能回归宅窟而浮越于上，故见种种上热假象，但显然不同于火郁之肌热、表热之证。因误作火郁服升阳散火汤而致加重，改以白通汤破阴通阳，因有假热在上，以童便、猪胆汁之苦咸寒为反佐，消除格拒，引浮越之阳归于下焦而病愈。

第四节　上热下寒证

虚阳上浮之证也有不少人称之为上热下寒者，似有道理，但中医学里上热下寒通常另有所指，即上有真热，下有真寒的寒热错杂证，用药多寒热并投，例如《伤寒论》中的附子泻心汤证。与之相比，阴火是上有假热，下有真寒，二者用药当然有别。要知道，阴火病机是阴盛阳虚，断无选用寒药的道理。关键在于上热是真热还是假热。试看案例：

■**上热下寒**　宁乡学生某，肄业长群中学，得外感数月，屡变不愈。延诊时，自云胸满，上身热而汗出，腰以下恶风，时夏历六月，以被围绕。取视前所服方，皆时俗清利搔不着痒之品。舌苔淡黄，脉弦。与附子泻心汤。旁有教员某骇问曰：附子与大黄同用，出自先生心裁，抑乃古方乎？余曰：此乃上热下寒证，时医不能知之，余遵张仲景古方治之，不必疑阻，保无他虞。阅二日复诊，云药完二剂疾如失矣，为疏善后方而归。（《遯园医案》）

按：此案上热下寒，与附子泻心汤二剂而效，诊治俱佳。

■1923年，一军人暴病，缘于暑天出征，枕戈露外，寒侵骨髓，热淫肌肤，故身大热而反欲得近衣，拥被蜷卧，以手扪之而热气熏腾，脉呈不足之象。乃疏附子泻心汤与服，专煎附子以敌伏寒，清渍三黄以解浮热：生附子一枚（先煎），黄连一钱，黄芩一钱，大黄二钱。三黄泡开水渍之须臾，绞去渣，纳附子汁，分温与服。一剂而愈。（"吴棹仙医案2则"）

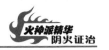

第八章　阴火的现代研究

综上所述，无论本书所论阴火，还是东垣阴火，无疑都是一个重大理论课题，涉及诸多临床实践，理所当然地引起近现代医家的关注和探讨，差不多每年都有若干文章发表，提出很多观点和看法。作为有关阴火的专题著作，本书理所当然地给予关注，其中有代表性的当属江西中医学院万友生教授（1917—2003），这里予以介绍。

万友生教授对阴火进行了深入探讨，发表了很多专论阴火的文章，早在20世纪70年代中叶，在中国中医研究院举办的全国第一届中医研究生班上，即以"略论阴火与甘温除热"为专题做过演讲，是国内对此问题用力较专而有成果的一位。万友生教授关于阴火的研究，主要有下列一些观点，引文出自《中国百年百名中医临床家丛书·万友生》《中医专题讲座选》第一集等。

1. 阴火属寒而治法宜温忌清

万教授在研究《脾胃论》的过程中，发现东垣所言阴火虽然很有临床意义，但其观点比较混乱，感到很有必要做进一步整理。他是这样定义阴火的："阴火是相对于阳火提出的病理概念。这里的'火'是指热的现象；'阴'是指该热象的性质。换句话说，即阴火指病性为阴寒而病证为火热的病理概念。""病理上的火分阴阳，是以阳火病性属热而治法宜清忌温，阴火病性属寒而治法宜温忌清为断的。""这种'热因热用'的阴火治法，是和'热者寒之'的阳火治法背道而驰的。"这个定义应该说与本书所论阴火是较为接近的，不过在表述上显得啰嗦，不如"阴火即阴证所生之火"更简洁明确。

他认为阴火之证不但多见于内伤热病中，在外感热病中也常见到，强调指出，"研究热病，若只知阳火宜清，而不明阴火当温，势必难以全治内伤热病，也难以全治外感热病。"这一观点很正确。

2. 脾虚阴火中心论

在对阴火的认识上，万氏主张"以脾虚阴火最为多见""在外感、内伤热病阴火病中，尤以脾虚阴火最为多见，并多以补中益气汤奏效"。他认为："脾虚阴火病证主要表现在两个方面，一方面是脾脏气虚下陷的气短、神疲肢倦嗜卧、大便泄泻等虚寒证；另方面是心胃阴火上冲的身热烦渴、头痛面热、胃中灼热、脉洪大等虚热证。""脾虚阴火病证在临床上并不少见，它既有呈现通身发热的外热证，也有呈现胃中灼热的内热证。"

"少阴阴盛格阳证的病机，是因肾中阳虚已极，微阳不能内守，向上向外飞越而形成。它所表现的虚阳飞越的假热之象，是属阴火亢盛所致，也可纳入李杲所谓阴火病证的范畴，并应与其所谓脾虚阴火病证进行对照研究。应该看到，脾虚阴火病证和肾虚阴火病证虽然有所不同，但它们之间又有一定的联系。"

按：万氏提出阴火分脾虚阴火和肾虚阴火与本书观点接近，但万氏持脾虚阴火中心论，而将肾虚阴火"纳入李杲所谓阴火病证的范畴"，与本书所主张的肾虚阴火中心论不同，请读者考量。

3. 同时看到肾虚阴火

无疑，万氏也承认肾虚阴火的存在，"李杲说脾胃病始为热中，'末传寒中'，以致'寒火来复火之仇'，而现'上热如火，下寒如冰'之证，就显然是由脾虚阴火病证发展成为肾虚阴火病证。又如柯韵伯所说'下利清谷，里寒外热，手足厥逆，脉微欲绝，此太阴坏证转属少阴之证。'"

"少阴阴盛格阳是由外因寒邪直中少阴，以致阴盛于内格阳于外而成的，但少阴阴盛格阳的发生，并非决定于外因，而是决定于内因的。即因体内少阴阳衰已极，以致阴寒太盛，微阳不能内守，而上飞外越所致。纵有外因寒邪入侵，也只是发病的条件，而非发病的根据。""少阴阴盛格阳（戴阳）之证，既可见于外感伤寒的急性疾患中，也可见于内伤杂病的慢性疾患，而且主要是以内因少阴阳衰阴盛以致格阳，作为发病根据的。"

"只是脾虚阴火属于气虚之热，宜用炙甘草配合参芪、白术等组成的补脾益气的甘温除热法，如补中益气汤等；而肾虚阴火属于阳虚之热，宜用炙甘草配合附、桂、干姜等组成的温肾回阳的甘温除热法，如通脉四逆汤等。"他显然看到了二者治疗上的明显区别，这一点似与本书观点相同。

他又说，"正因为命火生脾土，命火衰微，脾阳必弱，故少阴阴盛格阳证的病机大都包含着太阴脾脏虚寒在内。也正因此，《伤寒论》里温肾壮阳的主方四逆汤也能温壮脾阳，它不仅是少阴病的主方，在太阴病中也明确指出，'自利不渴者属太阴，以其脏有寒故也，当温之，宜服四逆辈。'"

万氏既然承认"少阴阴盛格阳证的病机大都包含着太阴脾脏虚寒在内……四逆汤也能温壮脾阳，它不仅是少阴病的主方"，在太阴病中也宜服四逆辈。表明他亦认同少阴阴火占据着阴火的主流地位，无形中与本书所论之阴火内涵殊途同归，而与他将肾虚阴火"纳入李杲所谓阴火病证的范畴"的主张相抵忤。

4. 阴火也分虚实

万氏认为阴火当分虚实治，阴火也有实证。万氏所谓阴火实证，系"阳气为阴邪所郁，不得宣发所致""当用升阳散火、宣开肺卫治法"。荐用升阳散火汤或火

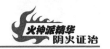

郁汤。万氏所说阴火实证，当指火郁证，所用升阳散火汤、火郁汤主要由升麻、柴胡、葛根、白芍、防风、甘草等组成，基本以辛凉为主。

这就有问题了，按笔者的研究，对阴火的判断，除阴火是由阴证所生这一主旨，尚有两个辅助要点，均为历代名家所认定，即一、阴火属于虚证范畴。"龙雷之火原属虚火，得水则燔，得日则散，是即假热之火，故补阳即消矣。"（《景岳全书·人参》）称阴火有实证，不符合此要点——阴火没有实证；二、阴火只能以温热药物治疗。即万氏本人也一再强调："阴火病性属寒而治法宜温忌清为断。""肾中阳虚已极，不能内守而上飞外越之火，则属阴火，治宜温肾回阳，忌用凉药。"而升阳散火汤、火郁汤主要由辛凉药物组成，可以说自相矛盾。实际上似乎混淆了阴火与火郁证之不同，关于火郁证，本书在"类证鉴别"中已经讲明，可参阅之。

此外，他说："无论阳火或阴火，皆由阳气亢奋所致。"未免武断。须知阴火系因阳气虚亏所致，怎么都谈不上"由阳气亢奋所致"。凡称"阳气亢奋"者一般是指阳热之证。

第九章　认清阴火，意义重大

张景岳说："诸病之杀人，而尤惟火病为最者，正以凡火未必杀人，而以虚作实则无不杀之矣，不忍见也。"（《景岳全书·论火证》）"奈何昧者不明此理，多以虚阳作实热，不思温养此火，而但知寒凉可以灭火，安望其尚留生意而不使之速毙耶！此实医家第一活人大义，既从斯道，不可不先明斯理。"（《景岳全书·命门余义》）

景岳所称"凡火未必杀人"，指的是实火、阳火，人多易辨易治，故而"未必杀人"；虚火则主要指的是阴火，若"以虚阳作实热""以虚作实，则无不杀之矣""此实医家第一活人大义，既从斯道，不可不先明斯理"。因此认清阴火，具有十分重大的意义。

一、当前阴火概念模糊

阴火既然是常见症、多发病，景岳将假热的辨识称为"医家第一活人大义"，都表明阴火是中医学的一个重要概念、基本概念，在教材中应该有所体现，因为无论就理论还是临床而言，都是一个重大问题，理应引起重视。遗憾的是，高校讲义中关于阴火之概念几乎是空白，仅有的认识也限于东垣阴火。

谢利恒《中国医学大辞典》："阴火"条释：阴火即肾火，"火之属于肾者。此证由平日不能节欲，命门火衰，肾中阴虚，龙火无藏身之处，故游于上焦，而见烦热咳嗽等证，宜知母、黄柏之属（一说忌用知柏，须用温肾之药，从其性而引之归源，宜八味丸）。"

按："阴火即肾火"这话似乎还不错。什么火呢？"命门火衰，肾中阴虚"，称阴阳都虚。但治"宜知母、黄柏之属"，则是按"肾中阴虚"论处了。大概怕此说失偏，又补充了"一说忌用知柏，须用温肾之药，从其性而引之归源，宜八味丸"，未免首鼠两端，拿捏不准。

人民卫生出版社版《中医大辞典》"阴火"条释："指饮食劳倦，思怒忧思所生之火，属心火。元·李杲《脾胃论·饮食劳倦所伤始为热中论》：'心火者，阴火也，起于下焦……脾胃气虚……阴火乘其土位。'"这个注释更是含糊不清，其源概出于东垣阴火含义本身就不明确。再看同书"阳火"条释："1.指心火。2.指阳热亢盛，通常多见于温病。"这就奇怪了，"阴火"条释为"属心火""阳火"条释为"指心火"，反正都是"心火"，到底是什么火呢？让人实在无所适从。

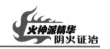
这两种近现代中医工具书阐释的"阴火",均模糊不得要领,因此还原本书所倡导的阴火概念,方为正途。笔者在此呼吁,将阴火证治补充进中医高校讲义中。对于一个学科而言,"绝大多数的重要进展都是由引入新概念或者改善现存的概念而取得的"。

现今临床上识得阴火者为数寥寥,误判误治者比比皆是。一见发热、口疮、牙痛、红肿、疮疡等症,即抱定火热成见,喜清畏温,久治不愈甚至越治越差而不知觉,已成通病。以笔者临床经历而言,可以说很少有阴火未被误治过。

掌握并普及阴火的概念,对于临床和理论都将具有积极的推进作用,让它像阴黄、阴暑、阴斑、阴疽那样为人所熟知。笔者见到古今名医许多有关阴火的验案,总要大讲何为阳虚,何为假热,病机如何,费尽笔墨。如果有了阴火的概念共识,一句阴火就点明了实质,省了多少口舌?阴火之义,实在应该大讲特讲,在今天尤具补偏救弊的现实意义。

二、明辨真假,可以为医

凡见火证,一定要明辨真假,"总之众人皆云是火,我不敢既云是火。"这是就阴火、假热而言。推而广之,从更深层次而言,应该加深对某些病证假象的认识。《医学源流论·寒热虚实真假论》:"病之大端,不外乎寒热虚实,然必辨其真假,而后治之无误。假寒者,寒在外而热在内也,虽大寒而恶热饮;假热者,热在外而寒在内也,虽大热而恶寒饮,此其大较也。"《黄帝内经》云:"病有逆从者,以病有微甚;病有微甚者,以证有真假,不知寒热有真假。真者正治,知者无难;假者反治,乃为难耳。"(《叶选医衡·病有真假辨》)

已故伤寒名家陈慎吾先生说过一句名言:"洞察阴阳,方能治病;明辨真假,可以为医。"可知明辨真假对一个医家的重要性,加深对"寒因寒用,热因热用,通因通用,塞因塞用"等从治法则的认识和重视,如虚性腹胀、虚性便秘等,误诊误治者恐怕不在少数,一如阴火。

三、举一反三,重审中医

阴火问题提示我们,对中医的某些理念,应该重新审视,要有分析的眼光。典型如午后发烧、潮热盗汗、手足心热等,差不多哪本高校讲义都说阴虚内热所致,各种血症都是热迫血行,很少有阳虚亦可导致的概念,只知其一,不知其二。更不知道大多数病例可能系阳虚所致,属于阴火范畴。"善诊者,察色按脉,先别阴阳。"(《素问·阴阳应象大论》)阴阳这个大概念都在混淆、颠倒,高校教材这方面的缺欠是很明显的。其他如细辛不过钱,中药十八反、十九畏,某些药物如附子用量不能超过 15g 等，都在束缚医生的手脚，不利于中医的发展。虽有诸多名医贤哲呼吁，从理论上多方论证，在临床上打破常规用药并显示出其安全性和有效性，然而至今未能冲破藩篱。令人遗憾。有统计表明，330 多位全国中医名家最常用的 12 种中药（包括附子）的剂量，均高出药典规定数倍。是中医都在违规，还是法规有问题？以善用大剂量细辛著称的河北省名老中医刘沛然先生说："药量者，犹良将持胜敌之器，关羽之偃月刀，孙行者之千斤棒也。"李可先生说："你收缴了他的青龙偃月刀，他还有什么威风！"这些难道不需要我们去思考，去重新审视吗？虽然积重难返，我们应该努力去纠正，冲破这些藩篱，恢复其真正面目。

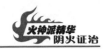

下编　阴火辨治案例

第一章　虚阳上浮

张景岳说："阳戴于上，而见于头面咽喉之间者，此其上虽热而下则寒，所谓无根之火也。"

第一节　眼病

一、目赤肿痛

（一）附子甘草汤治案

朱某之次子，1923年腊月诞生十余日，忽目赤而肿，乳后即吐，大便色绿，夜啼不休。舌白，指纹含青。儿母素体虚寒，致小儿先天禀赋不足，脾阳虚弱，健运失司，无以制水，里寒夹肝气横逆而侮脾，元阳不潜，附肝而上，冲及于目，此虚阳浮越所致。法宜回阳收纳为要，拟附子甘草汤加生姜治之：附片10g，甘草3g，生姜两小片。服1剂，啼声止，2剂则目肿渐消，大便转黄，如此4剂痊愈。（《吴佩衡医案》）

原按：世习一见目病赤肿，动辄言火，其实不尽如此。眼科病证，名目繁多，括其要总不离乎外感、内伤两法以判之。不论内外感伤，若见目赤肿痛，雾障羞明，其证各有虚实寒热之不同，必须按六经、八纲之理明辨施治，不可固守一法以邀幸中。余非专于目疾者，然其治法要领，经旨互通矣。

（二）乌肝汤治案

（1）马某，男，55岁。患眼疾已十余年，疼痛流泪，视物不清，目昏红肿，入冬加重，每用抗生素治疗好转。今年入冬来眼疾又发，剧烈疼痛，目赤昏花，服抗生素并外治无效，以清热明目之剂治之，效亦不佳，病延月余。症见两目微肿，内有白翳，其泪满眼，睁则下流，疼痛难忍，两目昏花，视物不清，面色青黑，头晕目眩，四肢欠温，舌白多津，脉沉弦。此属阳虚寒盛，经脉失养，治宜温肾健脾，疏肝养血：

茯苓、首乌各 30g，附片、党参、白芍各 15g，干姜 12g，甘草 9g，服药 3 剂，疼痛止，继服上方加桂枝、白术各 15g，6 剂翳退病愈。（周连三治案）

按：周氏回顾说："我 30 年前治疗眼疾多用清热泻火滋阴之剂，以为眼疾全为阳热之证，而无虚寒之理，后治眼疾，一遇虚寒，多治不愈。"昔时周氏阅《黄氏医书八种》，见其创用乌肝汤（即茯苓四逆汤加白芍、桂枝、首乌）治疗眼疾，即合书不观，以为眼疾全为阳热之证，而无虚寒之理也。后治眼疾，一遇虚寒证，多治不愈。又细阅黄氏方书："窍开而光露，是以无微而不烛，一有微阴不降，则雾露暖空，神气障蔽，阳陷而光损矣。"细审其理，才知前者之非。自此以后，治疗眼疾，若辨证为虚寒者，每用茯苓四逆汤加减治之，疗效确为满意，本案即为例证。若痰湿偏盛而血虚者赏用苓桂术甘汤加当归、川芎治之。

黄元御创制本方云之："凡人之清旦目盲者，是其阴气亡脱，定主死期不远，名为脱阴，而实以阳根之败，《素问》所谓目受血而能视者，亦是此理。后人不解经义，眼科书数千百部，悉以滋阴凉血，泻火伐阳，败其神明，以致眼病之家逢医则盲。医理玄奥非上智不解，乃以俗腐庸妄之徒，无知造孽，以祸生灵，可恨极矣！"（《四圣心源》）

（2）姬某，女，45 岁。乳子年余，月经淋漓不断，经量过多。继发眼疾，目昏，视物不清，剧烈疼痛，特来求治：眼目红肿，内有白翳，其泪满眼，睁目则下流，剧烈疼痛，头晕目眩，面色青黑，舌白多津，精神萎靡，肢节困疼，腰疼如折，腹痛如绞，四肢欠温，六脉沉弦。

分析本案，经血过多，淋漓不断，经血下注，血不充目而致病。脾统血而肝藏血，木气不达，土虚失统，则经血陷流；阳虚不能温运四肢则厥逆；腰为肾之府，肾寒失温则腰痛；眼目红肿，内有白翳，睁眼即流水，此为阳虚不能温阳化气，证属虚寒，宜温肾阳、补脾胃、疏肝木、止血补荣。处方：

茯苓 30g，炮附子 15g，干姜 15g，桂枝 15g，白芍 15g，首乌 15g，甘草 15g，党参 15g。

服药 2 剂，痛止，月经恢复正常，改服苓桂术甘汤加白芍、首乌、丹皮，4 剂翳消病愈。（周连三治案）

（3）2012 年 9 月 11 日治天德门诊部老板娘韩某，54 岁。双眼干涩伴流泪发痒一个月，目视酸累，看电视都受不了。嗜困，纳差，晨起口苦。舌胖润，脉滑数软寸弱。此亦阳虚寒盛，肝之经脉失养，投以乌肝汤：

附子 30g，茯苓 30g，红参 10g，桂枝 25g，何首乌 20g，白芍 25g，车前子 25g，炙甘草 15g，生姜 10 片，大枣 10 个。

7 剂后目病消失。（张存悌治案）

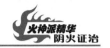

（三）金匮肾气丸治案

某男，某学院讲师。2个月前突感右眼视物模糊，变形变小，眼眶酸痛，并神烦目干，腰背酸痛，脉细数，舌红少苔。视力右眼0.5，眼底黄斑部水肿约一个乳头直径，内有黄白渗出点。诊断：中心性浆液性视网膜病变。辨证为肝肾不足，阴虚内热之证。治以滋阴降火，平补肝肾之法，方用知柏地黄汤加味。服药三剂，眼症未见好转而增头晕目眩，少腹隐痛，大便稀溏，一日五六解。余闻之甚惊，详询乃知患者平素便溏多年，喜热饮食，夜间畏寒，盖被较厚，才恍然大悟，责己前者问诊不详，辨证有误。患者虽有口干神烦，舌红脉细而数之标象，但平素畏寒便溏，本为命火不足，脾肾阳虚，此真寒假热之证。阳虚正衰，复用寒凉克伐，必腹泻隐痛诸证不效。急以温补命门，益气健脾之法，脾肾兼顾，以图补救。方用金匮肾气丸加味：熟附片6g，上肉桂0.5g研末冲服，熟地15g，怀山药10g，茯苓10g，丹皮6g，泽泻6g，山萸肉6g，党参10g，黄芪6g，炒白术10g，水煎服。

进药7剂后，上症明显减轻，腹痛亦消。仍宗原方并加重温阳健脾药的剂量肉桂末1g，熟附子10g，另加薏苡仁10g。服药14剂后，视力增进，右眼0.8，眼底黄斑区水肿明显减轻，渗出部分吸收。原方进14剂后，视力右眼1.2，眼底水肿消失，渗出吸收。因患者时觉眼痛，予补中益气汤7剂，益气升阳，巩固疗效而获痊愈。（《医话医论荟要》）

按：此案视物模糊，眼眶酸痛，是由脾肾阳虚所致。初诊时由于未能精审周察，饮食之所喜、二便情状等，未得其周详，故以阴为阳，治之而反。复能曲体其情，洞悉本源，去伪存真，认清本质，终以肾气丸加味而获全安。

二、目盲

（一）附桂八味汤治案

茜泾沈某之妻，年三十左右，患两目失明已经五载。求治各处眼科，毫末无功，就予诊之。见其两目与寻常无异，不过瞳子无神而目光全失。其脉沉微，左手及两尺尤甚，知其肝肾中之水火两亏。即用附桂八味汤，服之十剂，即两目明亮如初。予用此汤治愈两目失明并目赤不痛，白翳遮睛，视物两歧等，约有数百人，均效验如神。以此汤而治一切目疾，为予之创见，而人所不知。（《治病法轨》）

原按：盖人之两目，内经譬诸日月，且云目受血而能视。其目视失明者，犹日之火精不足，月之水精衰微。且肝为藏血之脏，开窍于目者也。目之发光而能视物者，全赖瞳子。瞳子属于肾，肾中所藏者一水一火。其肝亏即血亏，肾亏即水火两亏。精血与水火均亏，不能上荣于目，故为之失明也。又水能鉴物，火能发光。故古贤谓能近视而不能远视者，责其无火；能远视而不能近视者，责其无水。其目光全失者，即水火两亏之证也。补其水火，则目光自然明矣。目光一强，犹日之火精充足，则阴霾之气不祛而自散。故治一切目疾，而脉见沉微两尺尤甚或浮散无根者，无不效也。

（二）温氏奔豚汤治案

某女，38岁。1983年6月27日夜半，左目暴盲。11月7日入某眼科医院，诊为"中心视网膜络膜炎，视盘水肿，灰斑病灶形成"。住院3个月，视力0.3。食少便溏，遗尿不禁，经治8个多月未见好转而求诊：气喘自汗，腰困如折，遗尿不禁。每日小便30次以上，偶一咳嗽即遗尿。原为瘦高体型，1982年3月以后，异常发胖，体重80千克，精力反大不如昔。怠惰思卧，畏寒不渴，口干而不能饮，饮水则呕涎沫。脉象迟弱，舌淡胖而润。

据上证情，素体阳虚湿盛，因治目疾苦寒过剂，重伤脾肾之阳。以其命火衰微不主温煦，故畏寒；釜底无火，故食少化艰；火衰不能统束膀胱，故遗尿不禁；肾之精气衰，不能纳气归根故喘。此证寒象毕露，一派阴霾用事。虽有"目疾多火忌用温热"之训，乃言一般。此证既已寒化、虚化，则温阳补虚，乃属治本之举。遂拟温氏奔豚汤小剂加肾四味各15g，供其酌定。患者持方曾向多人请教，疑信参半，后大胆购药1剂，试服之后，当日小便次数大为减少，遂吃吃停停，共服15剂，诸症均退，视力恢复，视野扩大。（《李可老中医急危重症疑难病经验专辑》）

按：此案暴盲未见奔豚一症，李氏为何选用温氏奔豚汤？主要有两点：一者"遗尿不禁"，小便频数，说明气化不利；二者，"异常发胖，精力反大不如昔"。乃是痰湿凝聚之征，亦是温氏奔豚汤的一个参考指征。

第二节　舌病

一、舌疮

（一）四逆汤治案

许某，女，32岁。舌痛3日，舌底前右侧边缘疮疡，色红，呈圆形突起，0.5cm×0.5cm。影响咀嚼，口腔灼热，病灶处更甚，神倦懒言，语言不清，口和，便溏，手足心热而难忍，偶有小便热痛。舌红有齿痕，舌面多津，脉细弱而数。此虚阳外越之舌痛，处方：

附片40g（先煎），干姜50g，炙甘草50g，肉桂15g（冲）。3剂。

在门诊先与肉桂粉冲服少许，不到10分钟病人语言不清明显好转，手足心已

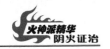

不如前热。2 周后复诊，述及服前药 2 日即痛止，第 3 日病灶消除，手足心热消除。这几天又开始发热，眠差，予补肾填精、回阳之法续治而愈。（《擅用乌附——曾辅民》）

原按：《黄帝内经》所谓"诸痛痒疮，皆属于心"，心，火也，即是说一般论治疮疡从火立论，主用清热泻火或滋阴清热之法，可辨证选用导赤散、黄连阿胶汤等，这是无可厚非的。然需注意：火有虚实，不应只关注实火而忽略虚火。虚者不外阴盛阳虚，本例即属于后者。但舌、脉、症呈现阴虚之象，何以判为阳虚，虚阳外越之候呢？因其阳虚，肾精不足，脉不充而细，虚阳上越，浮阳郁结之处，阳气相对有余，故病灶处色红，舌红。辨证关键在于舌面津液之盈亏，如属阴虚，与舌面有津、便溏不符，因此，详察症状，细审病机，主以回阳而收显效。

按：本例上有舌疮，下见"偶有小便热痛"，且有"手足心热而难忍"，是属虚阳上浮、下泄、外越，不识者见其一症，即可能判为阴虚阳热。曾氏认证确切，所论舌红不一定就是阳证最具见地，"辨证关键在于舌面津液之盈亏"，确实重要。临床这种局面经常遇到，虽然舌红，但却是"虚阳上越，浮阳郁结之处，阳气相对有余"，故见病灶处色红，舌红。

（二）大回阳饮合封髓丹治案

（1）任某，男，48 岁，干部。2009 年 1 月 8 日就诊。患右舌边溃疡 1 周，疼痛难忍，不敢进食，曾服中西药物未显效果。现症见：舌右中部有溃疡面约 0.5cm²，颜色暗淡，中部灰暗，吃饭时一动就疼痛难忍，夜间更甚。睡眠时口中流口水，平素畏寒肢冷，喜热恶凉，头后部项背处小疖肿此起彼伏。舌苔腻滑，边有齿痕，脉沉中兼滑。证属虚阳上越，治宜温阳收纳，潜阳归下，方用大回阳饮合封髓丹，药用：附子 60g（先煎），炮姜 50g，炙甘草 10g，黄柏 15g，砂仁 10g，肉桂 10g。3 剂。

二诊（1 月 10 日）：服药 1 剂，舌痛立即终止，3 剂药服完，舌疮愈，症状消失。要求巩固治疗，又服 3 剂，以强化远期疗效。（《火神派当代医家验案集》）

原按：火神派著名医家范中林教授认为："口内少实火"。言外之意，就是头面疾病少实火，而几乎九成之多的头面疾患均为"虚火上越"，即龙火上奔。究其原因，多为阴盛阳衰所致。故此用吴佩衡之大回阳饮合用封髓丹，纳气归肾，方药对证，重拳出击，1 剂痛止，3 剂病愈，如此起效迅速实在是出乎意料。

（2）黄某，女，83 岁。舌下肿疱一个月。见舌下系带左侧肿疱如玉米粒大，胀而难受，色暗红，不碰不痛，尿清，畏寒，余无异常。舌淡胖润，脉左弦寸弱，右弦浮尺沉。曾服牛黄解毒片不效。高年阳虚，阴气上僭，结而为核，当扶阳温化，大回阳饮合封髓丹主之：附子 15g，砂仁 20g，黄柏 15g，肉桂 10g，炮姜 15g，牛膝 15g，穿山甲 10g，通草 10g，炙甘草 30g。

6剂后，肿疱减小一半，原方附子增至20g，另加牡蛎30g，5剂后肿疱彻底消失。（张存悌治案）

（三）理中汤治案

燕某，女，29岁。口舌生疮6年，1个月数发，时愈时作。近1个月来，因流产后恣食瓜果生冷，复因暑热，夜睡不关电扇，门窗大开，又遭风寒外袭，遂致身痛呕逆，食少便稀。外感愈后，口舌于今晨突发白色丘疹一圈，灼痛不可忍。按脉细弱，舌淡欠华，面色萎黄，腰困膝软，此属肾虚脾寒，虚火上僭。《证治准绳》治此类口疮，用四君七味（六味地黄丸加肉桂）合方加元参、细辛极效。其立方之义，以四君培土敛火，以七味引火归原，加细辛火郁发之，更加元参之善清浮游之火，治热以热，凉而行之，治火不归原证有覆杯而愈之效。但本例病人脾胃气弱殊甚，寒凉滋腻不可沾唇，变通如下：红参（另炖）10g，焦白术、云苓各30g，炙甘草、姜炭、细辛各10g，肾四味各15g，油桂1.5g（饭丸先吞）。3剂后，诸症均愈。予补中益气汤加肾四味，紫河车粉5g（冲）。10剂，培元固本，以杜再发。追访7年，再未发作。此后，凡遇火不归原证而脾胃虚弱之病人，即投上方皆效。（《李可老中医急危重症疑难病经验专辑》）

二、舌痛

（一）理中汤治案

脉左寸关搏指，心肝之阳亢；右脉小紧，脾胃之虚寒。是以腹中常痛，而大便不实也。病延四月，身虽微热，是属虚阳外越，近增口舌碎痛，亦属虚火上炎，津液消灼，劳损何疑？当以温中为主，稍佐清上，俾土厚则火敛，金旺则水生。党参、白术、茯苓、甘草、炮姜、五味子、麦门冬、灯心草。（王旭高医案）

按：本案口舌碎痛，乃脾虚阴火所致，由腹中常痛，大便不实可知。治以厚土敛火法，投理中汤自然获效。

（二）四逆汤治案

李某，男，30岁。舌尖疼痛已二月，久治不愈，前医用黄连解毒汤等方未效。察其舌滑润多津，舌尖不红，口不渴心不烦，脉沉无力，显系阴证。舌为心之苗，若属阳证，当见心烦、舌红、咽干、思水、脉数等象。今所见皆属不足之症，用黄连解毒汤实"以寒治寒"，徒自耗伤胃气。因据脉症改用四逆汤峻扶元阳：附片60g，炙甘草6g，干姜6g。服后舌尖疼痛大减，继服2剂，即愈。（《戴丽三医疗经验选》）

（三）潜阳封髓丹治案

（1）韩某，女，57岁。舌痛如线拽一年，口苦，心烦，眠差，齿龈肿痛，久

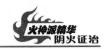

治不愈。晨起腹痛作泻，下肢凉甚，面色晦滞，舌未见明显异常，属淡赤胖润之象，脉沉弦。以其面晦、舌胖润、脉沉弦而言，当系阳虚；口苦、齿龈肿痛等应属阴火；其痛泻、心烦、眠差之症，当系厥阴之病，今以潜阳封髓丹处之，合以痛泻要方，扶土泄木，所谓"杂合之病，须用杂合之药"，处方：

附子15g，砂仁25g，龟板10g，黄柏10g，肉桂10g，炮姜15g，白术15g，白芍15g，陈皮10g，防风10g，茯神30g，牛膝20g，泽泻15g，炙甘草15g。

7剂后，舌痛、龈肿、口苦均显著减轻，守方附子增至25g，余药稍做调整，2周后诸症若失。（张存悌治案）

（2）李某，男，88岁。舌边尖疼痛2个月，进食触之亦痛，视之并无异常。足凉，口和，唇色略紫，夜尿3次。舌淡胖润，中有裂纹，其他似正常。脉弦软三五不调（房颤），左寸沉。肾为相火，高年阳虚相火上僭，扰及心君，舌为心之苗，而见舌痛之症。治以温阳潜纳，潜阳封髓丹加减：

砂仁20g，附子25g，干姜15g，肉桂10g，炙甘草15g，黄柏10g，牛膝15g，益智仁25g，通草5g。

7剂后即愈，随访无复发。（张存悌治案）

三、舌强

四逆汤治案

王某，男，60岁。1970年被钢丝绳撞击头部，昏迷约8分钟，诊为"急性脑震荡"。一个月内均处于意识模糊，吐字不清，口角流涎状态。其后仍觉头晕、头胀、恶心、呕吐，畏惧声音刺激。经治疗有好转，但严重失眠，呈似睡非睡之状，持续7年余。头左侧偶有闪电般剧痛，发作后全身汗出。1976年5月开始觉舌干、舌强，说话不灵，下肢沉重，后逐渐发展至左上肢厥冷麻木。1979年2月，出现神志恍惚，气短，动则尤甚，纳呆，病情加重，1980年1月3日来诊：舌强，舌干，难以转动已3年余。尤其晨起为甚，须温水饮漱之后，才能说话，舌苔干厚，刮之有声。纳差，畏寒，左上肢麻木，活动不灵，下肢沉重无力，左侧较甚。7年来双足反觉热，卧时不能覆盖，否则心烦不安。步履艰难，扶杖勉强缓行数十米，动则喘息不已。小便清长频数。面色黄滞晦暗，眼睑水肿，精神萎靡。舌质暗淡，少津，伸出向左偏斜，苔灰白腻，脉沉。辨为少阴阳衰阴盛之证，以四逆汤主之：

制附片60g（久煎），干姜30g，炙甘草30g。服完一剂，半夜醒来，自觉舌有津液，已能转动，情不自禁说道：舌头好多啦，我能说话了！下肢沉重感亦减轻。服完2剂，舌强、舌干、转动困难之症显著减轻。守原方再进5剂，舌强、舌干进一步好转。左上肢麻木、畏寒减轻。舌根部尚有强硬感，仍稍觉气短，眼睑水肿，食少寐差，舌淡苔白。少阴寒化已深，又累及太阴脾阳衰惫，以四逆、理中合方加减为治：制附片60g（久煎），干姜30g，炙甘草20g，白术30g，茯苓30g，桂枝10g，5剂。舌强、舌干已愈大半。可离杖行动，登上四楼，左上肢凉麻消失，摆动有力。双足已无发热感，夜卧覆被如常，寐安，食欲增加。上方加上肉桂10g，增强益阳消阴，峻补命火之效，再进5剂。精神振奋，诸症显著好转，嘱其原方续服10剂。（范中林治案）

按：此例肢体麻木，活动不灵，下肢沉重无力，动则喘息，小便频数，眼睑水肿……诸虚纷呈，似乎难以下手。范氏认为此"为少阴阳衰阴盛之证"，以四逆汤单刀直入，直取中军，不杂冗药，后合以理中，脾肾双补，颇显见地。舌干、舌强当系气化失职，津不上潮所致，范氏有"口内少实火"论，此案堪称注解。其"双足反觉热"之症乃虚阳下陷，断非阴虚或湿热下注，此老自始至终不用一味阴药，即或投理中汤亦弃掉人参，足见其认证准确，心有定见。

四、舌光无苔

四逆汤治案

一友人，45岁，舌中有5分硬币大之光红无苔区，尿热而频，令服知柏八味丸5日不效，无苔区反扩大，且干裂出血，又见齿衄，诊脉沉细。不渴，膝以下冰冷。询知近年异常发胖，又见面色发暗，断为上假热，下真寒，予四逆汤1剂，附子用30g，干姜改姜炭，煎成冷服，于子时顿服，次日诸症均退，舌上生出薄白苔。（《李可老中医急危重症疑难病经验专辑》）

按：关于无苔舌主病，一般认为多主阴虚，似乎已是定论。凡舌面无苔而干，或中心剥蚀如地图，或舌红如柿，或见裂纹，各家皆主阴虚。但李可认为，临床不少气虚、阳虚甚至亡阳危证中，也出现这样的舌象。此时无苔舌不主阴虚，而是阳虚气化不利，水津失于敷布所致，"津液不能蒸腾上达，便是病根"。治疗应该舍舌从证，投以附子等回阳破阴之辛热大剂，在主证解除的同时，舌上可以生出薄白苔，而且布满津液，裂纹亦愈合。

人身气化之根，在下焦肾中命门真火，此火一弱，火不生土，则胃气虚；金水不能相生，水液便不能蒸腾敷布全身，故舌干无苔。明得此理，则对干红无苔舌的主病，便会了然于胸。除温热伤阴之外，"在杂病中阳虚气化不及，津液不能蒸腾上达，便是病根"。

李氏治疗此种无苔舌倡用附子，"附子味辛大热，经云辛以润之，开发腠理，致津液通气也"（《伤寒类方汇参》），认为"附子致津液"，气能升水之理，实发前人所未发。

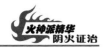

李可总结："我一生所遇此类舌证抵牾的病例，不下200例，全数按主证以相应的方药而愈。经长期观察，凡亡阳之格局已成，兼见阴虚舌者，一经投用四逆加人参汤，少则4个小时，多则一昼夜，干红无苔舌其中包括部分绛舌全数生苔、生津。"经验十分宝贵。

第三节　口腔病

一、口疮

（一）附子理中汤治案

（1）程若思令眷，年二十外，腹痛作泻已久，渐增口舌生疮，因疮痛不能食热物，益致痛泻不止。前医谓痛泻宜温，口疮宜凉，用药牵制，辞不治，决之于余。诊其脉两关虚大无力，食物便呕，呕止即腹痛，痛则下泻，而满口之疮白如米粒。余曰：此脾虚寒也。盖脾土虚则肾水乘之，逼心火上逆，致口舌生疮，乃上焦假热，实中焦真寒。惟治其寒，不惑其热，宜用附子理中汤冷饮，使暗度上焦之假热，而冷体既消，热性随发，脾土得温而实，则肾水不上乘心，心火不逆，口疮不治而自愈，此五行相乘之道也。遂以附子理中汤加茯苓，令其冷饮，病人不知有姜附也。服四剂，口疮果不痛，再求治痛泻。予曰：但药热饮，则痛泻自止。温补一月，痛泻方愈。后十余年，怀孕病痢，亦用桂附干姜而愈，胎竟不堕。人之藏腑各异，不可以一例论也。（《素圃医案》）

按：口疮之症，西医称为"口腔溃疡"者，多责之心胃积热，或阴虚火旺，而以阳气失秘，浮火僭越立论者鲜矣。此案口疮乃上焦假热，实中焦真寒所致，正是脾虚阴火。明代龚廷贤说过："口疮白，脾脏冷。"（《寿世保元》）治疗则"惟治其寒，不惑其热"，理中汤当为正选。

（2）蒋某，口靡，满口生白疮，面色苍白无神，容易疲乏，特别怕冷，虽满口溃疡，却"纯阴毕露"。先用炮姜甘草汤加桔梗，连服2剂，无不良反应，继以附子理中汤4剂，最后用潜阳丹4剂而愈，虽食煎炒辛辣食物，亦未复发。"以后用此方治愈这类患者数十人"。（《郑钦安医书阐释》：唐步祺治案）

按：本案前后所用3方，为唐氏治疗虚阳上浮所致五官诸症如咽炎等用药的常规套路。其中，首选炮姜甘草汤加桔梗，具有一定的试探意义，若"无不良反应"或"不加重"，即考虑用附子理中汤或潜阳丹进取。

在《医法圆通·卷一》中，郑氏说到，"口靡者，满口生白疮，系胃火旺也"。对此，唐氏提出不同见解，"亦非仅由于胃火所致"，多有因阴火上浮而引起者，唐氏举出这个案例证明，并用此法"治愈这类患者数十人"。对于郑钦安疏忽不确之处，敢于提出自己的见解。

（3）女工燕某，29岁，患口舌生疮6年，1个月数发，时愈时作。近1个月来，因流产后恣食瓜果生冷，复因暑热，夜睡不关电扇，门窗大开，又遭风寒外袭，遂致身痛呕逆，食少便稀。外感愈后，口舌于今晨突发白色丘疹一圈，灼痛不可忍。按脉细弱，舌淡欠华，面色萎黄，腰困膝软，此属肾虚脾寒，虚火上僭。《证治准绳》治此类口疮，用四君七味（六味加肉桂）合方加元参、细辛，极效。其立方之义，以四君培土敛火，以七味引火归原，加细辛火郁发之，更加元参之善清浮游之火，治热以热，凉而行之，治火不归原证有覆杯而愈之效。但本例病人，脾胃气弱殊甚。寒凉滋腻不可沾唇，变通如下：红参（另炖）10g，焦白术、云苓各30g，甘草、姜炭、细辛各10g，油桂1.5g，饭丸先吞，肾四味各15g，3剂。

二诊：诸症均愈。予补中益气汤加肾四味、紫河车粉5g（冲），10剂，培元固本，以杜再发。追访至1990年，再未发作。此后，余凡遇火不归原证而脾胃虚弱之病人，即投上方，皆效。（《李可老中医急危重症疑难病经验专集》）

（4）余某，女，45岁，2003年3月17日初诊。近1年来口疮此起彼伏，反复发作，虽经中医多方治疗，但久治不愈。刻诊：口疮满布，灼痛难忍，疮面较大，其色灰白。伴神疲乏力，腹胀纳差，大便微溏，舌质淡，苔薄白有齿痕，脉浮大而无力。辨证：脾阳虚损，阴盛格阳，虚火上浮。治则：温中祛寒，健脾和胃。方药：附子理中汤加减：党参10g，黄芪10g，炒白术10g，制附子（先煎）10g，干姜5g，苍术10g，炙甘草5g。7剂，每日1剂。

7日后复诊，口疮开始愈合，疼痛明显减轻，大便转干，全身症状亦有好转，原方再进5剂而病愈。半年后又因他病前来就诊，言及口疮未再复发。（《扶阳名家医案评析》）

（二）四逆汤治案

（1）陈某，咽喉干燥，其人面白无神，口中无津液，甚至口糜（即口腔溃疡），怕冷，不思茶水。舌质淡红，无苔，脉沉细，椒、姜、炒花生、炒瓜子都在禁食之列。由以上种种病情来看，此由肾中真阳不足，不能启真水上升而致；又少阴肾经循咽喉，挟舌本，故遵郑氏真水不上升之意，先以炮姜甘草汤试服之，无不良反应，随即以大剂四逆汤治之，3味药剂量各60g，连服4剂，咽喉干燥等证悉愈。虽吃煎炒辛辣食物，亦未复发。（唐步祺治案）

按：此案亦循唐氏上案口糜思路，"先以炮姜甘草汤试服之，无不良反应"，断为咽干系"真水不上升"所致，随即以大剂四逆汤治之，果收佳效。

（2）解某，男，30余岁。唇口肿痛不能忍，前医用清热解毒之剂如石膏类，

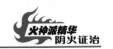

疼痛加重，一周来因剧痛未能入睡，转余诊治。症见舌质青，苔滑润多津，脉沉细，无邪火炽盛之象。盖口为脾之窍，唇为脾所荣，其病机在于下焦浊阴太盛，阳不潜藏。阴邪弥漫，寒水侮土，脾土受制，经络不通而反映于口唇，形成本症。治法当以扶阳抑阴，方予四逆白通合方：

川附片30g，干姜6g，甘草6g，葱白2茎。服3剂，疼痛大减，里阳渐回，舌青渐退，脉转有力。仍予四逆汤，改川附片为盐附子，剂量加大：盐附子60g，干姜6g，炙甘草6g。

服1剂后，下黑水大便甚多。此系浊阴溃退佳象，脾阳渐复之征。唇口肿势已消，为巩固疗效，予封髓丹交通阴阳，引火归原。服2剂，病遂平复。（《戴丽三医疗经验选》）

按： 此案唇口肿痛，极易判为胃火炽盛，姑且不论其"舌质青，苔滑润多津，脉沉细，无邪火炽盛之象"。既以"前医用清热解毒之剂如石膏类，疼痛加重"而言，从服药反应而论，亦知并非阳证，此为重要的辨证依据。

（3）作者曾间断口腔溃疡，发作十多年，发作时口腔红肿，疼痛难忍，只能用汤水度日，多延绵一两周不愈。大便干极，小便短赤，气短乏力。适值作者初识中医，笃信名医孔伯华、张锡纯用石膏之法，就用石膏达90g的白虎汤煎服之，进一剂后，小便清，大便溏，口腔溃疡仍不缓解。以为病重药轻之故，将石膏加至240g，煎之顿服，未尽剂，手脚冰凉奄奄一息，疼痛反剧。忽忆云南名中医吴生元恩师讲授的补土伏火法，乃悟前口腔溃疡是虚火上浮之故，急用四逆汤，附片100g。第二天，全身微微汗出，手脚转温，心中畅快，再进加减潜阳封髓丹一剂，身体复苏，口腔溃疡若失。（互联网：杨通治案）

（三）封髓丹治案

吴某，女，47岁。患者唇周干痛，咽红，干咳，便干，舌龟裂少苔。前医处以青黛、生地、木通等清热滋阴药四付无效。查患者唇裂，热痛，脉细数，舌淡有痕，皆阳虚不化之症，且有虚阳上越（局部灼热，咽痛、口腔溃疡）之象，故而不效，且有加重。唇属脾，此症当属脾胃久亏致肾阳不足之证，改投健脾补肾潜阳之法则效，且精神食欲好转。处方：生黄柏12g，西砂仁25g，炙甘草25g，肉桂10g（后下），炮姜20g，紫石英30g，木蝴蝶20g，白芷20g。4剂。（《擅用乌附——曾辅民》）

原按： 此患唇口常裂，前医屡用清热滋阴治之，亦屡效。但发作次数更频，间隔更短，原因何在？辨证不当！舌淡有津，为何清热滋阴呢？此类错误临床常见。为什么不四诊合参？阴虚脉可细数，虚阳外越亦可现此脉，且与舌淡相符！前医应当深思。

二、唇疮

（一）潜阳封髓丹治案

许女，70岁，下唇正中长一肿物如黄豆粒大小，色紫暗，疼痛，有时溃破开裂则出血，有时吃饭触碰亦出血，继则结痂，如此反复已10个月。屡服凉药不愈，思想负担很重。舌淡胖润，脉沉滑右尺弱。这是阴火之疮，当用潜阳封髓丹：附子30g，龟板10g，黄柏10g，砂仁25g，炮姜30g，泽泻15g，川牛膝25g，皂角刺15g，白芷10g，炙甘草30g。7剂。

守方服药1个月后逐渐消失。虽然本病表现为肿痛火形，但是舌淡胖润，尺脉沉，乃是阴证。10个月后再次复发，仍予前方治疗半个月痊愈。（辛喜艳治案）

（二）连理汤加味治案

詹盛林，冬月由远地言旋，沿途下唇燥裂，时忽干痛，谓为霜风所侵，屡以猪膏涂润而掣痛反增。质之医者，皆称风火，日与清凉之药，因而糜烂。至家就诊于余，许以一剂可效，再剂可痊。遂疏椒梅附桂连理汤去甘草。盛闻余功限甚速，坦然服之，果验。

门人疑而问曰："唇烂不受寒凉之药，愚辈知为虚火矣。既举附桂理中，何以复加黄连？又何以更用川椒、乌梅乎？"答曰："此正所谓下唇生疮，虫蚀其肛，其名为狐。若是虚火，岂有下唇已烂，上唇安然，且口舌无恙乎？"（《谢映庐医案》）

按：本案认证准确，既然用连理汤，复加川椒、乌梅以应虫蚀，一剂即效，再剂痊愈，令人佩服。

三、喉痹

（一）四逆汤治案

（1）某县委书记，咽喉忽肿，用青霉素1百万单位，连用3天，兼含化六神丸不效。视之，舌胖淡有齿痕，双侧扁桃体肿至中间只见一条缝，色嫩红，不渴尿多，食则泛酸，足膝冰冷，脉象浮洪。知是情怀抑郁，五志化火上炎，而中下虚寒已非一日。五志之火，乃是虚火，下焦之寒，则是真寒。遂予四逆汤一剂，时值三九寒天，煎妥后置窗外1小时，已见冰碴，令顿服之，移时入睡。2小时后醒来，病已消无痕迹。

热药冷服是《黄帝内经》治则中的反佐法，古人形象地比喻为"偷渡上焦"。附子性大热，下焦寒极，非此不能愈。但假热在上，热药热服则两热相争，格拒不纳。今把热药冷透，披上"冷"的伪装，入口凉爽，"骗"过咽喉一关，入胃则热性缓缓发挥，引浮游之假热归下而病愈，是极巧妙的治法。（《李可老中医急危重症疑难病经验专集》）

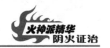

按：李可先生对虚阳上浮所致咽痛、口舌生疮等证，常从患者舌脉症状综合考虑，辨出此类病之病机，"为下焦阴寒独盛，格拒真阳不能回归宅窟而浮越于上，故见种种上热假象"。致成上假热，下真寒格局，直接处以四逆汤，方简量重，收效迅捷。

晚清名医马培之云："又有虚寒下伏，隔阳于上，咽痛微肿，色淡不红，痰涎壅塞，舌白滑润，肢冷，脉沉或寸浮尺弱，为阴毒喉痹，非姜、附、二陈不能开其寒痹。若用凉药，入口即毙。"（《医略存真·咽喉篇》）

（2）王某，男，50岁。患咽干痛，口舌生疮，用清心火、滋肾阴正治诸法，服药60余剂，六神丸、梅花点舌丹各1瓶，皆无效。渐渐食少，便稀，神倦，缠绵3个月不愈。邀李氏诊之，询知其症日轻夜重，不渴尿多，双膝冷痛，脉沉细，舌淡润。来势缓，虽屡屡误治，无急变。知非火不归原证型。四末不温，非极烫之水不喝，直断为少阴真寒证。缘由少阴之脉循喉咙，挟舌本，若肾宫寒极，逼其火浮游于上，则成上假热、下真寒格局。其不渴尿多，即肾中真火衰微，不能统摄、蒸化所致。直予温少阴，逐里寒：炙甘草60g，干姜30g，附子30g，桔梗、益智仁各10g，水煎冷服2剂。药后诸症已减七八，原方续进2剂，痊愈。（《李可老中医急危重症疑难病经验专集》）

按：此案断为虚阳上浮，除脉证为凭，尚有2点可以佐证：其一，服用"清心火、滋肾阴正治诸法"皆无效，可知按阳证治之不对；其二，其症日轻夜重，系因夜间阴盛，寒证逢此阴盛之时，自然加重，白日阳盛，故相对轻减。

（3）姚女，18岁，因上年患白喉证服寒凉药过多，以致信期不调，三五月一至，时时"发瘀"，此系阳虚血寒已极无疑。因天癸数月不至，用蚕沙二两泡酒服之，冀使通达，孰料服两小盏后，经亦未通，骤发危象，急延吴氏诊视：六脉俱绝，唇爪俱黑，面目全身皆发青，牙关紧闭，用物拨开，见口舌亦青黑，四肢厥逆，不省人事，气喘欲脱。缘由素体虚寒，且过服蚕沙酒，系寒凉之物，致成纯阴无阳之候。若用他药为时不及，急以上肉桂泡水灌之，偶咽下一二口，觉气稍平。频频灌喂，喘息渐定，稍识人事，目珠偶动，呼之乃应，脉仍不见应指。因思暴病无脉系闭，久病无脉乃绝。此乃暴病所致，肉桂强心温暖血分之寒，服之气机稍回，必有生机。约两小时始能言语，言其周身麻木，腹中扭痛，忽而大泻酱黑稀便。诊脉隐隐欲现，色象稍转，气微喘，试其舌，青黑冰指，乃以大剂回阳饮治之：黄附片60g，干姜20g，上肉桂20g（研末，泡水兑入），甘草10g。

次日六脉俱回，轻取弦紧重按无力而空。唇舌青黑悉退，唯面部仍稍带青绿色，觉头晕，体痛，腹中冷痛，喜滚饮。此阳气尚虚，里寒未净，宜击鼓直追，继以上方加味治之：天雄片60g，干姜12g，黑姜12g，上肉桂心10g（研末，泡水兑入），

桂尖 12g，炒吴茱萸 6g，半夏 12g，茯苓 15g，甘草 6g。连服数剂，厥疾遂瘳。(《吴佩衡医案》)

按：此案白喉因服凉药过多，致月信不调，复用蚕沙泡酒服之，骤发危象，纯属药误。按厥脱论处，以大剂回阳饮治之，挽回暴病危证。

(4)黄某，女，44岁。1年前因兄病故不胜悲戚。次日，自觉喉部不适，似有物梗。继而发展至呼吸不畅，甚至憋气，心悸，身麻。某医院五官科检查，诊为"喉炎""息肉"，病情日益加重。初诊：喉部明显堵塞，轻微疼痛。向左侧躺卧，气憋心慌，全身发麻，头昏，体痛，乏力，咳嗽吐泡沫痰甚多，自觉周身血管常有轻微颤动，精神倦怠，食欲不振，胃脘常隐痛，喜热敷，形体消瘦，步履艰难。前医均以清热解毒，养阴散结为治，服药百余剂，仅夏枯草一味，自采煎服两箩筐之多。医治年余，越清火反而觉得火越上炎，舌上沾少许温水均觉灼痛，满口牙齿松动、疼痛。唇乌，舌质偏淡微暗，苔少不润，脉沉细。此忧思郁结而成梅核气，并因正气不足，过服凉药，转为少阴证喉痹。先以半夏厚朴汤加味，调气散郁为治：法半夏 15g，厚朴 12g，茯苓 12g，生姜 15g，苏叶 10g，干姜 12g，甘草 10g。服 4 剂后觉喉部较前舒畅，憋气感消失，吞咽自如。仍咳嗽、头昏、身痛，为太阳表证未解。法宜温通少阴经脉，兼解太阳之表，以麻黄附子甘草汤加味主之：麻黄 10g，制附片 120g(久煎)，炙甘草 60g，干姜 60g，辽细辛 6g。6 剂后咳嗽，头昏、体痛基本消失，痰涎减少，心悸好转。惟喉间息肉未全消，左侧躺卧仍有不适。尚觉神疲，牙痛松动，舌触温水仍有痛感。此为少阴虚火上腾，宜壮阳温肾，引火归原，以四逆汤加味主之：

制附片 120g(久煎)，干姜片 60g，炙甘草 45g，上肉桂 12g(研末、冲服)，辽细辛 6g。上方连进 4 剂，诸症皆减。以理中汤加味善后，继服十余剂。1979 年 7 月追访，患者说："我第一次服这样重的热药，很怕上火，小心试着服，结果几剂药后，反觉得比较舒服，喉部就不堵了，从此 3 年来未再发病。"(《范中林六经辨证医案选》)

原按：本案病情虽较复杂，纵观全局，病根在于少阴心肾阳虚，无根之火上扰；主证在于喉部气血痹阻，病属虚火喉痹；诱因为忧伤太过，致痰气郁结而上逆；兼证为太阳风寒之表。治宜先开痹阻，利气化痰，然后表里同治，再集中优势兵力，引火归原，关键得以突破。

按：一般治疗此类喉证，多从阳、热论治，药用苦寒之品。范氏则认为：凡阴火上逆，郁结于喉，证属少阴者，若用寒凉之剂，则邪聚益甚。而投以辛温，则其郁反通，怫郁于咽喉之客热，散之即通，本案即为明证。观其医案，凡病发于头面五官诸症，除外感表证者，其余均判为阴证所致，用药不离姜附，俱收佳效。

(5)余某，女，60岁，农民。患有慢性咽炎数十年余，经常服用中西药物，

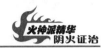

始终无明显改善，近阶段有加剧趋势，恐怕患有"食管癌"而情绪不稳。纤维咽喉镜报告：咽炎伴滤泡增生。胃镜报告：食道无异常。现症见：自感咽部有异物阻塞，咽唾沫、咽口水时有异物感，吃饭、饮水则无任何影响，平素畏寒肢冷，咽部经常上火，喜食凉物，但多食则胃痛伴腹泻，胃部喜温喜按。舌淡苔白滑，脉沉细无力。证属上热下寒，治宜引火归原，方用白通汤，药用：附子10g，炮姜10g，葱白20g。5剂。

上3味药物，水煎5分钟后，置凉，含在口中，缓缓咽下，每天3~5次。

复诊：患者自觉咽部异物感消减八成之多，近几年未有过的好现象，而且食欲、睡眠、胃部情况均大有改善，要求巩固治疗，再服上方药5剂，加强远期疗效。(《火神派当代医家验案集》)

原按：慢性咽炎，临床上十分常见，常规治疗方法难以取效，特别是远期疗效更是难求。近阶段温习《伤寒论》，知张仲景应用半夏散及汤，治疗少阴咽痛症，明确提出该用法为含咽用药，可谓直达病所，胜似其他诸法。因此，笔者借鉴仲景半夏散及汤的含咽用药法，选用张仲景的白通汤，短时间煮沸5分钟，以保持足够的药性，交通阴阳，引火归原，效果良好，经过多例观察，疗效满意。

（二）潜阳封髓丹治案

（1）李某，女，60岁，农民。患慢性咽炎10年余，长期服用中西药物不愈，以清热解毒之剂越用越重。现症见：咽部干涩，有异物感，咳之不出，咽之不下，饮水吃饭无影响，各种咽喉镜检均无异常。平素畏寒肢冷，舌淡苔白，脉沉细略滑而无力。证属阳虚阴盛，虚阳上越，治宜引火归原，潜阳利咽，方用潜阳丹加味：制附片30g（先煎），砂仁10g，龟板10g，炙甘草10g，黄柏10g，牛膝10g，桔梗10g。3剂，水煎服，每天1剂。

服药3剂，咽部症状大减，全身情况改善显著，原方又进3剂，咽部干涩几乎消失，又进6剂，症状完全消失。(《火神派学习与临证实践》)

按：慢性咽炎，市面所售中成药甚多，均为寒凉之品。殊不知肾阳虚损，阴寒内盛，虚阳上越，看似一派"火热"之象，仔细辨认却是阴盛阳浮之象，郑钦安所谓"阴火"者，假火也。此种症情十分多见，俗医不知，误辨误治者多矣。

（2）陈某，女，36岁。患慢性咽炎2年有余，常觉咽部有异物感，用过多种抗菌消炎药和汤剂及六神丸、牛黄解毒片等，屡治不愈，每在天气变化感冒时发作或加剧。近一周来因受凉又出现咽痛，吞咽时尤甚，时有阻滞感，伴咽痒欲咳，口干咽燥，声嘎不爽。无恶寒发热，手足心热，咽峡充血（+），扁桃体轻度肿大。苔薄白舌淡胖润，边有齿痕，脉弱无力。此为真阳不足，虚火上炎，治宜扶助真阳，引火归原，潜阳封髓丹加味：

制附子 15g，砂仁 15g，龟板 30g，黄柏 10g，蝉蜕 5g，肉桂粉 10g（另包冲），黄连 5g，山萸肉 30g，炙甘草 10g。3 剂，每日 1 剂，水煎服。

服药当晚，患者来电咨询，诉药后咽痛更甚，咽中灼热似冒烟，问是否药性太热之故，是否停药改方。吾以为不然，而是药力已达病所，邪正斗争之抗病反应，建议继续服用，患者勉强接受。3 剂服完，果然咽痛等症基本消失。上方附子改30g，再服 7 剂而愈。后以口服成药桂附地黄丸巩固。随访一年多未曾再发。（《著名中医学家吴佩衡学术思想研讨暨纪念吴佩衡诞辰 120 周年论文集》：余天泰治案）

原按： 慢性咽炎属喉痹范畴，辨治当分阴阳。咽喉乃少阴经脉循行之处，本例在长达 2 年多的时间里，用过多种抗生素及六神丸、牛黄解毒片等清热解毒药，终至苦寒伤阳，真阳不足而虚火上炎，是以虽见咽痛，但舌脉却呈阳虚之征，显然非清热解毒、利咽止痛等法所宜，治当扶助真阳，使真阳旺而虚浮之火得以回归原宅，咽喉无所困扰而诸症愈。手足心热乃虚阳外越所致，若以为是阴虚火旺而滋阴泻火则误矣。《黄帝内经》说："谨察阴阳之所在而调之。"诚然是也。

（三）桂附八味汤治案

（1）茜泾朱勤堂，年四十左右，患咽喉肿痛。医用凉表，致闭塞不通。虽日开数刀而肿势反剧，呼吸几绝。予诊其脉沉微，两尺欲绝，即用附子末频吹患处，立时开通一线。再用大剂附桂八味汤频服，服之两剂，即痛止肿消。（《治病法轨》）

原按： 此症由于元海无根，龙雷之火随经而上冲咽门，除导龙入海外，别无治法。如用寒凉发表，反速其死也。予以导龙入海法而治愈同样之喉症已不少矣。凡喉症都由感受风寒，脉浮弦者是寒束于表之证，必须用温散，如荆防蚕薄甘橘羌苏等。脉浮虚者，应用桂枝汤加生芪，只用一剂即愈。若寒凉过抑，致使寒邪内陷者，是所大忌，医者宜戒之。

按： 本案咽喉肿痛，闭塞不通，呼吸几绝，通常施以清凉或温散。王氏据脉沉微，两尺欲绝，断为龙雷之火上冲，上病下治，以附桂八味汤两剂，即痛止肿消，疗效迅捷。若是风寒束表之证，脉当浮弦，对表里之证从脉象上做了鉴别。

（2）李时中，色欲过度，忽喉间肿痛，医治罔效，命在须臾，求余诊治。按之两尺微弱。余曰：足下先天之真阴真阳亏损，无根之火游行无制，客于咽喉。遂与八味地黄丸料，煎好冰冷，分六碗，尽一日服完而效。后服丸药，旬日而安。《黄帝内经》曰：上病疗下，是此法也。（《齐氏医案》）

（四）附子养荣汤治案

射村吴云从内人，两目赤痛，上连太阳，下及肩胛。医以头风治，杂用荆防、辛芷之属，赤障如膜，目痛转盛，口燥唇干，喉中如烟火上冲，窒塞不利。医者乃

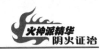

重用苦寒泻火之剂，病者复纵啖生冷爽口之物，遂至咽喉肿闭，点水难吞，病势危急，惶无措。适予由下昂旋里过射村，因求诊。其脉两尺沉而软，两寸洪而旺，两关独细而紧。舌见紫色，上加微黄而胖。正诊间，其厨下一老妪云："昨日尚吃火柿数枚，今乃滴水不能下咽，恐纵有仙丹无奈其喉咙作坝何矣。"予得此数语，益悉其所以肿闭之故，即为想一进药之法。随令老妪取土砖一块，投火煅热，夹布数层，熨于气海，顷之觉满腹温和，试以米汤可咽矣。遂即取药立煎与服，服后即睡，安卧至晓，肿闭如失。

次早友人云："昨用何药其神乃尔？"予曰："附子养荣汤耳。"曰："此何症也，而用此等药耶？"予曰："此症本以思虑郁结，伤损肝脾，以致气虚血少，怒火上冲故目赤头疼，见症如此，其实无风可散也。医不知此而妄用发散，则火得风而益炽，血得风而益燥矣；医者以其火益炽血益燥也，而苦寒泻火之剂乃复肆行无禁，病者以其口益干、唇益燥也，而生冷爽口之物乃又纵啖不忌。重阴内逼，中气大伤，则虚火无畏而直奔于上矣。

夫人之咽喉，犹夫灶之曲突也，唇口干燥而咽喉窒塞，则火气到此直达既已无门，转弯又加有凝，此其所以闭则必肿，肿则益闭，而滴水不能下也。此时若于火中沃水则寂灭矣，火上添油则焦烂矣。唯于火下加火，则同气相引上焰即熄耳。（《潜邨医案》）

四、口苦

大回阳饮治案

侯某，男，40岁。2011年11月24日初诊：口苦半个月，没精神，容易发怒。自幼手足发凉，畏冷，经营鲜蘑，需要出入冷库，形瘦。舌淡胖润，苔略黄，脉左沉关浮，右弦滑寸弱。素禀阳虚，久处寒凉之地，阳气更加受损，"没精神"一语足以为证，口苦乃虚阳上僭所致，大回阳饮原方处之：附子30g（先煎1小时），炮姜30g，炙甘草60g，肉桂10g。7剂。

复诊：口苦显减，手足凉已温，精神转旺。附子增为45g，另加红参10g，生麦芽30g。10剂。

2012年3月10日：妻子因病来治，谈及侯患口苦未发。（张存悌治案）

按：郑钦安说："口苦者，心胆有热也。"这是就一般而论。唐步祺先生素来推崇郑氏学说，但认为口苦属热之说，"不可拘执"，验之临床，确有口苦并不属热，而由阴火所致者，本案即为例证。郑氏也算百密一疏，被唐氏慧眼识出。本人体会，临床上口苦多作为兼证出现，通常属"心胆有热"者固有，然由阳虚所致者也不少见。千万不要只知其一，不知其二。

五、口干

（一）四逆汤加肉桂治案

李某，女，60岁。2009年6月16日初诊：舌干、咽干，夜间尤甚3个月。手心发热，面色晦黄。舌淡胖润，脉右滑数软，左寸弱。此属阳虚气化无力，不能蒸化津液上奉所致。断非阴虚燥热引起，岂有阴虚而见舌淡胖润者？四逆汤加肉桂（吴佩衡称大回阳饮）主之：炙甘草60g，附子30g，干姜20g，肉桂10g。7剂。

服药后即愈。3个月后其症又发作，仍予前方，仍旧有效。

另有本院刘书记，咨询其爱人常年口干，问怎么治？因未见病人，年龄50岁，仅问其体形如何，答曰稍胖，判为阳虚，让其服用金匮肾气丸而效。（张存悌治案）

按：柯韵伯先生"气上腾便是水"一语，最足玩味。盖阳气凝结，津液不得上升，以致枯燥。治宜温热助阳，俾阴精上交阳位，如釜底加薪，釜中之水气上腾，而润泽有立至者。

（二）全真一气汤治案

姚某，女，66岁，教师。半年来夜间口干舌燥，白天饮水较多，仍觉不解渴，半月来呈加剧趋势。半夜起来常需喝水，不饮即觉口干似火，舌难转动，发音困难，检查多次未发现器质性病变，排除糖尿病等多种病变。现症见：舌燥口干，饮多尿多，畏寒肢冷，五心烦热，舌淡胖大苔润，脉沉细无力。证属阴阳两虚，治宜阴阳平补，引火归原，方用全真一气汤加味：

熟地黄100g，党参30g，麦门冬10g，砂仁10g，白术10g，牛膝10g，制附片30g（先煎1小时），桔梗10g。3剂，水煎服，每天1剂。

服药后，口渴症状大减，小便减少，夜间不需要饮水，发音恢复正常。再进3剂，增强疗效。1个月后随访，病无反复。（《火神派学习与临证实践》）

原按：阴虚生内热，阳虚生外寒。阴亏则夜晚阴盛之时津液难以上承，故口燥咽干；阳虚则津液不化，无力蒸腾，故而饮不解渴，饮一溲一，并步入恶性循环。治用全真一气汤加味，重用熟地黄与附子，阴阳平补，阳中求阴，阴中求阳，阳生阴长，阴阳互生而得以速愈。

六、口臭

（一）潜阳封髓丹治案

孙某，男，31岁。口臭口苦年余，晨起尤其明显，尿清，大便黏溏，手足不凉，宿患高血压。舌淡胖润有齿痕，脉沉滑软，左寸浮。辨为脾肾阳虚，阴火上浮，治拟温补脾肾，兼以潜阳，潜阳封髓丹加味：

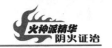

附子 15g，砂仁 25g，龟板 10g，黄柏 10g，白术 30g，肉桂 10g，白蔻 10g，牛膝 15g，益智仁 20g，炙甘草 15g。

10 剂后口苦消失，口臭显减，便溏依旧，前方附子增至 20g，另加茯苓 30g，泽泻 15g，再服 10 剂，口臭消失，原方加减调理巩固。（赵鸿雁治案）

按： 口臭亦分阴火、阳火两证，俗医但知胃火为患，却不知也有由阳虚而"真精之气发泄者"。郑钦安说得明白："按口臭一证，有胃火旺极而致者，有阴盛而真精之气发泄者。因胃火旺而致者，其人必烦躁恶热，饮冷不休，或舌苔芒刺，干黄、干黑、干白等色，气粗汗出，声音响亮，二便不利。法宜专清胃火，如人参白虎、大小承气、三黄石膏汤之类。"

"因精气发泄而致者，由其人五脏六腑元阳已耗将尽，满身纯阴，逼出先天立命一点精气，势已离根欲脱，法在不救。口虽极臭，无一毫火象可凭，舌色虽黄，定多滑润，间有干黄、干黑，无一分津液于上，而人并不思茶水，困倦无神，二便自利，其人安静，间有渴者，只是喜饮极热沸汤。以上等形，俱属纯阴。若凭口臭一端而即谓之火，鲜不为害。予曾治过数人，虽见口臭而却纯阴毕露，即以大剂白通、四逆、回阳等方治之。一二剂后，口臭全无，精神渐增。"

"气之香薰者，清阳之气也；气之臭恶者，浊阴之气也。口臭缘浊阴极盛，阳气之用不宣，多有涎垢浊腻。譬如暑天，阴雨过甚，天阳被郁，凡物发霉起涎，其气臭恶。若得数日炎热，臭气顿失。"（《医法圆通》）

（二）四逆汤治案

（1）张某，男，52 岁，2008 年 10 月 13 日初诊：口臭 5 年，素患十二指肠球部溃疡，时常便血，面色萎黄，肢体不凉。舌淡胖润有痕，右脉浮滑，左脉滑寸弱。血糖：6.7mmol/L。衡量整体状态，此口臭亦由"阴盛而真精之气发泄者"，径用四逆汤原方：附子 30g，炮姜 30g，炙甘草 60g。5 剂。

复诊（2008 年 10 月 21 日）：口臭消失。以附子理中汤善后。（张存悌治案）

（2）王某，男，23 岁。2010 年 3 月 12 日初诊：口臭七八年，屡犯不减，便溏，尿黄，畏冷，眠差，手足心出汗，纳可。舌淡胖润苔黄腻，脉左弦寸弱，右滑。曾经省内名医多人治疗乏效。如此长期口臭，且经名医治疗无效，再观其脉证，显属阴证引发，前之名医必按胃火论处，无怪乎乏效。今以四逆汤处之：干姜 30g，附子 30g，炙甘草 60g，红参 10g，肉桂 10g，砂仁 10g，茯神 30g。7 剂。

复诊：口臭显减，便溏亦减，眠差转为正常。附子逐渐加至 90g，终收全功。（张存悌治案）

按： 此例口臭，前之所治名医皆省内顶级名医，其所以屡治之效，皆因不识阴火之故也。

七、口甜

六君子汤治案

吴中璧兄令爱，年将及笄①，出痧后半月，惟口甜喜唾，不思饮食，胃中隐隐微痛，脉虚软而迟。幼科以口甜为胃火，作余热治之，此常理也。但脉不长不数，口不渴而反喜唾，必以前过用膏、芩，热虽解而中寒生致有此证，且口甜者，脾虚之真味也。胃阳发露，无实热脉证，反属虚寒，当变法治之。用六君子汤加炮姜、益智仁，二剂知，四剂即口不甜而能食。（《素圃医案》）

注释：①及笄：女子到 15 岁时，古称及笄。

按：此案"幼科以口甜为胃火，作余热治之，此常理也。""但脉不长不数，口不渴而反喜唾，必以前过用膏、芩，热虽解而中寒生致有此证。且口甜者脾虚之真味也，胃阳发露，无实热脉证，反属虚寒。"素圃指明此属"胃阳发露"，阴火之证。

第四节　牙病

一、潜阳封髓丹治案

（1）孙某，男，38 岁。受寒感冒，服辛凉解表银翘散一剂，旋即牙痛发作，痛引头额，夜不安寐，其势难忍。牙龈肿痛，齿根松动，不能咬合，以致水米不进，时时呻吟。舌尖红，苔薄白而润，脉虚数无力。辨为表寒误服辛凉，寒邪凝滞经络，里阳受损，虚火上浮。治宜宣散经络凝寒，引火归原，纳阳归肾，方用潜阳封髓丹加味：附片 45g，炙龟板 9g，肉桂 9g（研末，泡水兑入），砂仁 9g，细辛 5g，黄柏 9g，白芷 9g，露蜂房 6g，生姜 12g，甘草 9g。煎服一次，牙痛减轻，夜能安寐，再服则疼痛渐止。2 剂服毕，牙龈肿痛痊愈。（《吴佩衡医案》）

按：此属虚火上浮所致牙痛，极易误为实火。论其牙龈肿痛，舌尖赤红，似属外感火热。然从病史看，受寒感冒，服辛凉之剂旋即牙痛，显然不符。舌尖虽红，但苔薄白而润，脉虚数无力，综合判断，属于"里阳受损，虚火上浮"，说到底是阴火。潜阳封髓丹正为此类证候而设，故而效如桴鼓。全方基本未用止痛药，完全从阳虚着眼，常医难及。

（2）孙某，男，80 岁。2011 年 6 月 21 日初诊：胃癌术后 15 年，上牙床肿痛 2 年。曾服龙胆泻肝丸、清胃散即好，但反复发作。鼻腔灼热如冒火，便溏，尿黄，眠差，手足冰凉，形色疲倦，食纳尚可。舌淡赤胖润，脉左滑数尺弱，右沉滑尺旺

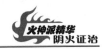
寸弱。此属阴火牙痛，当扶阳治本，止痛治标，处方：

砂仁15g，黄柏10g，炙甘草30g，附子30g，肉桂10g，炮姜20g，牛膝15g，木蝴蝶10g，松节10g，骨碎补25g，白芷10g。7剂。

复诊：述服用头剂，牙痛反而加重，但从第2剂起，牙痛减轻，7剂服毕，牙痛已减八九成，鼻腔灼热消失。守服7剂即愈。

老先生特意给我写一封信，说牙痛病人甚多，别人都治不好，唯我的药方有效。2年后复发，仍来找我，原方仍效。（张存悌治案）

按：本案牙痛，前服龙胆泻肝丸、清胃散之类凉药也曾见好，但反复发作，迁延2年，这算治好了吗？临床上，用凉药治疗一些虚阳外越的假热假火证，可能也有一时疗效（更可能根本无效），所谓的肿痛火形如牙痛、口疮等可能暂时缓解，医家沾沾自喜，病人也觉见效。其实只是一种表象，其阴寒本质非但没有改善，凉药可能使之更受戕害，用不多久症状就复发了。不知这是一时的"硬性"将假热制伏，正所谓治标未治本。如此反复治疗，反复发作，终成"疑难病证"，这种例子比比皆是。如果能够识得阴火，从扶阳潜降入手，不但能够治好此病，最大优势还在于不再复发，毕竟扬汤止沸不如釜底抽薪，因为它体现了治病求本的精神。

二、扶阳安髓止痛汤治案

（1）李某，男，65岁。牙痛反复发作1个月，加重3天。某医院诊断为牙髓炎，采用消炎止痛治疗，牙痛未能减轻，求卢氏诊治。诊见右齿龈及右侧面颊略红肿，扪之微有灼热感，痛剧时放射至右侧头痛，咽喉干痛不思水饮，神疲腰酸，大便秘结，小便黄，纳差，舌淡，苔白腻罩黄，脉沉细略滑。证属阳气亏虚，阴火上干，用扶阳安髓止痛汤加白芷15g，法半夏20g，服完2剂后，右齿龈及面颊肿痛大减，头痛及咽喉干痛消失，续用上方去白芷、半夏再进2剂，诸症均消，随访2年无复发。（卢崇汉治案）

按：卢崇汉教授用自拟扶阳安髓止痛汤治疗阳气亏虚，阴火上冲所致牙痛，疗效满意，方剂组成：制附片60g（先煎2小时），炮干姜25g，上肉桂12g，黄柏18g，砂仁15g，木蝴蝶20g，骨碎补15g，松节15g，牛膝15g，炙甘草6g，水煎服。

（2）孔某，男，48岁。2011年4月12日初诊：牙痛反复发作2年，近因丢失银行卡"上火"，出现右侧上下牙连及头痛四五天，伴牙龈出血。手足发凉，麻木，中午感到特别困。舌胖润苔薄黄，脉右沉寸滑、左滑软尺沉。前曾服某名医中药半月无效，据云是"胃火"，服其药后牙痛未效，但感"胃如石硬"。

分析本病所发虽有情志因素，且见牙痛、出血等似乎胃火之证，但由手足发凉、中午困倦等症状可知阳气亏损，其牙痛、出血当由阴盛逼出阴火所致。若真为"胃火"，何以服药后感到"胃如石硬"？此必凉药冰胃之误。因径用扶阳安髓止痛汤治之：炮姜30g，附子30g（先煎），炙甘草30g，砂仁20g，黄柏10g，牛膝20g，肉桂15g，松节30g，骨碎补30g，麦芽30g，白芷10g，白芥子10g，桂枝25g。7剂。

5月3日复诊：告称服药3天时，牙痛反而加重，但至第四天则痛止未发，故未来诊。近日牙痛又有反复，舌淡胖润，脉滑软寸弱，仍予原方再投7剂。（张存悌治案）

原按：凡服药后常有"反应"，这些反应有的是"药与病相攻者，病与药相拒者"，属于正常的反应。比如双方对阵，你不打他，可能相安无事。现在你要打他，他要反抗，可能就有反应，甚至是剧烈反应，此即所谓"药与病相攻者，病与药相拒者"，服药3天牙痛反而加重，即为药病相攻的反应，这需要病人少安勿躁，耐心观察一下。当然可以向医生反映一下，由他来帮你判断。

三、四逆汤治案

（1）吴之学生严某，门牙肿痛，口唇牙龈高凸，恶寒特甚，头痛体困，手足逆冷，口不渴，唇龈虽高肿，但皮色乌青舌苔白滑质青，脉沉细而紧。请老师诊治，处予大剂四逆汤加肉桂、麻黄、细辛：附片90g，干姜45g，炙甘草9g，肉桂12g，麻黄12g，北细辛6g。

服后诸症旋即消失而愈。（《著名中医学家吴佩衡诞辰一百周年纪念专集》）

按：牙痛一症，方书多认为热证，特别是急性者，最易误诊，吴氏据寒热辨证辨为阴证而处予大辛大温、引火归原之剂而取效，胆识过人，令人折服。

（2）李某，女，61岁。牙痛甚重，牙龈无红肿，四肢不温，不思饮水，自汗食少，舌淡苔白滑，一派少阴虚寒之象。法宜助阳散寒，温通经脉，以附片30g（开水先煎透），干姜12g，细辛1.8g，甘草6g，令其煎服，1剂而愈。（李继昌治案）

第五节　耳病

金匮肾气丸治案

嘉定徐某之妾，年三十左右。素患耳鸣头昏等症，时医用辛散药，甚至耳中似开炮，头脑如雷震，一日昏晕数次。

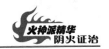

招予诊时，适在盛夏，见其面赤身热，神昏不语。切其脉浮散无根，知其真水亏极，龙雷之火上冒至巅，亟用附桂八味汤加枸杞子、巴戟天，即饬佣至药肆中撮之。讵料开药肆者亦为医，与其佣人云："此方非治病之药，乃大热大补之剂。吾开药肆及行医数十年，从未见闻此大热大补药，治此发热病者。况际此盛夏，而用此大滋腻大辛热之重量药，即无病之人服之，尚恐腻滞而碍胃。不热者犹恐肠胃如焚，况病人发热甚厉而久不进食者乎？"

佣人回述其故，家人因亦疑之，并以药肆之言述于予前。予曰："药肆中所见者，皆庸流俗子之方，固无怪也。此病亦被庸医误治而致此，不服此药，命将不保。予非喜用此大热大补之药，实出于活人之热忱，不得不用此以挽救之耳。因有此症，然后可服此药。此药服后，不特可保其热退病痊，抑且胃口亦必投其所好，尚何滋腻碍胃之有哉？如其不对，吾任其咎。"由是方敢将药服之。一剂即热退神清，五剂而诸恙若失。（《治病法轨》）

按：此案耳鸣"似开炮，头脑如雷震"，面赤身热，看似阳热之象，无怪乎药肆俗医，"从未见闻此大热大补药，治此发热病者"。王氏"切其脉浮散无根"，凭此即知其真水亏极，龙雷之火上冒至巅，投以附桂八味汤加味，"一剂即热退神清，五剂而诸恙若失"，疗效不俗。若由庸流俗子处方，必将误治而致死。

第六节　五官阴火

潜阳封髓丹治案

（1）苑某，男，78岁。2008年7月23日初诊：口疮反复发作50年，此起彼伏。舌有裂纹，渗血，牙痛，耳鸣，咽干，口苦，目干涩。便干三五日一行，尿黄。屡服牛黄解毒片无效，形瘦面晦。舌淡胖苔略黄，脉右弦滑寸弱，左沉寸弱尺旺。分析五官皆见肿痛火形，唯舌淡胖，左脉沉寸弱尺旺显露阳虚本色，判为虚阳上浮，处方潜阳封髓丹：砂仁30g，附子15g，黄柏15g，炙甘草30g，炮姜30g，牛膝20g，肉桂10g，竹叶10g，通草10g，白术30g，磁石45g，陈皮10g，丁香10g，泽泻15g，细辛5g。7剂。

复诊：口疮各症均见减轻，大便一日一行，唯遗耳鸣，继服7剂，各症大多平伏，停药。半年后因丧女悲伤，各症又见复发，仍以上方再投，药物稍有出入，亦收速效。（张存悌治案）

按：此证目、舌、口、鼻、耳俱见肿痛火形，可以说五官七窍皆有"火"证，临床并不少见，我称之为"五官丛集性阴火"，其症此起彼伏，缠绵不愈，总由阴盛逼出元阳所致。个中道理，郑钦安说得好："人身所恃以立命者，其惟此阳气乎？阳气无伤，百病自然不作；阳气若伤，群阴即起。阴气过盛，即能逼出元阳，元阳上奔，即随人身之脏腑经络虚处便发。如经络之虚通于目者，元气即发于目；经络之虚通于耳者，元气即发于耳；经络之虚通于巅者，元气即发于巅，此元阳发泄之机。"俗医不知阴火，用尽滋阴泻火凉药，没法治好。

（2）邱某，男，59岁。口疮、舌疮反复发作4年，加重2个月。其人口腔、舌体、上下唇屡发溃疡，此起彼伏，常服解毒片、西瓜霜等乏效。心烦，手心发热，鼻干，视物模糊，耳有时作痛，舌淡润有痕，脉沉缓寸弱。综合观之，五官皆现阴火，与上面李案颇为相似，仍以潜阳封髓丹加味主之：

附子25g，砂仁25g，龟板10g，黄柏10g，肉桂10g，炮姜15g，白芷10g，蜂房10g，茯苓20g，牛膝20g，泽泻15g，五味子10g，炙甘草10g。

7剂后，口舌和唇部诸疮显著好转，视物清晰，心烦未作。药即中的，守方调理，其间曾有反复，3周后诸症平伏。（张存悌治案）

（3）于某，女，56岁。口疮反复发作二三年，牙龈经常肿痛，眼睛常多目眵，两颧发赤，鼻腔干痛，耳鸣，吃花生米都"上火"。手热足凉，尿频色清，午后腹胀肠鸣，且感全身串痛。舌淡赤胖润有齿痕，脉沉滑寸弱。

此症头面五官几乎无所不涉，一派热象，唯尿清、足凉和舌脉显示肾阳式微，前者是假热，属阴火上浮；后者是本质，应该辨明，另外兼有表证，治当顾及，潜阳封髓丹加味：

附子15g，砂仁25g，龟板10g，黄柏10g，麻黄10g，桂枝15g，细辛5g，肉桂10g，沉香10g，泽泻15g，牛膝15g，龙骨、牡蛎各30g，丁香10g，郁金20g，炙甘草15g。

7剂后，口疮、目眵、牙龈肿痛、鼻腔干痛均消失，颧赤、午后腹胀、全身串痛依旧，前方细辛增为7.5g，再加干姜10g，磁石30g，补骨脂20g，减去龙骨、牡蛎，再予调理月余，逐渐至痊。（张存悌治案）

（4）方某，女，58岁。2009年11月16日初诊：自谓"火总上头"，口疮、牙痛时作，眼角发痒，眩晕。20天前感冒，服消炎药、牛黄降压丸，遂至"上火"。畏冷，足凉，便溏。舌淡胖润苔薄黄，脉左浮尺弱，右滑数尺弱。阴盛之体而见畏冷、足凉、便溏各症，病发由服消炎药、牛黄降压丸而至"上火"，乃因凉药伤阳，逼其真阳上浮所致，潜阳封髓丹加味主之：

砂仁15g，附子25g，黄柏10g，炙甘草30g，肉桂10g，泽泻15g，牛膝15g，龙骨20g，牡蛎20g，磁石30g，干姜15g。7剂。

复诊："上火"各症均轻，鼻腔有黄嘎嘎，眩晕消失。上方加辛夷，续服7剂，

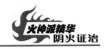

痊愈。（张存悌治案）

第七节　头面肿热

金匮肾气丸治案

（1）家云逸之仆，名来旺，卧病六七日，头面肿大如斗，紫赤色，起粟粒如麻疹状，口目俱不能开。咸以为风热上涌，又以为大头瘟，服清散五六剂，绝不效。渐口唇胀紧，粥汤俱不能进口，其主乃托余为视之。

两寸脉浮而不数，两尺脉沉而濡。余曰："此寒中少阴也，连日小便必少，大便必溏。"问之果然。用八味地黄汤，略兼用麻黄附子细辛汤，为定方用：大生地12g，附子3g，山茱萸、山药、茯苓、丹皮各3g，泽泻3g，加麻黄1.5g，细辛1g。服一剂色退淡，略消三之一。再剂消去一半，能进粥食矣。再除去麻黄、细辛，服四剂而痊愈。（《吴天士医话医案集》）

按：此案头面肿大如斗，色紫赤，颇似大头瘟。俗医极易误为阳热，其实乃是虚阳上浮所致，认证关键即是脉象。

（2）庚辰二月，接霞家婶头面肿大，起粟粒，镇中名医谓是风热上涌。服清散药，如防风、荆芥、柴胡、薄荷、玄参、麦门冬之类五六剂，不效。鳞潭家叔嘱为诊之，问是大头瘟否？余诊其脉，尺沉涩而寸浮软，口中作干。答曰："寒入少阴，每有此证，八味地黄汤可立奏功。"遂用八味一剂，次日，消三之一，口已不干，惟气不接续，微觉眩晕。次日，照前方加参3g，服二剂而全消。再予补养气药，调理一二剂而痊愈。（《吴天士医话医案集》）

（3）茜泾南门外朱松泉之妻，年三十左右，忽患头顶心突起如覆碗状。自以为外证，请外科医生治之，用寒凉之退毒药外敷内服，反头面肿胀如斗，眼目紧闭，咽喉窒塞，喘急舌瘖，予切其脉，两尺已脱，即用大剂金匮肾气汤加磁石、薄荷服之。一剂，肿势即退其大半，咽喉通而气急顿平。又服二剂而诸恙若失。（《治病法轨》）

原按：此症奇险异常，危在顷刻间矣。按其病在上而用温补下元之药，似乎漠不相关。况此系急症，人皆曰急则治其标，而予则用极王道之温补药以治其本，而服之果奏效如神，人皆不能信之，以为王道无近功也。要知此症由于元海无根，龙雷已上升至极巅。医不知为龙雷之火，而用寒凉药以泼之，必愈泼愈炽致变端莫测，危象频形。予用此导龙入海之法，为此症独一无二之治法，故能起死回生，谓为王道无近功，其可信乎？

（4）甲戌初冬，呈坎罗君玉文，在潜口典中，患伤寒已三日，始迎余诊视。

脉数大无伦，按之豁如，舌色纯黑，大发热，口渴，头面肿如瓜，颈项俱肿大，食不能下，作呕，夜不能卧。余见病势，殊觉可畏。问："何以遂至于斯？"答曰："前日犹轻，昨服余先生附子五分，遂尔火气升腾，头面尽肿，颈项粗大，锁住咽喉，饮食不能下，实是误被五分附子吃坏了。"余笑曰："附子倒吃不坏，是'五分'吃坏了。"问："何以故？"余曰："此极狠之阴证也。前贤所谓阴气自后而上者，颈筋粗大；阴气自前而上者，胸腹胀满。项与头面俱肿大，正此证之谓也。附子要用得极重，方攻得阴气退，若只数分，如遣一孩童以御千百凶恶之贼，既不能胜，必反遭荼毒。今日若延他医，不能辨证，见此病状，先疑为火，又闻尔被附子吃坏之说，彼必将前药极力诋毁一番，恣用寒凉一剂，病人必深信而急服之。呜呼！一剂下咽，神仙莫救矣。此阴极于下，致阳浮于上。今当先用八味地黄汤一剂，攻下焦之阴寒，摄上焦之孤阳。待面项肿消，再换理中汤，方为合法，若用药一错，便难挽回。"

余定方用：大熟地七钱，附子三钱，肉桂二钱，人参三钱，茯苓、泽泻各一钱，丹皮八分，山萸一钱五分，加童便半杯。服一剂，头面颈项之肿尽消，口亦不渴，始叹服余之认病用药如神。次日，再换用理中汤，桂、附、参、苓、泽俱同前用，去地黄、山茱萸、丹皮，加白术一钱五分，半夏八分，炮姜一钱。服一剂，脉症如旧，舌上黑苔丝毫未退，仍作呕。乃知一剂犹轻，照方每日服二剂，共用附子六钱，参亦六钱，胸膈仍不开，舌苔仍未退。又照前方将熟附换作生附，每剂三钱，亦每日服二剂。服二日，舌苔始退，胸膈略开。连服五日，始换熟附子，又服五日，始减去一剂，每日只服一剂，仍用参四钱。服数日，再加入熟地、山茱萸。又服十日，共服月余而后起。

其令郎感极，谓此病幸害在潜口，若害在舍下呈坎地方，断不知有此治法，万无复活之理矣！其后遇余先生，亦云罗某之恙，幸赖先生救活，不独罗兄感激，弟亦感激。若遇他医，以寒凉杀之，仍归咎五分附子之害也，不永受不白之冤耶？（《吴天士医话医案集》）

（5）虚阳贯顶。己卯七月，一族叔字维贞，发热数日矣。初用防风、柴胡等药二三剂，病不减，且加头顶痛，其痛如破，而其痛处又如有炭火在头上燔炙，奇痛奇热，将用清降药矣。余为诊之，两寸浮数无伦，按之无根，两尺沉微，举之无力，两手尖冷如冰，脚下亦极冷，时出大汗。余曰："此寒中少阴，因升散而使虚阳贯顶，以故极痛极热，切不可用凉药。"

余用八味地黄汤，内用大生地八钱，附子三钱，肉桂一钱半，山茱萸二钱，丹皮八分，茯苓一钱半，泽泻八分，山药一钱，加人参七钱，龟板二钱，牛膝一钱，童便半盏。服一剂，痛减十之八，热全却矣。再服一剂，痛全止，反畏寒。诊其脉，

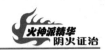

两寸脉平，两尺脉起，两关脉微弦。余曰："此又将作疟状也。"是夜，果发寒又发热，汗出甚多。遂改用人参三钱，白术二钱，陈皮八分，炙甘草三分，肉桂二钱，附子一钱半，炮姜·钱，茯苓八分，当归一钱。服数剂，寒尽退，单发热，又加熟地、山茱萸，服数剂，热全退，汗渐止，再服数剂而痊愈。（《吴天士医话医案集》）

原按：此等证最易错误，若不详审明确，未有不以凉药杀之者。

第二章 虚阳外越

张景岳说:"阳浮于外,而发于皮肤肌肉之间者,此其外虽热而内则寒,所谓格阳之火也。"主要见于发热和外科、皮肤病等,后二者另立专门章节,本章着重于发热。

第一节 阳虚发热

一、四逆汤治案

(1)刘某,男,30岁,农民。2007年11月29日就诊,发热月余,体温在37.6℃左右,白天高,夜晚低或正常,化验血常规发现白细胞增高,怀疑"败血症",经用抗生素、激素治疗后,体温仍然不降,白细胞反而增高,无奈之下求治于中医。症见:发热多在37.6℃左右,一般上午开始升高,下午3时左右最高,夜晚可恢复正常,活动、劳动、劳累之后发热加剧。身体困倦,气短懒言,无精打采,食纳不香,二便尚可。舌淡胖大边有齿痕,苔白腻滑,脉沉细无力。证属虚阳外越,治宜回阳收纳,方用四逆汤加味:附子30g(先煎)、炮姜30g,炙甘草10g,红参10g,肉桂10g,三七10g,砂仁30g。水煎服,每天1剂。6剂。

二诊:服药之后,体温慢慢控制在37.2℃左右,精神转佳,食纳增进,化验白细胞降至正常,大为高兴,病人为白细胞升高苦恼不已。原方有效,再进6剂。

三诊:体温恢复正常,劳作之后,感觉又要发热,体温37℃,畏寒肢冷减轻,体力增加,要求巩固治疗,前方再进6剂。(《火神派学习与临证实践》)

按:长期发热,西医多在病原体上找原因用药,问题是细菌培养虽然发现了致病菌,可应用敏感抗生素后,体温及白细胞仍然不降,原因何在?关键在人体的抵抗力上,正气不足,驱邪能力下降,故而白细胞不降反升。中医着眼于调整正气,这正是其优势所在。此证一派阳虚表现,提示此热为阴火,故而用回阳收纳之法,阳气足而邪自退,白细胞亦恢复正常。

在对阴火的辨识中,郑钦安对世称"温病"的认识独具只眼。他在《医法圆通》"辨温约言"中说:"予业斯道三十余年,今始认得病情形状与用药治法,一并叙陈。"

"病人初得病,便觉头昏,周身无力,发热而身不痛,口不渴,昏昏欲睡,舌上无苔,满口津液,而舌上青光隐隐;即或口渴而却喜滚,即或饮冷而竟一二口;

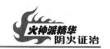

即或谵语而人安静闭目；即或欲行走如狂，其身轻飘无力；即或二便不利而倦卧，不言不语；即或汗出而声低息短；即或面红而口气温和；六脉洪大，究竟无力；即或目赤咽干，全不饮冷，大便不实，小便自利。"从症状上指明有阴象足征，如"口不渴""即或口渴而却喜滚""满口津液""安静闭目""昏昏欲睡""小便自利""倦卧"等，俱是阴象阴色，为阳虚发热的判断提供实据。

"即服清凉，即服攻下，即服升解，热总不退，神总不清。""今人不分阴阳病情相似处理会，一见发热，便云外感，便用升解；一见发热不退，便用清凉滋阴、攻下；一见二便不利，便去通利。把人治死尚不觉悟，亦由其学识之未到也。"总结了此症误治的常见路数，从用药反应上亦证明此症并非外感、实热。

治疗此症，"只宜回阳收纳，方能有济""予经验多人，一见便知。重者非十余剂不效，轻者一二剂可了。惜乎世多畏姜、附，而信任不笃，独不思前贤云甘温能除大热，即是为元气外越立法"。最终肯定此症乃由"元气外越"引起，治以回阳收纳之法。

按：此症因其始病即呈发热，而无恶寒身痛等表证，世多以为"温病"，其实是因为"根本先坏"，阳气已经不足，发热乃是阴盛逼阳，元气外越所致。李东垣所谓"内伤发热"正指此症也，所倡"甘温除大热"法亦正为此而设，不过东垣强调的是脾胃阳气不足，郑钦安重视的是肾阳元气受损。所以此症不应混称"温病"，而应称之为"虚阳外越发热"，确实独具只眼。

（2）李某，女，40岁，农民。低热年余，每天上午7点开始发热，体温37.1℃左右，下午2点以后达37.3~37.4℃，活动劳累后加剧，休息后减轻，曾经全身系统检查无异常。现症见：气短懒言，体困乏力，不耐劳作，畏寒肢冷，喜热恶寒，口渴而饮水不多，大便偏干。舌淡水滑，脉沉细无力。证属虚阳上浮，治宜温阳益气，方用四逆汤加味：附子30g（先煎2小时），干姜30g，炙甘草10g，红参10g。3剂，水煎服，每天1剂。

服药效果较佳，体温恢复正常，困乏明显改善，又服3剂，巩固疗效。随访月余，病情无反复。（《火神派学习与临证实践》）

按：《黄帝内经》云："阳气者，烦劳则张。"女性有经、带、胎、产之累，加之操劳过度，以致阳气耗损，阳虚外浮，而致发热，此系阴火，绝非阳热，病人一派阳虚阴盛表现可证。治用四逆汤加人参温阳益气，以补耗损之阳气。傅氏应用本方治疗妇女长期发热者已有数十例，均收良效。

二、白通汤治案

（1）云南省某医院原院长秦某，有独子名念祖，13岁。患伤寒病发热20余日不退。秦精于西医，邀同道会诊，均断言无法挽救。1948年1月7日邀吴氏诊视：发热不退已20余日，晨轻夜重，面色青黯，两颧微发红，口唇焦燥而起血壳，日夜不寐，人事不省。呼吸喘促，时而发迷无神，时又见烦乱谵语，两手乱抓有如撮空理线。食物不进，小便短赤，大便已数日不通，舌苔黑燥，不渴饮，喂水仅下咽二三口，多则不吮。脉象浮而空，重按无力。

此系伤寒转入少阴，阴寒太盛，阴盛格阳，致成外假热而内真寒之阴极似阳证。外虽现一派燥热之象，内则阴寒已极，逼阳外浮，将有脱亡之势。法当大剂扶阳抑阴，回阳收纳，交通心肾，拟方白通汤加上肉桂主之：附子250g，干姜50g，葱白4茎，肉桂15g（研末，泡水兑入）。

当晚服后，稍见安静，得寐片刻，面部青黯色稍退而略润，脉象不似昨日空浮，烦躁谵语稍宁。但见欲寐愈甚，现出少阴虚寒本象，又照原方煎服一次，以下为逐日诊治记录：

8日：热度稍降，唇舌已较润，烦乱止。但有时仍说昏话，曾呕吐涎痰一次，仍以白通汤加味主之：附子300g，干姜30g，茯苓30g，肉桂15g（研末，泡水兑入），葱白4茎。上方服后，整夜烦躁不宁，不能入寐。

9日：脉稍有力，热度较前稍降，神情淡漠，不渴饮。此系阴寒太盛，阳气太虚，虽得阳药以助，然病重药轻，药力与病邪相攻，力不胜病，犹兵不胜敌。虽见烦躁不宁，乃药病相争之兆，不必惊疑，尚需加重分量始能克之：附子400g，干姜150g，肉桂20g（研末，泡水兑入），朱衣茯神50g，炙远志20g，丁香5g，生甘草20g。为救危急，煎透后一小时服药一次。下午5时又视之，病势已大松，烦躁平定，人已安静，小便转较长。病有转机，是夜又照原方连进，大便始通，泻出酱黑稀粪3次，发热已退去大半，烦乱谵语已不再作，且得熟寐四五小时。

10日：脉浮缓，唇舌回润，黑苔退去十之六七，身热退去十之八九，照第三方加砂仁10g，苍术10g，吴茱萸8g治之。

11日：大便又畅泻数次，其色仍酱黑。身热已退净，唇上焦黑血壳已脱去，黑苔更见减少，津液满口。日夜泄泻十余次，秦君夫妇为此担心，认为有肠出血危险，每见其子排泻大便，即流泪惊惶不已。当即解释，良由寒湿邪阴内盛，腹中有如冰霜凝聚，今得阳药温化运行，邪阴溃退，真阳返回而使冰霜化行。所拟方药皆非泻下之剂，其排泻者为内停寒湿污秽之物，系病除佳兆。病家疑虑始减，继以大剂温化日夜连进：附子400g，干姜80g，肉桂20g（研末，泡水兑入），砂仁10g，茯苓50g，薏苡仁20g，白豆蔻8g，甘草30g。

12日：大便又泻10余次，色逐渐转黄，小便已较清长，黑苔全退，尚有白滑苔，食思恢复，随时感到腹中饥饿而索求饮食，继拟下方调治：附子400g，干姜80g，

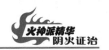
肉桂 20g（研末，泡水兑入），砂仁 10g，黄芪 30g，炙甘草 20g，龙眼肉 30g。

13 日：大便仅泻 2 次，色黄而溏，唇色红润，白滑苔已退净，神识清明，食量较增，夜已能熟寐，脉静身凉，大病悉退，但阳神尚虚，起动则有虚汗而出，拟黄芪建中汤加桂附调理：附子 300g，黄芪 80g，桂枝 20g，白芍 30g，炙甘草 20g，肉桂 20g（研末，泡水兑入），生姜 30g，大枣 4 枚，饴糖 30g（烊化兑入）。

14 日：脉沉缓而有神，唇舌红润，大便泻利已止，小便清长，有轻微咳嗽，腹中时或作痛，拟四逆汤加味治之：附子 300g，干姜 100g，细辛 8g，肉桂 11g（研末，泡水兑入），陈皮 10g，法半夏 10g，甘草 10g。

15 日：咳嗽、腹痛已止，惟正气尚虚，起卧乏力，继以四逆汤加参、芪善后调理，服 5~6 剂而愈，体质健康如常。（《吴佩衡医案》）

按：此症发热，口唇焦燥，双颧微红，烦乱不寐，小便短赤，大便不通，舌苔黑燥等，怎么看都像热证。但从面色青黯，人事不省，不渴，脉浮而空等症判为"阴寒已极，逼阳外浮，将有脱亡之势"，其认证之准确，令人钦佩。投以大剂白通汤，不夹一味阴药，每日一诊，随时调方，附子从 250g 增加到 400g，且日进 2 剂就是 800g，终于救治如此危症，真善用附子大家也。

（2）产褥热。罗某，女，31 岁，云南人。1959 年 1 月 30 日初诊：患糖尿病多年，临产住某医院。剖腹产后廿余日，一直高热不退，服西药、注射抗生素，体温未退，人弱已极。寒入少阴，格阳于外，下午体温 39.8℃，小腹冷痛，食欲不振，大便溏泻色绿。脉沉而紧，舌苔白滑而厚腻。此乃少阴寒化之证，急宜扶阳收纳主之，否则阳脱危殆费治，以白通汤加肉桂主之：附片 150g，筠姜 80g，上肉桂（研末，泡水兑入）10g，葱白 6 茎。

二诊：服前方 2 剂后，六脉均已和缓，发热已退，脉静身凉，舌苔已退七八，唯里寒未净，小腹作痛，稍能食，人无神，以四逆汤加味治之：附片 100g，吴茱萸 8g，筠姜 30g，茯苓 20g，北细辛 8g，生甘草 8g。

服此方 4 剂后，诸症悉退，食增神健，痊愈出院。（《吴佩衡医案》）

三、茯苓四逆汤治案

（1）方氏令郎年十五岁，因夏月贪凉食冷，致仲秋发热腹痛。初幼科医治，十日不效，令余接医。诊脉弦紧，仍以童稚治法，用温中化滞，苍朴桂枝炮姜，又四五日，亦不效。以手按其痛处，则在脐旁季肋之下，此少阴部络，且年已十五，不可作童子医矣。已经汗而热不退，每日大便而痛不减，渐增烦躁，此内真寒而外假热，少阴病也，用茯苓四逆汤，暗投附子，恐病家之疑畏也。初煎服下，即热退，再煎挤渣服即安卧。次日直告明用附子，照前药遵原方，加人参一钱。如此七日，热退痛除，即转咳嗽，前之季胁痛处，变为不能著席而卧。盖前痛乃外寒客于少阴，今之咳嗽，则因病而内虚寒。改用八味地黄汤加人参，十数剂咳止，方能侧卧。病后唾水，仍以八味地黄丸，两倍桂附，水叠为丸，服年余，乃唾止。（《素圃医案》）

（2）师某，女，47岁。2013年7月15日初诊：发热已5天，体温38~39℃之间，医院予抗生素消炎处理。昨天进食西瓜后泻利，逐渐神识昏昧，心烦不安，手足躁扰，言语错乱。体温38.3℃，无汗，尿量尚可，医院已向家属下病危通知。患者系当年我下乡时的乡亲，其女儿来沈求救，遂驱车急赴乡镇医院。查病情如上，舌淡紫润，右边有紫疱如绿豆大一个，脉滑软寸弱，此虚阳欲脱急症，处茯苓四逆汤加味：茯神30g，附子30g（先煎半小时），炮姜30g，红参20g，砂仁10g，龙骨、牡蛎各30g，香薷10g，炙甘草15g，生姜10片，大枣10个。3剂，嘱冷服，每次兑入童尿50mL。当时病人的外孙在场，就地取材，用了他的尿。

次日电话告知：服药3次，见汗，神识已清，热退，烦躁亦安，病入坦途。唯感腹胀，嘱余药热服，停用童尿。药尽恢复常态，继续电话沟通调理出院。（张存悌治案）

按：中医治疗急症自有传统，但多年来接手的急症不多，因为大多数人都找西医去了，不知中医治疗急症自有一套方法，疗效不比西医差。不知道多少人死守着西医，被治死而不觉，不相信中医也能治好急症。

（3）谭长春，男，45岁。患疟疾，经治多日获愈。曾几何时，又突发热不休，但口不渴，喜拥被卧，神疲不欲动，此为病久正虚之证，治宜温补。无如医者不察脉证虚实，病情真假，只拘泥于翕翕发热而用麻桂发汗之，遂致漏汗不止，身不厥而外热愈炽，惟倦卧恶寒，厚被自温，不欲露手足，声低息短，神衰色惨，证情严重，由族兄某建议邀吾。

至时，人已不能言，汗犹淋漓，诊脉数大无力，面赤，身壮热，舌白润无苔，不渴不呕。审系阴寒内盛阳气外格，属诸戴阳一证，治宜回阳抑阴，为阳回阴和，阴阳和则汗敛也。因思伤寒论中之通脉四逆汤及茯苓四逆汤皆回阳刚剂，若以汗多亡阳而论，则通脉四逆又不如茯苓四逆汤回阳止汗之力大，遂用大剂茯苓四逆汤以图挽回。茯苓八钱，生附子六钱，干姜五钱，野参四钱（另蒸兑），炙草三钱。煎好，另加童便半杯冲服。

上方实系通脉四逆、茯苓四逆两方化裁而合用之。一日进药三帖，午夜发生烦躁，刹那即止，渐次热退汗停，按脉渐和有神。次晨口能言一二句，声音低微，气不相续，此时阳气虽回，气血犹虚，改进十全大补汤（桂枝易肉桂）温补气血。后又随加破故纸、益智仁、巴戟天、杜仲等温养肾元，服药半月，病体全复。（《治验回忆录》）

按：此案妄汗遂漏不止，大汗亡阳，阴寒更甚，又添戴阳之证。身热不休，反

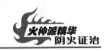

喜拥被而卧，正是仲景所说："病人身大热，反欲得衣者，热在皮肤，寒在骨髓也。"脉数，身壮热，但不呕、不渴，其病不属三阳可知。昧者误为表热，妄投发汗，遂漏不止，致大汗亡阳。主方所用通脉四逆与茯苓四逆合方化裁而加童便者，扶阳兼以救阴。因病人为阴虚之体，复汗后伤阴，故又投十全大补汤加味，温补气血为治。

（4）夏某，女，73岁。2010年6月30日初诊：浑身躁热如冒火，午后尤甚，坐卧不安，严重影响睡眠，有汗阵发，已半月。2个月前因高烧住院，静脉滴注左氧氟沙星10天，体温已正常。伴心悸，纳差，口和，便艰屡服泻药1年，畏冷，冬季足凉。心电图示 V5-6、S-T 段下移，在某部队医院住院2次，按心脏病治疗，花好几万元未效。舌赤胖润苔根黄，脉左沉滑数软，右滑数软寸弱。此本高年正虚，复以凉药重伤其阳，阳失其守，浮越于外而见躁热不安，拟茯苓四逆汤加味回阳潜纳：附子30g，干姜30g，红参10g，砂仁10g，肉桂10g，茯苓30g，炙甘草60g。3剂。

次日电告：昨晚安睡一夜，躁热未发。5天后迄未发作，原方再予3剂巩固。（张存悌治案）

按：此案颇有意味，病人主症乃浑身躁热，坐卧不安。虽见心悸，并非其主要困苦之处。西医只因心电图异常，即按心脏病治疗，未免隔靴搔痒，故而无效。中医治疗这种奇怪发热，效果很好，原因在于中医对各种发热，有着丰富的认识和经验。

四、回阳救急汤治案

慢惊风 棠友弟之子，甫二岁，禀质弱极。癸亥年七月间，向幼科处讨末药予服。服后每日必泻五六回，弟媳辈甚喜，谓是痰滞皆去，归功于末药。泻至第七日，夜发大热，至天明不退。更加吐泻，一日吐泻达三十余次。下午接幼科视之，云一块火，药用清解，加黄连二分。服一剂，是夜吐泻不休，发热更甚。

余次早闻之，急令一看：唇白面青，瘦脱人形，喉间喘急之甚。强抱竖起，眼略开即闭，如欲睡状，此慢惊将成也。余且恨且惧，急命倾去前药勿服。用人参、白术、茯苓、炙甘草、陈皮、半夏、附子、肉桂、炮姜、黄芪、丁香，速令煎服。服下吐遂止，大睡一二时。醒来喘觉稍定，热亦温和，泻只一次。午后仍照前再予一剂，热退喘定。至夜深又复发热，次日仍照前药服一剂，泻全止，热全退。夜又服前药一剂，热退尽，夜不复发。次日去附子，只用六君子汤加姜、桂，仍用参八分。服四剂而神采始旺，吐去痰涎若干，始不复嗽。乃予人参五钱，服六君子十日而后复元。（《吴天士医话医案集》）

按：所用药物吴天士称为附子理中汤加味，仔细揣摩，当系回阳救急汤方意，此案另加黄芪、丁香。

五、潜阳封髓丹治案

（1）王某，男，43岁。2011年1月19日初诊：换肾手术一年，半年前自觉火从腹部上冲至心下，呈阵发性，上半身燥热，午后加重，并发低热。咽部与牙龈时发肿痛，腰膝酸软，手足发凉，乏力，眠差，便溏，尿时黄。舌淡胖润，苔垢有纹，脉沉滑寸弱。此情亦是虚阳外越，上热下寒之证，主以潜阳封髓丹加味：

附子60g，砂仁25g，龟板15g，黄柏15g，干姜30g，炙甘草60g，骨碎补25g，山茱萸45g，茯神30g，怀牛膝15g，龙骨30g，牡蛎30g。10剂。

服药后，燥热减轻，手足凉转温，余症轻减，上方山茱萸改为75g，原方调整再服10剂，随访疗效巩固。（张存悌治案）

按：此案虚阳上越，上热下寒，重用附子温阳治本，另外选药引火归原俱有章法：镇潜以龙骨、牡蛎；引下选牛膝，泽泻亦可；酸敛用山茱萸肉且予重剂，乌梅、白芍亦可；纳归以砂仁为代表；补土伏火主要以大剂量炙甘草60g为代表，真阳浮越，上热下寒，一可使阳气守于下焦，而不过于升腾；二可助药力持久释放。

（2）王某，女，75岁。每当着急上火则两胁肋发热，病已2年，此次病已3天。常觉鼻干如冒火，手足心热，便溏。慢性咽炎多年。舌淡胖润，脉弦似数而软。此证从舌脉及便溏而论，当属阴证。病在两胁属肝经部位，又与情绪相关，故从厥阴着眼。但从鼻干冒火而论，又有阴火上犯之象，拟疏肝温纳兼顾，选用潜阳封髓丹合四逆散试之：

附子25g，龟板15g，黄柏15g，砂仁25g，柴胡15g，枳实10g，白芍15g，麦芽30g，僵蚕10g，炙甘草15g，大枣10个。

7剂后诸症皆减，药已中的，前方加肉桂10g，牡蛎30g，5剂后告愈。（张存悌治案）

（3）宋某，女，30岁，农民。1个月前患带状疱疹，经用抗生素、激素等药物治愈，但出现反复低热37.5℃不退，伴白细胞增高，曾达到20.9×10⁹/L，经大剂量抗生素治疗后，白细胞下降到正常范围。可停药不出3天，白细胞再次上升，随之感觉身体日益低落，消瘦明显，伴失眠逐渐加重，不敢再用抗生素，要求中药调治。查白细胞11.9×10⁹/L。症见低热，下午为重，最高可达37.5℃，气短懒言，身体倦怠，畏寒肢冷，神不守舍，情绪不稳，精神抑郁，失眠多梦，喜长叹，自感体力不支，身体消瘦，纳呆腹胀。舌淡胖大边有齿痕，脉沉细弱而无力。证属阳衰虚阳外越，治宜回阳健脾，方用潜阳丹加味：

附子30g（先煎2小时），炮姜30g，龟板10g，砂仁10g，炙甘草10g，红参10g。3剂，水煎服，每天1剂。

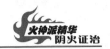

服药之后，症状大减，低热消除，白细胞恢复到 $10.9 \times 10^9/L$。现胃胀明显，加重剂量服用，调整处方：附子50g（先煎2小时），炮姜30g，砂仁30g，炙甘草10g，红参10g。3剂，水煎服，每天1剂。

三诊：自感病情减轻大半，化验白细胞 $9.0 \times 10^9/L$。精神明显好转，失眠也好转，但情绪仍然不稳定，要求长期服用，处方调整：

附子60g（先煎2小时），炮姜50g，砂仁30g，炙甘草10g，红参10g。10剂，每天1剂。服用40余剂，停药观察，病情稳定。（《火神派学习与临证实践》）

按： 反复低热，白细胞增高，西医应用抗生素是正常的。但病人免疫功能也在下降，身体日渐虚弱，乃至"不敢再用"。停用抗生素白细胞又再度升高，顾此失彼，这是抗生素的一大弊端。此症此情求之于中医最为适宜。病人虽说低热，按阴阳辨诀衡量，反映的是一派阳虚之象，扶阳自是治本，潜阳丹加味而治，不仅发热可退，连白细胞也降至正常，充分体现了中医以人为本的优势。

六、参附养荣汤治案

（1）仙潭孙自范甥孙，慢脾症。咳嗽身热，痰涎涌盛，四肢抽搐，自汗，嗜卧露睛，撮空手振。屡进补脾兼消痰逐风之剂不应，自翁录症袖方商于予。予曰："此症风自内出，本无可逐；痰因虚动，亦不必消；只补脾土，诸症自退。但据所示兼症，则其面必㿠白，脉必散大，舌必胖滑，色必嫩白，颈必软而头必垂矣。"自翁曰："诚如所言，予固知其虚也，乃救虚而不应，究何故耶？"予曰："诸症皆属寒，而诸方止救虚者也。使天柱未倒，固自响应矣。然其间逐风消痰之品尚须削除务尽也。今颈软头垂则天柱已倒，而虚上加寒显有确据，非炮姜、桂附何以追已去之阳而苏垂绝之气哉？"乃写参附养荣汤一方与之，且嘱曰："如阻以稚幼纯阳无补阳之法，则危在旦夕，百不一活矣。"

自翁速命取药立煎与饮，1剂而各症悉减，3剂而各症全除。次用异功散加煨姜、白芍，调理而健。（《潜邨医案》）

按： 本例慢脾风，杨氏慧眼指明："诸症皆属寒，而诸方止救虚者也。""虚上加寒显有确据，非炮姜、桂附何以追已去之阳而苏垂绝之气哉？"强调姜桂附温阳作用。

（2）乌程潘中建弟浴青，回南一路劳顿，感寒发热，时作微寒，杂用散风发表药数剂，热势渐炽。改用清火养阴药又数剂，热势转甚。比到家则舌苔已由白而黄，由黄而焦，干厚燥裂，黑如炭色。神思昏沉，手足振掉，撮空自汗，危症蜩集矣。同好周庶胆、王龙谿皆郡中名手也，见其热势炽甚，以为寒之不寒是无水也，投以六味饮不应；见其舌黑如炭，燥裂焦干，又以为攻伐太过，胃阴干枯也，投以左归饮又不应。

中建乃邀予相商，诊其脉左关尺细而紧，右寸关大而缓，舌体浮而胖。谓中建曰："此乃阳虚火衰证，即此舌亦非阴亏火旺舌也。盖缘阴盛于内而复益之以阴，重阴内逼，逼其虚阳于皮肤喉舌之间，故其热益炽而振掉昏沉，其苔益厚而焦干燥裂耳。**若果是阴亏而火旺，则未有六味、左归滋阴猛进，而舌反加黑，苔反加厚，身反加热者也**。夫舌亦有似实而实虚者，审之贵清；苔亦有似阳而实阴者，验之宜晰。今以其舌之干燥而责以阴亏，苔之焦黑而责以火旺。就常而论，谁不云是据理而断，谁得曰非？**殊不知阴亏而干燥者，其舌必坚敛；火旺而焦黑者，其舌必苍老，万无干燥焦黑属阴虚火旺而舌见胖嫩者也**。"

中建大服予论，乃拟养荣汤用人参五钱，加附子三钱，一剂熟睡竟夜。翌早则舌上干燥焦黑之厚苔尽脱，而变为嫩红滑润矣。仍用原方减人参二钱，附子一钱五分，连服四剂，回阳作汗而诸症悉除。（《潜邨医案》）

按：杨氏论舌，"殊不知阴亏而干燥者，其舌必坚敛；火旺而焦黑者，其舌必苍老，万无干燥焦黑属阴虚火旺而舌见胖嫩者也"。此证判为"阳虚火衰"最重要的依据即"舌体浮而胖"，"万无干燥焦黑属阴虚火旺而舌见胖嫩者也。"

"凡物之理，实则坚，虚则浮，热则燥，寒则湿。今舌色青上加黄而胖，则为肝脾之虚无疑，而胀非实胀，痛非实痛可知矣；胖而兼嫩且滑，则为肝脾之寒无疑；而胀为寒胀，痛为寒痛可知矣。引而伸之，诸脏皆可类推。予兹三十年来，所挟以破群医莫破之疑，治各种难活之候而幸无或误者，所恃有此法也。使不有此法，则何以阴阳虚实见之悉得其真，补泻寒温投之则神其应哉？"（《潜邨医案》）读者最当学此眼光。本案治以养荣汤加附子，5剂而诸症悉除，疗效证明辨治准确。

（3）产后发热　归安沈指南室人，分娩后发热，自汗，五心烦热，四肢懈怠，懒于言动。胸腹胀闷，怔忡惊悸，少寐少食。每日子后稍安，午后更甚。时在三伏，或以为暑，或以为痧，或以为瘀，或以为滞，集论纷纷，无一确见。所进汤药非清暑去痧即破瘀消滞。延至七月初，寒热如冰如烙，往来不歇，自汗如雨如油，寝食俱废，乃延予诊。

予据前症而合之，面色则白而㿠，舌头则胖而滑，脉则脾肺大而缓，肝肾细而紧，按之皆无力，知其气血大虚而大寒也。以养荣汤加附子二钱与之，正在煎药，适西关外一医者至，指南出予所定方示之。医者曰："症候至此固知无生理矣，然尚有一息未断之气，或者别有商处，以庶几于万一。今以如此热天，如此热症而用如此热药，下咽后非烦躁发狂即七孔流血，不转眼毙矣，真无望也已。"

指南惧不敢服，医者乃用药胡一钱，黄芩二钱，花粉三钱，丹皮、山栀各钱半，甘草五分，且谓指南曰："少阳邪气既深，阳明胃火又盛，非此清火逐邪，不能救也。

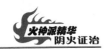
一线生机在予早来一刻，不使桂附入口耳。"服药后自酉及辰，扼捏不安，危剧尤甚。时吴门陆鸣九寓苫中，请诊焉。鸣九曰："此症气血大虚，肝脾将败，非具有胆识如昨用参附姜桂者不能挽矣，何不倾心任之？"指南犹豫未定，决于卜，乃复延予。

及赴诊则傍晚矣，群医尚在座，昨之西关外者亦与焉。予向指南索予所定原方，又添附子一钱五分，肉桂五分，余俱如昨。指南曰："昨因方有桂附故不敢投，今益加重，不尤令人胆怯乎？"予曰："昨多凉药一剂，今加桂附二钱，正内经所谓：时必顺之，犯者治以胜也。如此热天，如此热症，如此热药，设有不投，人鬼立判，宁敢稍有误耶？下咽后即得睡矣，得睡即活矣。"比晚进药一剂，果酣酣熟睡至寅刻始寤。寤则汗已止，热已退，胸膈通泰，进粥碗许。

自此守服原方，每日两剂，每剂参附各三钱，姜桂各钱五分。至第三日，寒战索被加至三四，只叫冷甚，举家又甚惶惑。鸣九曰："莫非间日一发之疟疾乎？"予曰："此阳回佳兆，非疟疾也。助以参汤即微汗而止矣。"如言果安。照前方服至第六日，诸症悉除。继用十全、八珍等调理而愈。出步后，因迁卧上楼劳力，复发热。伊时指南因公外出，其大郎飞云以热势炽甚，疑前症复发。予曰："气虚劳复，固病后常事，补中益气加白芍多服四剂自愈耳。"如数服之而痊。（《潜邨医案》）

按：此案显示寒温之争何等激烈。娩后发热，或以为暑，或以为痧，或以为瘵，集论纷纷，无一确见。杨氏据症合之面色㿠白，舌胖而滑，脉按之无力，知其气血大虚而大寒也。无奈群医不识假热，认为"如此热天，如此热症而用如此热药，下咽后非烦躁发狂即七孔流血，不转眼毙矣。"致病家犹豫，竟致"决于卜（算卦）"，乃复延杨氏，挽回垂绝，混杂着荒唐与幸运。

七、祝氏温潜法治案

（1）伤寒神衰 徐男，患伤寒甚剧，热度逐日上升，昏眩神惯，呓语呢喃，醒时又了了自清，脉不洪数。该患即儿科名医徐小圃之子徐伯远，且系祝氏弟子。徐邀诸家名医会诊，一致认为热入心包，邪热内闭，主以清宫汤、紫雪丹凉血开窍，服之无效。徐氏方寸已乱，向祝氏讨教。祝氏仔细望闻问切，曰："病人神志昏惯系由渐而成，呓语郑声，脉现伏象，不是中热毒昏惯突然而来，实系阳虚欲脱之象，并非中热毒，吾意不能用清宫汤、紫雪丹类。君等若听吾言，信余安排，吾徒病倘不能愈，余不复言医矣！"遂处以"强心扶阳诸药，倍增其量而与之"：附子12g，生龙齿30g，磁石30g，酸枣仁24g，朱茯神12g，石决明45g，桂枝9g，白芍9g，石菖蒲9g，姜半夏12g，麻黄6g。当晚服药1剂，及至天明，病人汗出，热度大减，神识逐渐转清，身体颇为疲惫。仍以原方去掉麻黄，加人参9g，再服。药后呓语呕恶均止，7日而热退痛消，谈话对答颇清，继续调理而愈。（《祝味菊医案经验集》）。

按：祝氏温潜法为祝味菊最常用的配伍方法，率用"附子兴奋，配以磁石"，合用酸枣仁、茯神以强心，龙齿、磁石、酸枣仁、茯神四药成为祝氏应用附子最常见的药物组合，时称"祝氏附子药对"，学者称之为"祝氏温潜法"。

此案乃祝氏一个著名案例，因为救治的乃是儿科名医徐小圃之子。伤寒极期指病至危重之际，病变有"中毒昏瞶"与"神衰昏瞶"虚实两种可能：因高热而中毒者，称之为"热昏"，即所谓"热入心包"；也有阳虚欲脱而致"神衰"的可能，其症舌如龟裂、高热等乃是虚阳上浮所致，断非热毒之证。前者是阳证，后者是阴证，二者必须分清。伤寒极期这种阴阳难辨的局面，所谓"识见不明，误用即死"。

祝氏对于伤寒极期出现的"神衰"局面，积累了丰富的辨识经验："壮热无汗，或汗出不畅，是生温多而放温障碍也，麻桂所必用，清表则汗愈少而热愈壮矣；神昏有由于中枢疲劳太甚，抗力之不振，宜有以振奋之，附片所必用。清而下之，抑低其抗力，愈虚其虚矣；谵妄无度，神经虚性兴奋也，宜镇静之，龙磁所必用，无可清下也……彼舌如龟裂，每多津不上升，脉如釜沸，显见心劳力绌，将温壮之不遑，岂可以亢温为热象，而用清下哉？"（《伤寒质难第六篇》）此番议论将"伤寒神衰"的病机一一点明，为时医指点了迷津，陈苏生将其比喻为《黄帝内经》中的"至真要大论"，听来"如饮上池水，洞见症结"。

强调伤寒极期而见阳衰者，必用附片、龙磁、麻桂等药辛开兼以温潜，"劫病救变"，断不可用时医清表与寒下之法，这些乃是祝氏最具见识之处，本案即是这样处理的。

（2）徐男，20岁，伤寒高热两旬不退，渐至神昏谵妄，前医皆谓热入心包，主以清宫汤治之，罔效。祝氏诊视，谓："神已衰矣，不能作热入心包之治法"，处以温潜兼辛散之法：

附子12g，生龙齿30g，磁石30g，酸枣仁15g，朱茯神12g，桂枝9g，生姜9g，苏梗6g，郁金9g，姜半夏9g，麻黄6g。服后诸恙依然，未见好转，但亦没有加重，复为处方同前。徐父乃商界巨擘，另延名医会诊，认为"邪入心包，误投温燥，法在不救"。徐家上下忐忑不安，祝氏详加解释，称道：如果"病以吾药而剧，吾固不得辞其责，可毁我招牌，公之报端，'为庸医杀人之戒'"。令其安心，仍令服原方，且不分昼夜，连进2剂。次日，患者汗出热减，神静而得安寐。仍予原方再服4剂，2日内服完，诸恙大愈。（祝味菊治案）

按：此案亦是祝氏一个著名案例，与前面徐伯远案无论症情还是用药皆为相似，均系伤寒极期而见神衰，且都与温病派名医有过交锋，祝氏力排众议，一力承揽，主以大剂姜附、麻桂，终获成功，转危为安。此案令沪滨诸医钦佩不已，章次公先

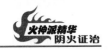

生甚至说道："奉手承教，俯首无辞。"

第二节　戴阳

一、白通汤治案

（1）倪某，女，34 岁。1983 年冬不慎煤气中毒住院抢救，又食生冷而致腹泻，输液 3 日而下利不止，邀顾氏诊治：日下利十数次，便中带血，干呕烦躁不安，食不下，饮水即吐，面赤肢冷。舌苔淡白，脉微欲绝。治以白通加猪胆汁汤，扶阳育阴：附片 100g，干姜 24g，葱头 3 茎，鲜猪胆一个，嘱其每服药一次，针刺十余滴兑服。服药 1 剂，面赤已退，干呕渐平，心烦大减。2 剂尽，脉缓有神而诸症渐愈，继以四逆汤、附桂理中汤调理而愈。（《著名中医学家吴佩衡诞辰一百周年纪念专集》：顾树祥治案）

原按：少阴病下利，阴寒在下，脾肾之阳衰疲，故见厥逆、脉微欲绝。虚阳无依，被逼上逆，则干呕心烦，面赤。急用白通汤回阳救逆。里寒太盛，恐阳药格拒不纳，加猪胆汁之苦寒反佐，引阴入阳，阴阳和阳气复矣。

按：戴阳证，首见于仲景《伤寒论——辨厥阴病脉证并治》第 366 条："下利，脉沉而迟，其人面赤，身有微热，下利清谷者……所以然者，其面戴阳，下虚故也。"下焦虚阳上浮，因而面赤。

（2）谢某，女，36 岁。1938 年 4 月，起床后精神如常，忽然头晕眼花，跌倒灶后，即扶至床上静卧，昏迷不醒。延余往诊：脉伏不见，四肢厥冷，两颧微红，时有恶心欲吐之状。因肝肾阳气俱虚，眩晕发厥，阴气下盛，虚阳上浮，致有戴阳证象。问及怀孕日期已近 9 月，白通汤加味主之：黑附片 15g，干姜 9g，炒吴茱萸 6g，公丁香 2.4g，桂枝 9g，葱白 3 茎，炙甘草 6g。

服药后觉胸腹辘辘作响，泻了很多水分。下午往诊，平复如常，次日仍有腹泻，以理中汤加味为治。（《伤寒论方医案选编》）

按：此妊娠厥逆，乃寒盛于下，戴阳于上之证。三阴亏损，水停于中，阴阳气不相顺接，突发昏仆厥逆。阴邪锢闭于内，不能鼓出于脉道，故脉伏。四肢为诸阳之本，阳气不达则生厥逆。阴寒盛于下，虚阳浮于上，而见两颧微红。临产在即，不容拖延，"有故无殒，亦无殒也"，虽大辛大热之附子、干姜也不为禁忌。以白通汤加味治之，竟平复如常。

（3）常熟东门外一童子名锦兰，年十二三，吐泻止后，即就余诊，两尺皆伏，惟两关脉浮，汗多气促。余曰："此症大有变局。"进以和中分清，芳香淡渗之品，至明日，又邀余去诊，汗如珠下，面红目赤，肢厥脉伏，口中要饮井水、雪水，烦躁不休。余曰："此症阳已外脱，若认为热症，一服寒凉即死。若畏其死，即无法矣。"病家人曰："听君所为，死不怨也。"余曰："吾开方后，不可再请他医，因他医以余方为是，死则归罪于彼；若以余方为非，而更立一方，死则其罪愈不能辞。症即危险，死生不知，余独肩其任。"

即以干姜一钱，附片一钱，肉桂八分，猪胆汁一钱，童便二两，三物先煎，将汁滤清，和入胆汁、童便，沸一二次冷服。此症本可用白通、四逆加入人尿、猪胆汁为是，因症已危险，故去参、草之甘缓，恐其夺姜、附之功，加入肉桂之辛，如猛将加以旗鼓，万军之中以夺敌帜。不料时已在哺，胆汁、童便俱无觅处。病家先以姜、附、桂三味，煎而饮之，欲将胆汁、童便明晨再饮，余闻而大骇，即送字与其父曰："姜、附、桂阳药，走而不收，一误犹可。胆汁、童便阴药，守而不走，再误不可，一服即死。明晨速将原方照服，或可挽回万一。"明日果照方服一剂，至午余又去诊之，汗止，口渴亦止，面目红色亦退，脉细如丝而已见。余曰："脉已微续，可无虑矣。"即进四逆加人参、人尿再一剂，而病霍然。

吾友曰："如此酷暑，十余岁小童，服如此热药，倘一挽回不转，其咎何辞？"余回曰："不然。为医者当济困扶危，死中求生，医之责也！若惧招怨尤，袖手旁观，巧避嫌疑，而开一平淡之方以塞责，不徒无以对病者，即清夜自问，能无抱惭衾影乎？"（《余听鸿医案》）

二、附子理中汤治案

（1）癸亥年七月二十二日，文杏舍侄忽腹痛呕吐，其家谓是气恼停滞。余为诊之，大惊骇曰："此中阴中之极凶证也。"急用理中汤加丁香，用熟附子一钱五分，人参三钱。奈寒格不入，药下即吐。是夜连进三剂，俱照前药，约吐去二剂，只好一剂到肚。次日早饭时，头面目珠俱血红，只舌干燥之极，浑身壮热，惟脚下冷，腰痛，其家疑是附子太多致火起。余曰："若三剂，共四钱五分附子俱到腹，此证不出矣。总因吐去到腹无多，故显此证耳。此所谓戴阳证也，惟阴证之极故反似阳。若接今日名医至，彼必认为一团火邪，此一语投机，信用寒凉，一剂下咽立刻毙矣。前药用熟附子无力，须生附子方有效，否则少刻烦躁之极，大汗一身而死矣。"

余急用生川附二钱五分，人参五钱，干姜二钱，白术一钱五分，丁香八分，炙甘草三分，黄芪三钱。煎成，加童便半盅，令温服。服毕不吐，照前药续进一剂。共用生附五钱，人参一两，二剂俱服毕而头面、目珠赤色尽退，一身俱凉，脚下方温，反叫舌麻，背恶寒，阴寒之象始见。次日遂下利，日夜利二三十行。此后每一昼夜，用药三剂，俱同前理中、四逆之类，每剂用熟附二钱，参四钱，共计每日用附子六

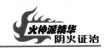

钱，人参一两二钱。至第六日，利止知饿，骤食硬粥三茶盅，忽又食复矣。又呕吐，冷汗如水。恐汗出暴脱，延迪翁商之，药已极顶，再无可加，惟用灸法，于关元、气海穴各灸五壮，汗渐敛。复进前药加吴茱萸，呕吐又止，又复下利三日。仍复隔七八日后，方渐吃薄粥汤，渐加粥食。附子由六钱减至四钱，由四钱减至二钱。参由一两二钱减至八钱，由八钱减至六钱，渐减至二三钱。服一月而起，共计服附子二十四两，人参二斤。然非如此用药，万无生理矣。（《吴天士医话医案集》）

（2）潜口方君千士，一令郎甫十六岁，在汪宅令亲家。戊寅秋日，发热不退，初服幼科发表药二剂，汗出，热更甚，胸膈胀，呕吐。幼科又云停食，服消导药二剂，渐烦躁，人事昏乱，面赤如朱，汗出如雨，始彷徨迎余诊视。

脉大无伦，沉按如丝，舌苔黑，此中阴也。急用附子、肉桂各二钱，炮姜一钱，白术一钱，人参二钱，熟地三钱，山茱萸二钱。服一剂安神，二剂面赤退。再去熟地、山茱萸，倍白术，加黄芪，服二十余日而起。（《吴天士医话医案集》）

（3）己卯三月，舍弟字希鲁，初病寒热，不头痛，面赤，医用发散药一剂，大汗不止，发热更甚，左腿上红肿一块，痛极，昼夜烦躁不安。第四日，邀余视之。脉浮数无伦，按之如丝，面赤如朱，身如燔炭，口唇焦紫，舌色却灰白。余曰："此中寒证也。汗多，阳气尽发越在外，故大热面赤，乃假火也。两手脉重按如丝，轻按浮数洪大，乃假阳脉也。腿上红肿处，乃阴寒欲寻出路，若不急急攻之，一溃便成流注。"用附子理中汤，每剂用桂、附各二钱，参三钱，因有肿痛处，加当归、五加皮、牛膝各一钱，秦艽八分。服一剂，汗止，面赤全退，身热退轻，腿上红肿处走至脚下。如前方加参一钱，连服二剂，脚上红痛全消。再除去当归、秦艽、牛膝、五加皮，加熟地、山茱萸，渐减桂、附，服半月而愈。（《吴天士医话医案集》）

（4）潜口汪允文兄，甲子年六月十六日，肩舆诣小馆索诊。云得一中暑之证，自十三日起，医疑感冒，用防风、柴胡表散之药不应，手足冷，背更冷。医人又疑是疟，用柴胡、青皮、花粉之类。服此一剂，则加呕吐，胸膈胀满，茶水不能进，口内冷气出。十五日，特延某先生，云是中暑，用香薷饮。服此更不安，时而发热，热时头项痛，口渴，呕吐，腰痛。

余观其形色，一片惨黑之气。诊其脉，轻按浮洪数大，重按细如丝。余惊曰："此中寒，非中暑也，奈何用香、藿诸药？"急欲予附子理中汤，其意尚未深信，权予六君子，且告之曰："权服此药，俟胸膈稍宽为验，下午奉看，再加附子可也。"下午往视之，云服药后不作呕，胸膈稍宽，可少进粥汤，仍发热。余仍予药一剂，欲加附子，病人谓如此热极口渴之甚，附子宜稍缓。余曰："是则自误也。此是内真寒，故外显假热，服此热自退，口反不渴，既已误服凉润药矣，若犹不信用温暖，将有性命之忧。"病人婉言用轻些，余方内写附子三分，而暗投生附一钱二分，再四谆嘱而别。是时渠宅中众人会酌于某处，闻余用参、附、姜、桂等药，群相诽议。内有一初习医者，更多议论，谓如此暑月热天，此病不过是时令暑病，如何使用肉桂、附子，纷议不已。于中独有叔上兄素信余，知此药必不妄投，夜往劝之服。次早余又嘱肇唐舍侄候之，并劝其服前药。肇唐乃其内弟也，如余言往劝之。病人又见夜来甚安，服前姜桂药口渴反稍减，始肯服。服后热果退，口全不渴，而粥食稍多，胸膈宽其大半，始信余言为不谬。遂日予前药，用附子一钱二分，桂一钱，参、芪各三钱，白术一钱，半夏八分，陈皮、炮姜各七分，炙甘草三分。服半月而愈。

三、八味地黄汤治案

（1）上柏朱湘波母，病热症。痰盛喘急，烦躁口渴，喉中如烟火上攻，两唇焦裂，足心如烙，小便频数。西塘董子安拟用十全大补煎送八味丸。湘波以时方盛暑，又是火症，不敢服，乃招予商之。

切其脉洪大而数无伦，按之虚软，面色游红，舌上生刺，且敛缩如荔枝。予曰："此肾虚火不归经，脉从而病反者也，当舍时舍症从脉以治之。"方用八味饮合生脉散，倍加参地、附子。湘波见予方论与子安合，乃出子安所拟方示予，予曰："天热症热而用辛热，非有灼见不敢出此，何以疑惧为也？"乃取药浓煎探冷与饮，前症悉退。（《潜邨医案》）

按：此案似乎一派热盛之象：烦躁口渴，喉中如烟火上攻，两唇焦裂，足心如烙，舌上生刺，且敛缩如荔枝，且又逢盛暑之际，确实易辨为热盛阴伤之证。然而杨氏凭"脉洪大而数无伦，按之虚软"，认定"肾虚火不归经"，当指阴阳俱虚。因此阴阳并补，方用八味饮合生脉散，浓煎探冷与饮，前症悉退，疗效明确。如此"舍时舍症从脉以治之"，非有学识者难以为之。

（2）丙申三月中，吴长人家染疫症。其父死于是，其叔死于是，其弟妇亦死于是。一家之中至长人而将四矣。其症身大热，口大渴，唇皮焦裂，两目赤色，两颧娇红，语言谬妄，神思昏沉，手冷过肘，足冷过膝。其舌黑滑而胖，其脉洪大而空。

诊毕，伊邻丁勤宸问曰："此病尚有可救否？"予曰："病非无可救，但非参附不救耳。"勤宸曰："昨医欲用白虎，今日乃用参附，一炭一冰，何其大相悬绝乎？"予曰："此症与白虎症相似而实相反，乃真假之所由分，即生死之所由判，辨之不可不晰也。盖此症外虽热而内则寒，其名曰格阳。格阳者，阴盛于内而阳格于外也。上虽热而下则寒，又名曰戴阳证。戴阳证者，阴盛于下而阳戴于上也。所以其身虽壮热如烙，而不离覆盖；其口虽大渴引饮，而不耐寒凉；其面色虽红，却娇嫩而游移不定；其舌苔虽黑，却浮胖而滋润不枯。如果属白虎，则更不当有四肢

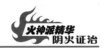
厥冷而上过乎肘，下过乎膝，六脉洪大而浮取无伦，沉取无根者也。昨幸不用白虎耳，一用白虎立毙矣。"遂以大剂八味饮加人参，浓煎数碗，探冷与饮，诸症乃退。继以理中加附子、六君加归芍，各数剂调理而愈。（《潜邨医案》）

按：此案戴阳亦诸多假热之象，杨氏剖析"此症与白虎症相似而实相反，乃真假之所由分，即生死之所由判，辨之不可不晰也"："其身虽壮热如烙，而不离覆盖；其口虽大渴引饮，而不耐寒凉；其面色虽红，却娇嫩而游移不定；其舌苔虽黑，却浮胖而滋润不枯。如果属白虎，则更不当有四肢厥冷而上过乎肘，下过乎膝，六脉洪大而浮取无伦，沉取无根者也。"对比辨析，十分精当。

肾元亏虚，阴阳两损，阴不潜阳，虚阳浮游，而为格阳、戴阳证。叙证论脉，均为精当，方治用大剂八味壮水之主滋补肾阴，补阳配阴，以人参补元固脱，肉桂益火之原，引阳归舍，使阴阳协调，肾气充足，诸证得以转机。

（3）许晴霁室人，患伤风咳嗽，诸医投以疏风清肺之药，渐至潮热口渴，尚不知误，更以柴葛、知母、花粉之属进之，遂变面红目赤，舌刺无津，渴汗齐来，谵语无次。余临其帷，视之骇怖，固知其阳已戴于上也，而前医本所素信，匆匆复至，惘惘一视，尚谓传经热症，急取雪水服之。盖仅知其上热，而不知其下寒也；知其脉洪，而不知其大空也。因令煎龙眼汤斤许，遂疏八味丸合生脉散，是晚进药不辍，次早复视，俾无根飞越孤阳才得退藏于穴，复追进附桂理阴煎，数十剂痊愈。（《谢映庐医案》）

（4）辛卯春，余客济南。有孙某患病月余，目赤唇裂，喉痛舌刺，吐血盈碗，症势颇危。前医用清火解毒之味，盖闻其人好服丹石，以为药毒迅发故也。迭饮不效，来延余诊。余切其脉浮举似洪，沉按则细，知是命火外灾，无所归宿所致。用引火归原法，桂附八味丸加人参、牛膝为方，投剂辄应，数服而愈。（《诊余举隅录》）

原按：此乃真寒似热之证也，与阴盛格阳、阴极似阳治法相同；与阳气有余，药用寒凉者迥别。个中辨法，全以脉为凭。薛慎斋曰：人知数为热，而不知沉细中见数为寒甚。真阴寒证，脉常有七八至者，但按之无力而数耳，是寒热真假之辨也。且内伤与外感治法亦异，外感宜散，可用姜附汤；内伤宜补，须用桂附八味法。中间一点真阳，乃生身生命之原。不知闭藏，日加削伐，以致龙雷不守，厥而上炎，非补水中之火不可。六味，补水也；桂附八味，补水中之火也。真阳得补，返归其原，热自收矣。使误假为真，恣用寒剂，祸如反掌，不可不慎。

（5）新墅沈龙干，病感症，身热自汗，忽时作寒，嗜卧体倦，出言懒怯，口不知味，手足心热。阳分稍安，阴分更甚。医用发散，热甚不解，渐至口渴谵语，烦躁便秘。更医杂用凉膈、解毒等剂，病势垂危。

其姨丈邱南苕延予往视，诊其脉洪大而数，按之不鼓。面色浅红，游移不定，舌黑而润，手足厥冷。予曰："此假热证也。"以八味饮加人参与之。诸医以火证悉具，力争人参、桂附不可服。予曰："公等以为阳明实火证乎？非也。盖此证虽似外感，实本内伤，初起即忌发散，发散则津枯液涸，而口渴便秘、谵妄烦躁等变症蝟集矣。然外虽似实热，而内本甚虚寒也。乃复用寒凉，重阴下逼，以致龙雷之火不安其宅而狂越于外，则非人参、桂附八味何以返飞越之孤阳，而纳之复归于宅哉？公等如其不信，且以附子作饼，热贴脐间时许，便觉少安矣。"病家试之果然，乃煎与饮，不及一时面上娇红立退，而谵妄烦渴等症悉除。次用生金滋水、补中益气等剂，调理而愈。（《潜邨医案》）

　　按：由于不识假热证，诸医以火证悉具，力争人参、桂附不可服。杨氏"以附子作饼，热贴脐间时许，便觉少安矣。"试之果然，此法别具一格。

四、真武汤治案

（1）吴南皋兄家人，年二十余，五月间得伤寒。初系他医所治，至八九日忽发狂谵语，躁欲坠楼，其妻拉住，挥拳击妇，致妇胎堕，数人不能制。用醋炭熏鼻，方能握手诊脉。脉则散大无伦，面赤戴阳。此误服凉药，亡阳谵语，瞬息即脱，众药陈几，有用白虎汤、承气汤、柴胡凉膈者。病家云：因服香薷凉药，大汗至此，故不敢再煎，求余决之。余辞不治，主人力嘱，遂以真武汤本方易干姜，用生附子三钱，令其煎成冷饮。服后片时，即登床就枕，略睡片刻，醒则再剂，加人参一钱，熟睡两时，即热退神清，询其前事，皆云不知。继用理中汤六七日而愈。其妇因击堕胎而反殒。（《素圃医案》）

（2）李某，男，59岁。因伤风过汗伤阳，致肾中水动，微阳不固，无根之火被迫上腾，面色嫩红外媚，烦躁神昏，额汗如油，肢冷形萎，痰鸣气急。舌胖嫩红，六脉浮空。断为阳虚水泛，迫阴上越之戴阳证，急进真武汤加味镇纳之，方用：别直参6g，生附子6g，桂心1.5g，干姜3g，生姜9g，白芍9g，炒白术9g，茯苓12g，童便1杯（冲），2剂而愈。（《经方应用》）

　　按：浮空之脉，即浮大而按之虚空。无论诸脉，但见豁豁然空，指下无神，总是虚脉。元气无根，神无所依故神昏；气不摄津，则额上汗出如油而气急；脾肾阳虚，失于温煦故肢冷；气化不利，水湿内停，则舌胖；水气射肺，则痰鸣；阴盛阳虚而生烦躁。方取真武汤加人参、干姜、肉桂、童便。人参补元固脱，姜、附回阳救逆，附、桂相伍温补命门，引火归原。茯苓、白术健脾利水，生姜温散水气，人尿咸寒益阴，白芍酸收敛阴，二药又可缓姜附燥烈之性，又能续将竭之阴，也能借其性寒反佐，引阳药直入阴分，使阴阳相接而不相格。方云真武加味，实寓理中、四逆在

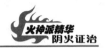

内。（《寒热真假辨证一百案》）

（3）陈南圃先生，由京归里，舟泊许湾，忽觉浑身麻痹，自服灵宝如意丸，得稍安。日西，浑身大热，谵语无伦，昏夜邀视。见其面色如妆朱红，热势沸腾，脉虽鼓指，重按全无。上身躁扰，下半僵冷，知为肾气素虚，真阳浮越肌表。恐其战汗不止，藩篱洞开，势必飞越而亡，宜用表里先后救援之法，因处大剂真武汤与之，坐镇北方以安肾气。饮毕，复预煎黄芪二两，附子二两，五味、龙骨、牡蛎各五钱，沉香、肉桂各一钱，此畜鱼置介之法，以救既散之阳。后药方煎，人事已清，亥刻果然浑身战栗，魄汗不止，叉手冒心。即将预煎之药，亟为啜尽，俾得战止汗收。盖未绝之阳先已安堵，而既散之阳复以驷追，千金之身救援有数，诚非偶然，重服养荣汤而健。（《谢映庐医案》）

原按： 学者当于读书之余，亟将阴阳真假之辨，逆从反正之法，殚力追寻，极穷其奥。日常闭目凝神，讨求至理，有如悬镜当空，妖魔悉显，庶几胸有定见，不为假症所惑，于以扶危拯溺，救世之慈航也。

（4）吴楚佩，年五十八岁。十数年前病寒，误用凉药，几至危殆，得团弘春温剂而愈。致遗中寒痰饮，咳喘胀满不能卧之证，数年一发，例用温肺汤加附子而平。己酉仲秋，不由外感而咳嗽，因素有痔血之病，乃追怨弘春之热药，恶姜附如仇。延至初冬则虚寒毕露，右尺脉全无，反真阳外越，两足发热，夜置被外，面赤咳喘，右胁气冲不能着枕而卧，乃寒水上逆，水蛊之机。用真武汤之意，日投二剂，暗加附子，以茯苓为君，附子、炮姜、半夏为臣，芍药为佐。

将一月，咳止胀消，反恶寒足冷。彼方知本体虚寒，遂加人参、白术，冬至后阳回足温。药不易方，至立春尺脉略出半部，春分后始得满部，而痔血亦愈。芍药加多，必致溏泻。病时谤议汹汹，惟病人不为所惑，必不易医。右尺半年无脉，姜附药二百余剂方起于床，可谓沉寒痼冷矣。（《素圃医案》）

按： 此案右尺脉全无，乃肾阳不足之辨证眼目。是知真阳外越，上浮则面赤，下泄则足热；右胁气冲，不能着枕而卧，乃寒水上逆之象，皆由阳虚衍生而发。

五、回阳救急汤治案

辛未春，家子默患病数日矣。初系族叔祖圣臣为其调治。因其胸膈胀闷，遂认食滞，服消导药四剂，愈胀塞，且大热不退，圣翁邀余同往视之。见其面有红光，即疑其为阴证矣。诊其脉果浮大而数，按之无力。唇裂出血而其舌却灰黑色。遂定方用：附子二钱，炮姜一钱，人参二钱，白术一钱五分，陈皮八分，甘草三分，茯苓一钱，泽泻八分，木香三分，肉桂一钱五分。此剂药力犹轻，服之觉平平。

圣翁又来邀余视之，告余曰："吾观此面色，似是一团火邪，且看其口唇红紫焦燥，且裂出血，结为血痂，小便短而赤，脉又洪大，得非火乎？吾见先生用此药，甚畏之，请再为彼细细酌之。"余对曰："子默向从吾游，今待余情意又甚厚，吾何恨于彼，而故以反药害之乎？"圣翁曰："非此之谓也，恐或有错耳。"余答曰："吾治伤寒，从来不错，此证若用一厘凉药便错矣。大概此种证，皆人所错认为火而以寒凉杀之者，我认为寒而以热药生之。人既错认为火，必以我之不错而错矣，此人所以议余好用桂、附也。彼绝不知此证之当用桂、附，见余独断然用之而无疑，故以余为好用。我明告子，子所治者，皮毛也；我所治者，脏腑也。如脉洪大，身有热，面红唇紫裂，皆火也，皆皮毛也；脉虽洪大而按之无力，身虽有热而畏寒喜近衣，面虽红，唇虽紫且裂出血，而舌苔却灰黑滑润，则皆寒也，皆脏腑也。子治皮毛，故见热药而畏；我治脏腑，故热药多多益善。昨剂犹轻，故未见效，今再加重，连服三日，面赤必变黄，唇紫必退白，连服七日，小便必多而清。"因将参、附各加一钱，服之果如期而效，再略加减，服二十余日而痊愈。圣翁始叹服如神，自悔其用药几误，可谓虚心之至矣。今之明者，固不多见得，求如此之虚心者，尤不多得也。（《吴天士医话医案集》）

按：郑钦安反复告诫："若虚火上冲（指阴火），后学懵然无据，滋阴降火，杀人无算，真千古流弊，医门大憾也。"千万不要误辨误治这个阴火。吴氏对此充满灼见："大概此种证，皆人所错认为火而以寒凉杀之者，我认为寒而以热药生之。""我明告子，子所治者，皮毛也；我所治者，脏腑也。如脉洪大，身有热，面红唇紫裂，皆火也，皆皮毛也；脉虽洪大而按之无力，身虽有热而畏寒喜近衣，面虽红，唇虽紫且裂出血，而舌苔却灰黑滑润，则皆寒也，皆脏腑也。子治皮毛，故见热药而畏；我治脏腑，故热药多多益善。"

六、益元汤治案

陈怡太，年老体弱，辛苦劳力之人。得伤风小病，头身作痛，发热畏寒。医者不以劳力伤风之例施治，乃以败毒散二服，遂变大汗如雨，舌干如刺，满面赤色，神志昏惑。问其小便不利，大解不通，俨似极热之证，余固知为误治所致。老年阴气既衰，误汗愈涸，故舌刺口渴；而泉源既竭，二便必变；诊脉洪大，按之寂然，虽无急疾之象，然恐误表戴阳于面，元气随汗立散。意欲行真武坐镇之法，但津液内竭，难受辛温之亢味；将欲与生脉救阴之意，而甘酸之药其何以回垂绝之元阳？继思独阳不生，盖阳无阴则孤阳失所而飞越戴出矣。必得扶阳之药而兼济阴可也，处古方益元汤，回阳生阴。药一下咽，果获熟睡，舌刺少减。再剂热退身凉，汗收食进，与理阴煎数服而康。（《谢映庐医案》）

按：益元汤组成、功用见"上编""常用方剂介绍"中。

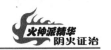

第三节　暑病发热

一、附子理中汤治案

（1）吴景何翁，暑月居母丧，因佛事赤日行于途，夜又露处于檐外，遂中暑呕吐，腹痛作泻，发热手足清冷而有汗。其人本体虚寒，暑月尚着夹衣，此暑伤气而里更寒，非中热霍乱之比。先用消暑丸二钱，以开膈上之涎痰而止呕，继用附子理中汤加半夏、茯苓、砂仁，温中而消暑。其时有客以不用香薷饮、六一散为疑者，余答曰：暑者天之气也，而人禀有厚薄。禀之厚者，感天地之热气，则愈热矣；禀之薄者，感天地之热气，反消己之阳气而益虚寒矣。暑则宜因人之虚实，而分寒热以施治，岂可一例而论者。如此温补三日，本气壮盛，暑邪外解而病愈。古方消暑丸，以半夏、生姜为君，而大顺散、浆水散，皆干姜桂附以治暑，则暑病之不概用香薷于兹可见矣。（《素圃医案》）

按：暑有阴暑阳暑之分，然而知阳暑者众，识阴暑者寡。盖暑者天之气也，而人禀有厚薄。禀之厚者，感天地之热气，则愈热矣，此为阳暑；禀之薄者，感天地之热气，反消己之阳气而益虚寒，此为阴暑。另外，贪凉饮冷，乘阴避暑亦为阴暑之常见原因。

（2）嘉定秦介帆之子，年约十三四岁，感受阴暑症，医用白虎汤治之，顿然神昏不省，谵语发狂，将门帐衣衫尽行扯碎。与茶饮，将茶壶嘴咬去。

予诊之，见其身热面赤，扬手掷足，且不识人，其脉浮散且数。知系阴寒证误服大寒凉药，是速其真阳之亡也。仲景云：亡阳者必惊狂，起卧不安者，即其证也。以误治而速其真阳之亡，则心火代君之位，君无所主，则十二官危。其所受之苦楚，如摧肝裂胆，剜去心肺一般，故现至忿至怒之状态，亦即表示阳气欲脱离躯壳之征象也。此症危险已极，非用大热大补以厚土埋阳，树帜招阳之法，断无挽救之术。

即用附子理中汤加入补血宁神，收敛阳气之品。方用别直参、于术各一两，炮姜、制附子、半夏、炙甘草各三钱，枸杞子、归身、龙骨、牡蛎各六钱，茯苓、茯神各四钱。嘱其冰冷服之，一剂而身热退，神志清。转方将参术姜附各减半，又二剂而瘳。如经时医续治，必遭枉死。此子适招予诊而获痊可，亦云幸矣。（《治病法轨》）

二、八味地黄汤治案

刘河汪氏夫人，夏秋之交患发热证，医作暑热治则热尤剧，甚至神志昏昧，时时昏晕，至晚尤甚。颂声先生邀予诊之，见其面赤唇裂，舌短音微。其脉左不至，右微细。予曰：此系下元虚寒，元海无根，龙不藏窟，浮阳飞越于外之候也。若不大补其金水而用引火归原之法，此火终不能息。况真阴真阳并竭，危在旦夕矣。因是拟大剂附桂八味汤，掺和生脉散。无如其家人均不信任，以为热证而在此天气炎热之时，用此滋腻大热大补之药，绝无此理，置之不服。后身热昏晕尤甚，经颂声先生再三申辩，始试服予方，果身热渐退，昏晕亦定。复诊左脉虽复而犹沉微，仍照原方加杞子，又四剂而愈。（《治病法轨》）

原按：此症在夏秋之间为最多。以人在夏间，内阴而外阳，加以多食生冷等物，且汗多足以亡阳，故此症在夏秋为极多。人皆曰夏天皆属大热证，吾则曰夏天多属阴寒证；人皆曰长江以南多温热证，吾则曰长江以南多亡阳证，何也？以长江以南之人，体质薄弱，一遇天气炎热，真阳容易走泄。是以内经有东南之气，收而温之之句。王冰亦有东南人腠理疏而食冷，故宜收宜温之注释。足见真理所在，非臆说也。无奈时医一误于王叔和至夏变为热病，再误于陈平伯、王孟英辈为长江以南多温热病之说，故一见热证，均作温热病治，至死不误。而世人之遭此天枉者，何可胜计？《黄帝内经》云：阳气者若天与日，失其所则折寿而不彰。为医者，何为乎喜用寒凉攻伐，以消减其若天与日之阳气，而折人之寿耶！

三、茯苓四逆汤治案

许蔚南兄令眷，暑月因食瓜果得夹阴伤寒，至第七日，迎余往真州。时当酷暑，诊其脉数大无伦，重取无力，乃虚阳伏阴之脉。烦躁席地而卧者五日，身发赤斑，目赤畏亮，口渴频欲冷饮，复不能饮。前医不识夹阴，误为中暑，投以香薷，以致阴极似阳。余因其怀孕六月，姜附未敢即投，初用温中平剂，又属女病，不能亲视病容唇舌，脉大而虚亦似暑证。恐热药伤胎，先以井底泥敷脐，以试其里之寒热，便投温剂。甫以泥沾腹皮，即叫冰冷入腹而痛，急令拭去。余曰：此真病状也。遂用茯苓四逆汤：茯苓三钱，附子二钱，干姜、人参各一钱五分，甘草五分，令煎成冷饮。

余方撮药，病家惊畏而哭，谓人参、附子尽剂也，倘不效奈何？有孕在怀，即药效，胎将奈何？余曰："《黄帝内经》云：有故无殒，有病则病受，不伤胎也。"正在迟疑，吴中璧兄曰："此吾女也，年少可再孕。"接药加参，煎成立令服下。五日未寐之病人，得药便睡，醒则登床。再剂斑消热退，熟寐半夜。次日余辞曰："药效矣，病未除也，尚须药六日，倘畏热，予告去矣。"病家云："药虽效，而附子、干姜必致堕胎，汝去谁为先生任过耶？"因留七日，每日人参五钱，附子四钱，干姜、白术三钱，甘草一钱，服六日，胎不堕。而病回后足月产一女，今成育。（《素圃医案》）

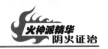

按：此案阳证阴脉，疑惑难分，令先以井底泥敷脐，以试其里之寒热，甫泥沾腹，即叫冰冷腹痛，因得"真病状也"，是为巧法。

四、真武汤治案

滑伯仁治一妇，暑月身冷，自汗，口干舌燥，欲卧泥水中。伯仁诊其脉，浮而数，沉之豁然虚散。曰：《素问》云："脉至而从，按之不鼓，诸阳皆然。"此为阴盛格阳，得之伙食生冷，坐卧风露，煎真武汤，冷饮之。一进汗止，再进烦躁去，三进平复如初。（《名医类案》）

按：身寒，脉沉取豁然虚散，此内有真寒，是为阴寒内盛的根据。脉浮而数，自汗口干、烦躁、欲卧泥水中，则为假热毕露，非真热也。治病必求其本，故以真武汤冷饮之，温肾健脾、引阳归舍，三剂而收全功。

五、回阳救急汤治案

（1）庚午六月二十四日，翰林胡修如，发热不退，急迎余至。自云："两昼夜烧坏了，速求清凉散一剂以解之。"诊其脉，浮大数疾无伦，重按全无，舌苔黑而滑，面色如朱，唇燥欲裂，烦躁不眠，小便短涩而赤，大便溏。余笑应之曰："寒深入骨矣。全副热药尚难回阳，奈何犹思得清凉散乎？"胡公曰："如此亢热天气，自然是受热中暑，依年翁竟不可用清凉药乎？"答曰："此非中暑，乃中寒耳。不独凉药不可丝毫粘唇，即热药稍轻亦复无益。"遂定方用：桂、附、姜、术各二钱，人参四钱，茯苓一钱五分，泽泻一钱，陈皮八分，甘草三分。服一剂，大热便退，反觉畏寒。胡公称奇，谓如此热药反能退热。余曰："热退未即为喜，今日午后，仍要复热，但不似从前之狠耳。"问："何时方不复热？"余曰："要待阴寒驱尽，内无真寒，外自无假热，约服药一七，可全退矣。"照昨方将参、附各加一钱，服一剂。

次日，脉稍收敛，热果复发，不似前之燔炙。看舌色，其寒色全未动，汗尚出不止。余曰："如此重剂，犹然无力，每日须服二剂方可。"遂如方日服二剂，计每日附子六钱、人参一两。服七日而热全退，汗全止，小便由赤而黄，由黄而淡。至十日后，小便清而长，喜粥食矣。服半月而后照前方日服一剂，服一月而后全安。

胡公笑谓余曰："初病如此热状，又如此热天，任千百医人必谓是极热之证，而投以大寒之药矣。今蒙年翁用如许热药，乃得收功，设今年不遇年翁来京，将若之何？若用一剂寒凉，不立刻就毙乎！"（《吴天士医话医案集》）

按：阴证中暑极易误辨误治，吴氏目睹汉上医家，"凡是夏月中寒之证，无有不医至死者。彼绝不知夏月有中阴一证，又绝不知治阴证当用何药。但有发热者，必先予九味羌活汤二剂；热若不退，便云是火证，即用黄芩、黄连、花粉、栀子之类，狠服数剂；热又不退，便加石膏、犀角（今用水牛角代）；热又不退，则用大黄，日有大便便且溏，仍然用大黄。不知此种传受从何处到来？”其论暑月容易中寒之理，明白透彻："总由阴伏于内，阴气便于直入，犹之奸细潜伏城中，贼来便易攻打也。”其治疗则胸有成竹，言之必中，令人信服。

（2）乙丑夏日，本县父母靳公一管家病大发寒热，迎余至署。见其人魄汗淋漓，诊其脉浮数虚大，按之绝无。其时正将服药，余问："此药从何来？”云是城中专治伤寒者。余问："据此专治伤寒医人，认是何病？”答云："彼认是疟疾。”余曰："危矣！危矣！彼认是疟，必用小柴胡汤，内必有黄芩，若服此一剂，神仙不能救矣。”索方视之，果是小柴胡汤。急令将药倾去，另为立方。用附子、肉桂、炮姜各6g，白术5g，陈皮、半夏各2.4g，茯苓、泽泻各3g，人参12g。靳公见方惊骇，问："如此大热天，奈何用此大热药？”余答曰："治病只论证，不论天气。若云大热天气，不当用大热药，则大热天气便不当害大寒病。此乃中阴、中寒之证，即俗所谓阴证伤寒也。不用热药，便不可救，不用大剂热药亦不能救。”力为剖析，始信服。服后大热遂退，二便俱利，汗少安神，始信心无疑。（《吴天士医话医案集》）

按：此案发热，以脉浮数虚大，按之绝无，判为"中阴、中寒之证"。此老用回阳救急汤时，多加泽泻，值得注意。

六、右归丸治案

嘉定县长陈传德夫人，年四十余岁，夏秋之交，患身热如灼，夜间尤甚。诸医用清凉解暑之品，热势更甚，且时时昏晕。予诊其脉，浮散无根。即用右归丸作汤以温益下元。服之两剂，其热即退。盖脉现浮散无根者，是下元虚寒，真阳逃亡于外之候也。其真阳之所以逃亡者，由于真水不足，水不济火，故火在上而成火水未济之象也。其真水一虚则阴失其主，故至夜间热尤甚也。用右归丸以补其肾中之水火，即王太仆谓，壮水之主，以制阳光。亦即李士材所谓欲收拾其散失之元阳，必须用辛热同类之物，据其窟宅而招之，自然望帜而归原矣，即此意也。（《治病法轨》）

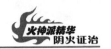

第三章　虚阳下陷

张景岳说："阳陷于下，而见于便溺二阴之间者，此其下虽热而中则寒，所谓失位之火也。"

第一节　前阴热肿

金匮肾气丸治案

窿工某之妻，年四十余，正月经将断未断之候，患前阴热肿痛痒，赤白淋漓不止，极难忍耐，已逾一年，医治毫无一效。诊其脉沉微，舌色暗淡，微露湿白苔，口中干而不渴，头时眩晕，行动时两脚软弱，不能任身。审系肾家虚风所致。经云："肾开窍于二阴"，虚则内风煽扰，发生似热非热之症，故屡服清热祛风利湿之药，疾必益剧。乃以八味丸作汤，加蒺藜、牛角腮，进服二帖，症愈大半，五帖痊愈。（萧琢如治案）

按：上案前阴发热肿痛，萧氏以虚阳浮游，阳陷于下辨治，自有舌、脉为据。再看他以舌、脉为凭，辨治前阴湿热为患案例，与上面案例对照辨析，当可加深认识：机械工某之妻，患前阴热肿痛痒，最不能堪，医治逾月，毫无寸效。其夫踵门乞为一诊。脉沉弦而滑数，舌色鲜红而苔白，口苦咽干，不喜饮，溲数而短热，知系厥阴风湿，久而化热生虫所致。即以龙胆泻肝汤加黄柏、知母，服五六剂，并外用杀虫、清热去湿之药敷洗而愈。

第二节　淋证

一、四逆汤治案

张某，男，25岁。2012年6月16日初诊：因为支原体、衣原体感染，静脉滴注2周。现阴茎灼热，龟口发红，撒尿刺痛，目赤干涩，肝区、右小腹抽痛时作。舌略赤胖润，脉沉滑寸弱。当时觉得是个阳证，就用四逆散加味：

柴胡20g，枳实10g，赤芍20g，桔梗15g，土茯苓30g，桂枝20g，川牛膝30g，乳香10g，炮姜25g，车前子25g，甘草15g。7剂。

复诊：小腹抽痛消失，余症亦有减轻，舌脉同前，原方加枸杞子25g续服。

三诊：阴茎灼热反复，且口鼻亦感灼热，尿略黄，便溏，舌略赤胖尤润，脉仍沉滑寸弱。反复捉摸，还是应当从阴证着眼，改方四逆汤合封髓丹加味：附子25g，炮姜30g，黄柏15g，砂仁15g，肉桂10g，知母10g，土茯苓30g，川牛膝25g，炙甘草30g。7剂。

四诊：诸症又皆减轻，上方附子增至30g，加党参30g，白术30g，车前子25g，再予7剂。告愈。（张存悌治案）

按：此案走了弯路，初诊时围于阴茎灼热，龟口发红，撒尿刺痛表现，按湿热下注论处，虽然症状亦有减轻，但再投原方则出现反复，这就要认真思考了。患者舌略赤胖尤润，脉仍沉滑寸弱，加之便溏，可以说是阴证。其阴茎灼热，龟口发红乃虚阳下陷表现，三诊时又增口鼻灼热，则可能是凉药伤阳，逼阳上越所致，皆属假火。改处四逆汤合封髓丹温阳潜纳，方向对路，方才收效。

笔者觉得自己阴阳辨诀拿捏得不错了，但是这个病仍有反复，把阴证看成阳证，用了四逆散，虽然稍见小效，但这只是一个表象，最终还是判断为阴证收效。

二、附子理中汤治案

游某，男，70岁。20天前出现尿痛，无尿频、尿急，牵及右侧腹股沟部疼痛，呈针刺样和阵发性，夜间发作较频。现症见：尿痛，形体消瘦，脸色黄暗，纳呆，大便不规律，1天2~3次或2~3天1次，质稀溏，咳痰量多色白质稠，不易入睡，睡后易醒。舌质淡胖苔薄白，脉浮取弦紧，重按则空。尿化验无异常。证属虚阳外越，治宜温中回阳，方用附子理中汤加味：

炮附子15g，党参30g，肉桂10g，白术60g，炙甘草30g，干姜30g。水煎服，每天1剂，2剂。嘱其尿痛加剧或是排脓，属排病反应，不必惊慌。

服药1剂，从尿道排出黄色质稠味臭的脓性分泌物，立即复诊，尿检：潜血（＋），白细胞（＋＋）。告以排病反应，继续用药。尿痛和尿道排脓症状缓解，痰明显减少，腹中觉饥，矢气频频。继以上方2剂。

药后小便恢复正常，纳旺，痰已少。腹中知饥，大便每天1~2次，成形，夜寐易入睡。前方去肉桂，3剂。一切正常，食眠二便俱佳。（《姜附剂临证经验谈》）

按：郑钦安说："真气衰于何部，内邪外邪即在此处窃发，治之但扶其真元，内外两邪皆能所灭，是不治邪而实治邪也。"此病高年肾阳亏虚，一派阴象，虚阳下泄而致尿痛，亦为虚阳外越之一种表现。方用附子理中汤补先后天阳气，未用一味通淋之药而收效，确显火神心法。服药后从小便中排出脓液乃是邪从外出之表现，因预先告知，医患合作，故以成功。

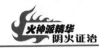
三、异功散治案

膏淋 郭某，女，50岁。久患膏淋不已，长期治疗无效。近时不仅尿浮脂膏，而且尿赤灼热甚至尿血，腰痛，尿检发现蛋白和红白细胞以及草酸钙结晶，伴有口苦口干而不甚渴饮，口舌木不知味，不思食。胃脘常感不适，大便时结时溏，舌红苔白黄腻，脉细弱等。初诊投以滋养肾阴和清利湿热方药，服后不仅无效，反觉腹中发凉。二诊改投异功散加山楂、六曲、谷麦芽，连服5剂，尿中脂膏消失，小便转清，尿检复查蛋白极微，红白细胞少量，草酸钙结晶消失。（《中医专题讲座选》第一集）

按：此案膏淋且尿赤灼热甚至尿血，似乎湿热下注之证。然治以滋养肾阴和清利湿热方药，不仅无效，且腹中发凉，说明辨证有误。从不思食纳，胃脘不适，脉细弱着眼，判为脾虚阴火，投异功散加味而收效，说明辨证正确。

第三节 足心发热

一、四逆汤治案

（1）刘某，女，43岁。足心发热7年，日夜不休，日轻夜重。自觉涌泉穴处呼呼往外冒火。不论冬夏，夜卧必将脚伸出被外始能入睡。多次服滋阴降火补肾之剂不效。诊见面色嫩红，艳若桃李，此阳浮于上显然。脉细数，小便清长，饮一溲一。脘腹冷感，胃纳不佳，稍进凉食则觉酸腐不适，双膝独冷。

此症乃阴阳衰盛之变引起，阳气一衰，火不生土，胃中水谷便无由蒸化，故见纳少化艰；人身津液赖此火之温煦，始能蒸腾于上，敷布上下。此火一衰，气化便弱，津液不能升腾，故口干；涌泉为足少阴肾经井穴，为肾气之所出。今下焦阳衰，不能统摄肾阴而致阴火沸腾，足心热如火焚。宜补火之原，真火一旺，阴火自安，处方：炙甘草60g，干姜、附子各30g，冷水1500mL，文火煮取500mL，分2次服。3剂。药后热势顿减，双膝冷感消失。

另治赵某，女，15岁，足心发热如焚，一如上案，脉大不任重按。认为"阳不统阴，致下焦阴火沸腾，例同浮阳外越"。以四逆汤加味：炙甘草60g，干姜、附子各30g，黄芪60g，肾四味80g，红参、灵脂各10g，龙牡各30g，1剂显效。（《李可老中医急危重症疑难病经验专辑》）

按：此症临床颇不少见，然识得"阴火沸腾，例同浮阳外越"者少，李氏此案足资借鉴。刘案单纯，故用四逆汤原方即可。赵案另有宿疾红斑狼疮，病情复杂，具有肾虚案底，故用四逆汤再加肾四味等药。

此症郑钦安先生早有认识，并治好多人："久病与素秉不足之人，或夜卧，或午后两脚大烧，欲踏石上，人困无神。此元气发腾有亡阳之势，急宜回阳收纳为主。切不可妄云阴虚而用滋阴之药。"（《医法圆通·卷三》）。李氏论证、用方悉本郑钦安，收效在情理之中。

（2）张某，女，47岁。足心发热2年，眠时须伸脚被外。哈欠连天，自觉乏累，鼻、唇易生疮疖，偶流鼻血，多梦。舌淡胖润，左脉滑软尺弱，右滑寸沉。此案哈欠连天，乏累，显然阳气不足。不仅虚阳下泄而见足心发热，亦有虚阳上浮如鼻、唇生疮等表现，拟温阳潜纳，四逆汤加味主之：

炙甘草60g，附子30g，炮姜30g，红参10g，砂仁10g，茯神30g。7剂。

复诊：足热消失，哈欠减少，鼻、唇疮疖未发。守方再服巩固。后曾复发，原方再投仍效。（张存悌治案）

二、金匮肾气丸治案

木工王某之子，年十余岁，初因外感，医治屡变不痊，一日肩舆就诊。云现无他症，但苦两脚跟肿痛，热如火燎，不可履地。舌苔白滑，脉沉缓。与附桂八味加独活、豆黄卷，一剂热减肿退，三剂即步履如常。同时又有缝工李某，患症与王同，但脉沉数为异，予六味加苍术、黄柏而瘥。（《邋园医案》）

按：两案症状相同，但是脉象不同，王某之子舌苔白滑，脉沉缓，按阳陷于下辨治；李某脉沉数，按阴虚夹带湿热论处，俱收良效。

第四节　睾丸发热

四逆汤治案

一位老先生，76岁，患前列腺增生十年，尿频尿等待，手脚不温，余无异常。唯苦于睾丸发热如焚，难以忍受，病已经月。舌淡胖润，脉滑软尺弱。用阴阳辨诀两把尺子衡量，觉得是虚阳下陷，投用四逆汤：炙甘草60g，干姜30g，附子30g。3天后其症消失。（张存悌治案）

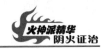
第四章 脾虚阴火

第一节 发热

一、理中汤治案

（1）李士材治屯院孙潇湘夫人。下利四十日，口干发热，饮食不进，腹中胀闷，完谷不化。尚有谓其邪热不杀谷者，计服香连、枳朴、豆蔻等三十余剂，绝谷五日，命在须臾。李诊之，脉大而数，按之豁然，询得腹痛而喜按，小便清利。此火衰不能生土，内真寒而外假热也。亟煎附子理中汤，冷服二剂而痛止，六剂而热退食进，兼服八味丸，二十余日而安。（《古今医案按》）

按：此案太阴下利，脾肾阳虚而致格阳证。下利四十日，饮食不进，腹中胀闷等，此久利而虚也。《伤寒论》云："自利不渴者，属太阴，以其藏有寒故也，当温之，宜服四逆辈。"经曰下者举之，虚者补之，用大剂四逆汤，可以一剂而愈，不待再计而决。然医用苦寒香燥，伤脾败胃，致气阴两亏，且三十余剂，脾胃虚乏之极可知。相继出现腹痛喜按，小便清利等症。（《寒热真假辨证一百案》）

此证虽见发热、口干，而小便清利，脉大而数，按之则豁然而空。内有真寒，外见假热，急当温里回阳救脱，遂以人参、附子、干姜大补元气，回阳救脱，反佐为用，冷服而效。待胃气稍固，因病久利，药又误投，阴阳两伤之体，故复以八味丸，阴阳两补，二十余日而安，其虚衰程度之浅深，不言而喻。

（2）徐从甫令爱，年近四十，暑月病疟，治失其宜，疟虽止而遗病不痊，自毗陵来就医。脉细涩无神，脾胃败伤，呕酸腹胀，面目水肿，发热自汗，不思饮食，形骸骨立，经绝不行已半年矣。检毗陵药方，皆干姜、丁沉、吴茱萸、半夏、陈皮、厚朴疏削等药。疟后气血交虚，何能当此燥剂致增诸证？余用人参六君子汤加当归、芍药、砂仁，平补以调气血。一个月有余，病减半能食，热退而汗全止。

次年春间，值彼诞辰，大劳数日，前证复作，更多咳嗽喉痛，口舌生疮，夜出盗汗，俨似阴虚劳病，拟治后事。予曰：脉不细数，虽经不至，真阴未伤，犹可治也。不过因劳而复，仍属脾虚。《中藏经》曰：脾虚则上下不宁。谓咳嗽发热也，此为假火，不可以水折，反用人参、白术、茯苓、炮姜、麦门冬、五味子、甘草，合理中生脉汤。服二剂口疮愈，再二剂喉痛止。去炮姜加当归、芍药，十数剂热汗咳嗽全退。后以白术煎膏，人参汤化下，专主补脾，百日而康，经亦续行。（《素圃医案》）

按：本案呕酸腹胀，发热自汗，不思饮食，悉属脾胃败伤。劳复之后咳嗽发热，口舌生疮，夜出盗汗，认为假火，不可以水折，取理中汤合生脉饮而收效。

第二节　胃中灼热

一、附子理中汤治案

（1）张某，女，36岁。2008年10月21日初诊：胃中灼热，口臭，病已一个月，月经淋漓而下已半月，面色晦暗。舌淡胖润，脉沉关旺。附子理中汤处之：

附子30g，炮姜30g，炙甘草60g，茯苓30g，生麦芽30g，党参25g。7剂，水煎服。

复诊：胃中灼热、口臭均减，月经已止，原方续服7剂痊愈。（张存悌治案）

按：此案胃中灼热，口臭，似属热象，但面色晦暗，舌、脉俱为阴象阴色，因此辨胃中灼热、口臭为阴火，其月经淋漓迁延乃阳虚不能摄血所致。用附子理中汤应为的对之方。

（2）2011年9月，受澳洲中医学会邀请赴澳洲讲学，其间曾在布里斯班道友赵效勤的中医诊所接诊。患者Lily Ahkit，女，37岁，印度人。患者17岁时因卵巢囊肿手术切除，6年前开始剧烈痛经，6个月前切除子宫，术后严重感染，经治疗2个月后方安妥。但腹胀至今，胃中灼热，夜间加甚，手足发凉，大便溏，尿可，纳尚可。舌淡胖润有痕，脉左沉滑关旺，右滑软寸沉。形体消瘦，面色晦暗。按舌脉形色显然阳气偏虚，腹胀乃因虚运化不及引起，按脾虚阴火论处，附子理中汤加味治之：干姜15g，红参须10g，苍术25g，炙甘草15g，附子30g，肉桂10g，生半夏20g，陈皮15g，丁香10g，郁金20g，厚朴10g，茯苓30g，乌贼骨25g（捣），生姜10片。5剂。

服药后矢气多，腹胀、胃热显减，舌淡赤胖有痕，脉滑软右尺沉，左寸弱。前方调整再取6剂，即愈。（张存悌治案）

按：此症术后腹胀，胃中灼热，夜间加甚，当系阳虚使然，推测与术后感染、治疗有关。西医治疗感染，无非抗生素罢了，"治疗2个月"，估计没少用。虽然感染控制了，但久用抗生素势必如同凉药一样伤人正气，终致脾胃虚寒，诸症遂显，谚云"医得头痛眼又瞎"。抗生素伤人阳气的弊端通常是隐微而不易察觉的，记住"再兼服药参机变"一语。

二、异功散治案

李某，男，51岁。久患十二指肠球部溃疡和胃下垂，胃中灼热已十余年，虽

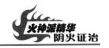
然胃纳尚可，但食后胃中即有烧灼感，继以脘腹胀满，入暮尤甚，嗳腐吞酸，从心下向左肋下按之则痛，神疲肢倦，大便溏泻时多，干结时少。初诊时大便结如羊粪而日行三次，舌苔微黄，脉象弦迟。当时有一学生随诊，从当前主症胃中灼热而大便结如羊粪、苔黄、脉弦着眼，认为病属脾胃阴虚内热所致，主张采用增液汤等方的养阴清热法。经过深入分析，认识到本病实属脾之气虚不运而胃之阴火时起的热中证。这可从胃中灼热而大便素溏、神疲肢倦、脉弦而迟上看出来。因此放弃甘寒清热法，采取甘温除热法。投以异功散加山楂、六曲、麦芽，初服二剂，胃中灼热稍减，大便转成软条，并减为日行一次，虽仍嗳气但不吞酸。再服二剂，胃中灼热减半，嗳气渐除，而时时矢气，自觉舒适。惟食后仍感脘腹胀满，乃守上方加枳实、半夏，又服二剂，胃中灼热全除，脘腹胀满大减。此后常服上方，胃中灼热未再发生，终获痊愈。（《中医专题讲座选》第一集）

按：本例胃中灼热是食后即作而空腹则止，并伴有脘腹胀满、嗳腐吞酸、神疲肢倦，可知《黄帝内经》"有所劳倦，行气衰少，谷气不盛，上焦不行，下脘不通，胃气热，热气熏胸中，故为内热"和东垣"饮食不节则胃病，胃病则气短、精神少而生大热"的理论，符合临床。这种胃中灼热之症，是因脾脏气虚不运，胃腑谷气停滞而阴火内焚所致。它和胃阴虚所致胃中灼热而饥时尤甚，大便但结不溏，舌质干红，脉象细数之症是不同的。

第三节　中消

六君子汤治案

喻廷锦，能食而疲，时饥嘈杂，小便赤涩，胸膈间微若有痛。诸医咸谓消中，误认为火，连服生地黄、麦门冬、芩连、知柏，数月不辍，遂至时欲得食，旋食旋饥，面黄形瘦，小水愈赤，有进竹叶石膏汤者，疑而未服。余诊得脉息属虚，曰：君几误死。能食而疲，此乃脾弱胃强，法当扶脾抑胃，奈何认为实火耶？其昆季咸知医理，群起而问曰：小便赤涩，岂非火乎？余曰：曷不闻经云：中气大虚，溲便为之变耶？且从来大小二便，岂定为虚实之确据耶？今诸君以便赤即认为火，则天下皆医矣。遂疏六君子吞左金丸，数日稍愈。后除左金，独用六君子汤，百余剂而安。（《谢映庐医案》）

按：本案能食而旋食旋饥，面黄形瘦，应属中消症，诸医咸谓为火，连服寒凉滋阴之药数月未效。谢氏诊得脉虚，从"能食而疲，此乃脾弱胃强，法当扶脾抑胃，奈何认为实火耶？"疏六君子吞左金丸，百余剂而安，是为补土伏火也。另有人谓

"小便赤涩，岂非火乎？"谢氏以"中气大虚，溲便为之变"回应。

清代安徽名家吴天士，对此解释得更为到位："大凡阴证小便必黄赤色，甚者如墨水。盖寒入少阴，肾不化气，故小便停蓄不利，所出无多，必是黄赤色。医家每以小便之黄白分寒热，杀人多矣。"如其曾治某患感冒，屡服寒药伤脾，"小便甚急，欲出不出，短涩而黄，乃由气虚不化，停蓄许久而后出，小便必黄，不可以色黄而卜其为热也"。以附子理中汤治之，"是夜小便长而清"，病遂愈。

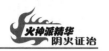

第五章　其他病证

第一节　消渴

一、理中汤治案

（1）陈某，46岁。始患伤寒未瘥，旋又伤食吐泻，自恃体健，未曾医治。迨剧乃延邹君诊治，服葛根桂枝汤加神曲、楂肉之类，表虽解而吐泻未已。又处不换金正气散温中止呕，宽胀消食，而吐泻得止。又转口渴尿多，次数频仍，改进人参白虎汤等，半月无进步。渐次面削肌瘦，神疲纳少，偃卧床第。枯瘦脱形，面唇无华，舌胖润白，脉微无力，渴尿无次，已至饮一溲一，小便清长。

盖病始由伤寒吐泻而起，营卫已损，阴液复亏，吐泻伤脾，中焦失运，循至肺气不能下降，肾火不能上升蒸发津液，阴阳阻隔，上下失交，故消渴之证成矣。陈修园执中央运四旁之说，亦即理中之旨也。于是书与理中汤：党参18g，白术15g，干姜6g，炙甘草6g。

首剂效不显，5剂病始好转，口略知味，精神微振，可能缓步。又进原方五剂，渴尿大减，接近正常。终因病过虚损，尚须大补，改与养荣汤培补气血，历时兼旬始健。夫消渴而用肾气丸者屡矣，至治以理中汤则属伊始，因知辨证论治之亟当讲求也。（《治验回忆录》）

原按：陈修园曰："水不自生，一由气化，黄耆六一汤取气化为水之义也；崔氏肾气丸取火能致水之义也；七味白术散方中有藿香之辛燥，而《金匮翼》谓其能大生津液；理中汤方中有干姜之辛热，而侣山堂谓其能上升水液，若以滋润甘寒为生津养液之源而速其死也。"由此可知气化传变予药宜温不宜凉之精义。今据前说用理中汤温脾止泻，因中焦之运而使上下升降得宜，肺布津液，肾司蒸发，何至上渴下消。

按：如此"渴尿无次，已至饮一尿一"之消渴重症，竟以轻剂理中汤取得显效，确实令人惊叹。无怪乎此老亦自诩："消渴而用肾气丸者屡矣，至治以理中汤则属伊始。"所引古人气化升津之论及用"药宜温不宜凉之精义"皆予人启迪。

（2）朱某之妹，年甫及笄，患消渴引饮，粒米不入口者已达两旬，且恶闻食臭，形容消瘦，终日伏案，声微气短，脉象沉细而数。前医或用生津养阴之品数十剂，如石投水。延朱氏诊治，用附子理中汤加天花粉：

人参6g，白术15g，干姜9g，附子18g，炙甘草9g，天花粉30g，嘱其放胆服之。服4剂后立效。（《著名中医学家的学术经验》：朱卓夫治案）

按：此亦理中汤治消渴验案，所加附子、天花粉颇为得当，前者温阳以助气化，后者生津止渴以治标热，山药亦为常备之品。

二、金匮肾气丸治案

（1）邻也兄之令弟媳，年三十余。常微发热，胸膈胀闷，不进饮食，口渴之极，喜饮冷水。迎余诊之，脉沉缓无力。余曰："虚极，当用参。"其家惊骇云："如此有火，喜吃冷水，如何用得人参？"余曰："岂但用参，还要用附子。"彼不信，邻里群相劝之云，必须往见名医，不可儿戏。病人乃脱簪质资，往见名医。药用天花粉、黑参、麦门冬、丹皮、地骨皮、贝母、百合、鳖甲、香附、旋覆花，服二剂，燥渴愈甚，腹益胀满，并薄粥亦咽不下，更加倦卧，不能坐立。

复来迎余，余谢不往。浼人坚请，不得已复为诊之。谓曰："须俟邻也兄归，相商用药，庶几有济，否则尔家必不信用。"病者曰："事急矣，不能待也，听用何药，自当遵信，前番误听人言，悔无及矣。"余用八味地黄汤去肉桂，只用附子八分，用生地三钱，加人参一钱，白术一钱，黄芪一钱五分。预告之曰，但服一剂，可不思吃冷水。服二剂，口不作渴，服四剂，不但食粥，亦可吃饭矣。连服四剂，果一一如余所言，仍服十余剂而调复如初。

越数日，邻也兄自山中归，诣馆称谢。余告以令弟媳之恙如此，所用之药如此。邻也兄曰："昔汉帝病渴，诸太医用清火药，久久不效。值张长沙入觐召之治，用六味地黄汤加附桂，诸太医惊心未定，而渴疾瘳矣，即同此治法也。"余曰："余何敢妄希前哲，但其理不可易耳，此真可为知者道也。"（《吴天士医话医案集》）

原按：一日赴席，有人问及此证如何反用此种药？可谓奇矣。余曰："无奇也。昔贤云：治虚人喉干，八味丸为圣药。盖譬之釜底加薪，则釜中津气上腾，理固然也。今人但不读书，不博求义理，又不能审脉，临证罔辨。是以一见口渴，便云是火，而以寒凉清之，清之不愈，则重清之。致胃气受伤，元气侵削而不可救，诚可哀也。

按：吴氏学养深厚，析理透彻，辨阳虚口渴，喻为"釜底加薪，则釜中津气上腾"，口渴自解。去肉桂者，似嫌其燥也。

（2）周继富，商人。禀赋羸弱，喜肥甘，耽酒色，握筹持算，劳心经营。偶感风寒，发生咳嗽，短气动悸，心烦不眠，久治依然。遂致口渴尿多，肌肉日形消瘦。虽屡更医，皆未究其病源，仍以温肾为事，病情转剧，其内兄恳往治之。

伊蜷卧斗室中，见余至起而执手相泣曰："吾病数月，服药百剂，病且益增。渴喜冷不辍，小便清长，每小时七八次，尿愈多，渴愈加，夜烦不能卧，腰至踝尤

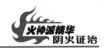

感清冷，常喜厚被温复，口虽能食，何故清瘦若是？望先生有以治之。"按脉细微而数，舌红厚腻，声低息短，大便二日一行。统观全症，因知其热渴引饮，当属上焦郁热；纵欲竭精，则不免阴亏于下而阳浮于上，以致肺欠宣发，高原之水不能敷布，乃建瓴下注也，故饮多尿多，所谓"阳强无制，阴不为守也"。至其下肢清冷，则不仅肾阴亏而肾阳亦衰，已成上盛下虚之局。本证乃肾阳衰于下、心火炎于上虚实错综之候，宗寒者温之、热者凉之、虚者补之治法化裁为用。用八味地黄汤滋阴益阳，人参白虎汤生津泻火：附子钱半，肉桂八分（磨冲），生地、熟地各六钱，山茱萸四钱，山药五钱，茯苓、泽泻、丹皮各一钱，石膏八钱，知母二钱，甘草、粳米各三钱，西洋参三钱（另蒸兑）。

连服三剂，尿渴均减而肢冷如故，仍于原方加附子为四钱，肉桂为二钱，大温下元，减石膏为五钱，去知母不用。又六剂，口不渴，尿已少，下肢亦转温，是上焦之热已清，下焦之阳亦回，前方宜加变易，改进八味地黄汤加玄参、麦门冬，一以温补肾阳，一以滋养肺阴，调理一个月健复。（《治验回忆录》）

原按：此病上盛下虚，寒热错杂，故附子与石膏并用，针对证情，复杯即效，一有偏胜，鲜不偾事者，吾人辨证可不慎诸。

三、全真一气汤治案

姚某，女，66岁，教师。半年来夜间口干舌燥，白天饮水较多，仍觉不解渴，半月来呈加剧趋势。半夜起来常需喝水，不饮即觉口干似火，舌难转动，发音困难，检查多次未发现器质性病变，排除糖尿病等多种病变。现症见：舌燥口干，饮多尿多，畏寒肢冷，五心烦热。舌淡胖大苔润，脉沉细无力。证属阴阳两虚，治宜阴阳平补，引火归原，方用全真一气汤加味：熟地黄100g，党参30g，麦门冬10g，砂仁10g，白术10g，牛膝10g，制附片30g（先煎1小时），桔梗10g。3剂，水煎服，每天1剂。

服药后，口渴症状大减，小便减少，夜间不需要饮水，发音恢复正常。再进3剂，增强疗效。1个月后随访，病无反复。（《火神派学习与临证实践》）

原按：阴虚生内热，阳虚生外寒。阴亏则夜晚阴盛之时津液难以上承，故口燥咽干；阳虚则津液不化，无力蒸腾，故而饮不解渴，饮一溲一，并步入恶性循环。治用全真一气汤加味，重用熟地黄与附子，阴阳平补，阳中求阴，阴中求阳，阳生阴长，阴阳互生而得以速愈。

第二节　不寐

一、潜阳丹治案

（1）蒋某，女，54岁。不寐有年，阴阳两虚。养心安神、滋阴潜阳之剂遍用不效。寝食几近于废，时觉上火之症状（经常起口疮、咽痛等）而购中西成药清火之剂服用，近几日益觉难寐，虽寐亦浅并时间短（2~3小时），手脚心热，身阵阵发热，便干，尿热。舌红有津边有齿痕，脉沉细数。此虚阳外越之不寐也，以四逆汤加龟板、肉桂、砂仁治疗：附片60g（先煎），干姜40g，龟板20g（先煎），肉桂10g，砂仁25g，炙甘草20g。5剂。

二诊：入睡改善，可睡熟5小时，予原方加重附片、干姜用量：附片80g（先煎），干姜60g，龟板20g（先煎），肉桂10g，砂仁25g，炙甘草20g。5剂。

三诊：药后已整夜睡眠香甜，余症若失，舌仍淡，脉沉已起，与温补之剂为丸，长服善后。（《擅用乌附——曾辅民》）

原按：阳入于阴则寐，不寐症总的病机不出阳不入阴。然导致阳不入阴的原因又各不相同，或因于阳虚或因于阻隔。具体分析不外阴虚阳浮，相火无制；痰湿、痰血、水饮等病理产物阻滞不通；阴盛阳虚，逼迫虚阳外越不得内入。此例即属于虚阳外越之候。认证既准，方药中的，因此效如桴鼓。

按：此证不寐见有手脚心热，身阵阵发热，便干，尿热，舌红有津，脉沉细数，极易判为阴虚内热。但养心安神、滋阴潜阳之剂遍用不效，提示恐非阴虚；结合舌边有齿痕，断为"虚阳外越之不寐"，经验老到。所用四逆汤加龟板、肉桂、砂仁，已含郑钦安潜阳丹之意，亦有吴佩衡大回阳饮之意。

（2）郑某，女，45岁，市民。顽固性失眠3年余，长期靠大量安眠药入睡，近时加大用量也难以入睡，导致第2天头昏脑涨，影响生活。自述3年前产后操劳过度，身体很差，一天至晚头脑昏沉而难以入睡，逐渐不服药就难以入眠。现症见：畏寒肢冷，白天头昏无精打采，晚上则头脑清晰难以入眠。舌淡苔湿润，脉沉细无力。证属心肾阳虚，虚阳外越，治宜潜阳安神，方用潜阳丹合封髓丹加干姜：制附子30g（先煎2小时），龟板10g，砂仁10g，炙甘草30g，黄柏10g，干姜30g。3剂，水煎服，每天1剂。

服药后，效果明显，安眠药可减量，又服原方2剂，安眠药可减半量，再服3剂后，不用安眠药可入睡6小时左右，且白天自觉精力增加，但畏寒肢末冷减轻，上方附子量逐渐加至60g，共服100余剂，停药也能入睡。（《火神派学习与临证实践》）

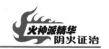

原按：白天为阳，夜晚属阴。白天阳在外而人动，夜晚阳入于阴，阴盛而静，故而入睡。白天阳动则人应该有精神，无精打采则显然是阳气不升；夜晚阳入于阴而静则眠，今阳不入阴，虚阳外越而无法入睡。这就是失眠顽固难疗的根本。因此抓住阳虚这一环节，扶阳潜镇，阴阳交会，顽固性失眠得以调整，近年应用这种思路与方法，大大地提高了失眠的治疗效果。

（3）李某，女，45岁。2007年6月17日就诊。严重失眠1年，多方求治无效。现症见：神疲乏力，两颧红，烦躁，心悸，口干，饮水不解渴。曾服六味地黄汤、酸枣仁汤等方效不显，舌嫩红，苔薄白，脉沉细，寸略旺。证属肾阳虚弱，相火上浮，治宜潜阳封髓，方用潜阳封髓丹加味，药用：附片100g（先煎），龟板15g，砂仁10g，炙甘草10g，焦黄柏9g，肉桂15g，骨碎补15g，白术15g，生龙骨20g，生牡蛎20g，远志10g，益智仁15g，细辛6g。

二诊：服上药5剂后，效果显著，由原来的通宵难眠改为可睡眠4~5小时，心悸、口干均得改善。守此方服用1个月后，诸症悉消。

随访：第2年因感冒就诊，言失眠一直未复发。（《著名中医学家吴佩衡诞辰一百二十周年纪念专集》）

按：阳入于阴则寐，阳出于阴则寤。失眠者多由阳不能归阴，神无以守舍所致。治法重在引火归原，本例因阳虚火浮，扰动心神，心肾不交而见心悸、不寐等诸症，故在大剂量附子温肾辅以肉桂等壮君火，复以龙牡、龟板等诸潜镇之品交泰水火，细辛、远志疏三焦通道，相火秘藏，肾水得温，上济君火，心肾相交而诸症悉除。

（4）邱某，女，43岁。胆囊切除手术后不能入眠1年，最多睡2~3小时，似睡非睡。五心烦热，时有头面轰热而色红，面暗黄。舌淡，边齿痕，脉沉细。处方：附子80g（先煎），干姜60g，葱头6个。3剂，3小时服1次。

药后轰热面红解除，仍睡眠差，五心烦热，大便长期不成形，左侧腰胀痛多年（服用杞菊地黄丸后加重），略有饥饿时胃空慌感。舌淡，水润白苔，脉略洪。

调方：附子60g（先煎），生龟板20g，砂仁20g，炙甘草20g，干姜20g，桂枝30g，淫羊藿20g，菟丝子20g，补骨脂20g，枸杞子20g。5剂。

服药后睡眠明显好转，五心烦热消失，守方再服而愈。（《擅用乌附——曾辅民》）

原按：此案舌淡，边齿痕，脉沉细，显示阴寒内盛之象。而头面轰热色赤，则系阴盛格阳于上，戴阳之谓也，故首诊处以白通汤，"解决轰热面红即达目的"。药后轰热面红消除，再以潜阳丹合肾四味加干姜，潜收阴火，兼予温补脾肾，次第分明。

二、祝氏温潜法治案

（1）刘君，40 岁，经常失眠，心悸怔忡，健忘多疑，耳鸣目眩，形容枯槁，四肢乏力，认为"病情多端，其根则一，并非实火上扰，乃心肾不足，虚阳上浮"。治宜温潜与补肾并行：黄附片 18g，磁石 30g，龙齿 30g，酸枣仁 12g，茯神 9g，熟地 18g，鹿角胶 12g，巴戟天 9g，淫羊藿 9g，菟丝子 9g，杜仲 9g，半夏 9g，丹参 12g，炒麦芽 12g。（《上海名医医案选粹》：祝味菊治案）

按：此证"病情多端，其根则一，并非实火上扰，乃心肾不足，虚阳上浮"所致，治以"温潜与补肾并行""气虚而兴奋特甚者，宜予温潜之药，温以壮其怯，潜以平其逆，引火归原，导龙入海，此皆古之良法，不可因其外形之兴奋，而滥予清滋之药也"。

除了附子与龙齿、磁石、酸枣仁、茯神这种典型的温潜配伍之外，本案还参以补肾之法，药用鹿角胶、巴戟天、淫羊藿、菟丝子、杜仲等与附子相伍，这就成为典型的温补风格了。从这一点看，祝氏糅合了张景岳温补派的特点，与火神派其他诸家扶阳专用姜附等热药相比，这是较为特殊的，称之为"祝派"，此为根据之一。

（2）某某，女，37 岁，2005 年 3 月 2 日初诊。2002 年分娩时大出血，此后即夜难入寐，每晚服"安定片"方能入睡 2~3 小时。刻诊，身体瘦弱，夜难成眠，寐亦梦扰，伴头昏耳鸣，心情烦躁，腰痛如折，尿少水肿。舌质淡红嫩，苔白，脉沉细而弦。

辨证：肾阳衰弱，阳不交阴。方药：熟附子 18g（先煎），磁石 30g（先煎），龙骨 30g，酸枣仁 24g（打碎先煎），朱茯苓 12g，巴戟天 10g，桂枝 10g，甘草 10g。3 剂，每日 1 剂，水煎 2 次，每次取汁 150mL 温服。

二诊：服药 3 剂，睡眠改善，尿量增多，水肿减轻。

三诊：续服 10 剂，每夜能睡眠 6 小时左右，精神好转，诸症亦退。（《扶阳名家医案评析》）

按：林佩琴《类证治裁》曰："不寐者，病在阳不交阴也。"究其原因，多为惊恐伤神，思伤心脾，宿食痰火所致。此案失眠肇始于产后失血，继而阴损及阳，阳衰失秘，浮动上扰，则失眠多梦，头昏耳鸣；肾阳衰弱，温煦无权，则腰痛如折，尿少水肿。故取法温潜，引阳入阴，导龙入海，诸症自退。

（3）高某，男，73 岁。失眠 1 年，午夜醒后再难入睡，靠服用安定维持。夜间身热多汗，素来痰多，咽干、目赤，大便涩滞。舌淡紫胖润，脉弦似数。先按少阳证试治，投柴胡加龙骨牡蛎汤有小效，再投不效。细询之，目眵较多，鼻如冒火，且于冬季加重。反复思考，此证咽干、目赤、鼻如冒火等属阴火所致，非少阳之

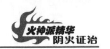

证，乃少阴之证，失眠为阳虚不能入阴使然，不然诸症何以夜间、冬季加重？改予温潜之法：龙骨30g，磁石40g，酸枣仁30g，茯神30g，附子25g，砂仁30g，龟板25g，黄柏15g，肉桂10g，黄柏10g，炮姜20g，牛膝15g，炙甘草30g。

7剂后能睡到后半夜2点了，夜间身热多汗显减，咽干鼻热亦减，既已对路，守方附子加至30g，7剂后睡眠达到6小时，自觉很满意。余症均减，守方10剂。2年后因他病求医，言失眠症迄今未发。（张存悌治案）

三、茯苓四逆汤治案

行九族弟，夏月得伤寒，初医者不知何药。至第八日招诊，脉大而数，按则无力，身有微热，烦而不寐者三日矣。云已发汗解肌消导，皆不效，相商议下。余曰：脉大为病进，今八日已阳尽入阴之期，而汗和不解，脉反彰大，此虚阳伏阴，非温不效，用茯苓四逆汤温里收阳。彼不肯服，延杨世医决之。彼云：脉大面红，口中大臭，乃阳明内实，非大凉大下不解。见余四逆汤，摇手而去。又迎团弘春决之，弘春曰：阳气外越，里实虚寒，急服无疑，犹不敢用。

余因族谊，迂道复探，则席地而卧，烦躁不宁。余曰：病急矣，若再不药，必寒战大汗而亡阳矣。令急煎药，坐视其下咽。片刻面白，合目欲卧，扶其登榻。再留二剂，通夜服完。次日脉敛热退，口亦不臭，而手足反清，就枕便寐，全见少阴本证。如此温剂十日，继用理中汤半月方愈。（《素圃医案》）

四、四逆汤治案

姚某，女，40岁。反复失眠20余年，加重10余天。患者在12岁时发高烧十余日，继则便秘，经输液治疗，热退后出现失眠，时作时愈。此次因上夜班三班倒，出现失眠十余日。彻夜不得入睡，迷迷糊糊，思绪纷纭，心烦，胆小，喜人陪同。头重，双足较手凉冷。大便稀溏，完谷不化，日日于凌晨四时如厕。有痰不多色白黏，纳可。夜寐双足不易转热，脸红，自觉发烫。口咽干欲饮水，饮水不多。形体虚胖，腹部松软，黄芪体质外观。夏天易汗、黄汗，头面易于出汗。舌淡胖，苔水滑，脉寸浮，关中取略弦，尺脉沉弱。处方：炙甘草30g，干姜25g，黑附子20g，肉桂6g。3剂。

3剂后即得安睡，但大便没有改善。（《姜附剂临证经验谈》）

按：久病失眠，参以便溏、足凉面赤以及舌脉，当属阳虚神浮，《黄帝内经》云："阳气者，烦劳则张"是也。处以四逆汤加肉桂，未用一味安神之药，竟然"3剂后即得安睡"，信是高手。

五、二加龙骨汤治案

同邑李次帆茂才，亦同窗。夜不得睡，心烦汗出，饮食无味，形窍憔悴。予初拟酸枣仁汤，从肝着眼，以人寐则魂寓诸目，寐则魂归诸肝也。不瘥。改用引阳入阴法，用二加龙骨汤，五服瘥愈。以昼为阳，夜为阴也。（《集思医案》）

按：二加龙骨汤组成：白薇、芍药、生姜各10g，附子10g，龙骨、牡蛎各30g，甘草10g，大枣12枚。

功用：引阳入阴，潜阳敛汗；用治阳虚外越，"虚弱，浮热汗出者"。

本方系《金匮要略》桂枝龙骨牡蛎汤附方："虚弱，浮热汗出者，除桂，加白薇、附子各三钱，故曰二加龙骨汤。"（《小品方》）此方主要以龙骨、牡蛎镇摄敛汗，附子温阳，白薇除虚热，治疗真寒假热。易巨荪先生赏用本方，治疗虚阳外浮各证。

六、金匮肾气丸治案

汪嵩如翁，己未年维扬患病，随余迪兹至瓜镇，就彼治疗，寓江干从容僧舍，因药未效，又问治于余。昼夜不寐者已月余矣。诊其脉虚大而数，重按豁然，日惟食清粥两三盂而已。时当仲秋下旬，衣单纱，犹畏热之至，令仆挥扇，方可伏枕，否则起行不能着席矣。先医用药，秘不令知，但云日服人参而已。审其病，因始于愤怒，兼恐而致病。余即病因合病之状而议治焉：盖暴怒伤阴则肝气逆，恐伤肾则气下，肾水不升，心阳不降，肾肝两病，魂不归肝，气不归肾。因卫气常留于阳则阳盛，不得入于阴则阴虚，故目不瞑矣。真阳外越，脉虚大而不敛，天令虽凉而犹畏热，似与阴盛格阳同病，又非真武四逆所能治也。《黄帝内经》曰：阴者阳之守也，阳者阴之卫也。病始于暴怒伤阴，阴不守阳，孤阳飞越，寒之不寒是无水也。用从阴引阳法，以八味地黄汤，倍用桂附加人参，四剂病知，八剂得寐半夜，十日后即熟寐矣。病瘥心感，劝余迁扬，代为税居，逾年之后，因移寓郡城矣。（《素圃医案》）

按：此例因始于愤怒，兼恐而致病，肾肝两病，魂不归肝而昼夜不寐。脉虚大而不敛，畏热，似与阴盛格阳同病，实则阴阳两虚，选方八味地黄汤，倍用桂附加人参，收效颇捷。

第三节　烦躁

一、茯苓四逆汤治案

故友段某，素体衰弱，形体消瘦，患病年余，久治不愈。证见两目欲脱，烦躁欲死，

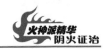

以头冲墙，高声呼烦。家属诉：初起微烦头痛，屡经诊治，因其烦躁，均用寒凉清热之剂，多剂无效，病反增剧。面色青黑，精神极惫，气喘不足以息，急汗如油而凉，四肢厥逆，脉沉细欲绝。拟方如下：茯苓30g，炮附子30g，高丽参30g，炮干姜30g，甘草30g，急煎服之。

服后烦躁自止，后减其量，继服10余剂而愈。（《中医杂志》1965年1期：周连三治案）

原按：烦躁证，病因颇多，治法各异，有邪在表而烦躁者，治宜清热解表；有邪在里而烦躁者，治宜苦寒清下；此例烦躁，年高体弱，正气素亏，真阳衰败，加之久病误服寒凉泻下，伐其肾阳，败其脾胃，正虚阳亡则大汗出；汗出多则不仅亡阳，亦亡其阴，阴阳不相顺接，则四肢厥逆；真阳欲绝，无阳鼓血脉运行，脾胃衰败，不能生血，则脉细欲绝。

盖神发于阳而根于阴，阴精者，神之宅也。故阳气升，阴精不足以济上阳之亢则烦；阴气降，阴虚无阳以济之，阳根欲脱，则躁。本例微阳飞走，本根欲断，故生烦躁。仲景说："发汗若下之，病仍不解，烦躁者，茯苓四逆汤主之。"故用此方回阳固正。阳壮正复，腠理固密，其汗自止。用此方而不用四逆者，以四逆为回阳抑阴之剂，无补虚之功。不用四逆加人参汤者，以兼有烦躁欲死之证，故以茯苓为君，补脾以止烦。恐药轻不能挽垂绝之阳，故以大剂频频饮之，疗效颇速。

二、理中汤治案

（1）张氏子，伤寒四五日，两脉虚微，神气昏乱，烦躁不宁，时欲得水，复置不饮，弃衣而走，勇力倍常，言语狂妄，不避亲疏。此阴盛格阳欲脱，外假热内真寒也。欲与理中汤。咸谓火热有余之证，欲行寒下。曰：岂有大热证而不引水自救者？况两脉微弱，明属阴盛阳微。若不急用温补，大汗一至，不可为矣。前方加人参至四钱，煎成冷服。一二时许，狂乱顿止，反见寒栗，欲覆重被，再与前药一剂神清热退而安。（《续名医类案》）

按：此案狂躁乃阴盛阳微、格阳欲脱之证。如系阳明大实发狂，骂詈不避亲疏，登高而歌，逾垣上屋，为邪热至极，必见大便秘结，舌苔黄燥，脉实大者为是。此则虽见狂躁不宁，言语狂妄，勇力倍常，但渴不饮水，两脉虚微。此乃阴盛于内，阳格于上所致。元阳衰微，行将欲脱，故见神昏。方用理中汤，回阳固脱，药后即战而胜之，热退神清而安。

（2）戊辰夏月，岩镇方翁，字茂林，年五十余，患伤寒四五日矣。初起名医予羌活、防风等发散药，汗出，发热更甚。以为表散未透，如前药更连服二剂，大汗不止，身热如燔，昼夜不寐，狂躁非常，谵言妄语。脸若涂朱，口唇焦紫，群以为是大热之证，议欲用石膏竹叶汤。

余诊其脉，浮大无伦，按之豁如，唇虽焦紫干燥，舌是灰黑之色。余曰："此中阴证也。《黄帝内经》云：误发少阴汗，必亡阳。凡中阴之证，必先入少阴，一用表散则孤阳飞越，乘汗而出，是以烦躁不宁，妄见妄闻，谵言乱语。若误认为火证而加以寒凉，立刻毙矣。若听其汗出不休，元阳不返窟宅，则阳气腾散，亦将毙矣。"急宜用驱阴回阳之法，又宜用敛阳归根之法。用八味地黄汤，内用大熟地五钱，附子三钱，肉桂二钱，加人参五钱。服后熟睡半日，身热渐凉，汗微敛，醒来人事顿清。

次日，仍照前方再进一剂，面赤俱退。再换理中汤，用白术、附子、肉桂各二钱，茯苓、泽泻各一钱，半夏、炮姜、陈皮各八分，炙甘草三分，人参四钱。服七八日，再去半夏，加熟地、山茱萸、当归、黄芪，用参三钱，桂、附仍各二钱，服二十余日而起。设余不至，竟用竹叶石膏汤一剂，岂不立刻杀命哉。（《吴天士医话医案集》）

按：吴天士案中屡次指明："正气衰则虚阳出，亡于外而发热、发狂，乃阴躁也。"《黄帝内经》云："误发少阴汗，必亡阳。凡中阴之证，必先入少阴，一用表散则孤阳飞越，乘汗而出，是以烦躁不宁，妄见妄闻，谵言乱语。""烦躁异常，并不发寒热之时，总只坐立不定。诊其脉，浮大而数，重按全无，余心知是阴躁也。"用温法治愈。

三、桂甘龙牡汤治案

涂某，女，83岁。烦躁两周。始因外感，服药后感冒虽愈而见烦躁，神倦，舌质稍红，脉沉细数。细问烦躁皆在白昼，入暮则静，此因外感误汗伤阳，系心阳亏损之烦躁，予以桂甘龙牡汤治之：桂枝30g，炙甘草30g，龙骨30g，牡蛎30g，3剂。

服药后烦躁已止。（《擅用乌附——曾辅民》）

按：此案辨证准确，用药精当。

第四节　癫狂

一、茯苓四逆汤治案

（1）唐某，女，43岁。1964年2月15日初诊：原患痫证，元月其子失踪，极为忧思郁闷，出现神情呆滞，喜静喜睡，继则昏不知人，语无伦次，神志恍惚，

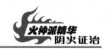

两目直视，心悸易惊，悲伤欲哭，诊治无效。症见面色青黄，四肢厥逆，汗出短气，倦怠无力，遗尿常湿衣裤。舌白多津，脉沉微无力。此属阳衰正弱，心神失养之证，治宜温阳扶正，镇惊敛神：茯苓、牡蛎各30g，红参、干姜各9g，白术、桂枝、龙骨、炮附子各15g，甘草12g。上方服3剂，手足转温，原方加黄芪、白芍各30g，继服14剂，诸症悉减，但仍遗尿，原方增附子为30g，服4剂而愈。（《火神派名家验案选析》：周连三治案）

按：癫狂之病，病机多为气郁痰火，治以镇心安神、涤痰清热、解郁散结等法。周氏则谓："癫狂之疾，属热证者有之，属寒者亦为常见。"缘于脾气不伸，运化失调，痰浊内生，痰气上逆，蒙蔽清窍，正阳不足，运化无权，以致浊阴填塞于上，亦能发病，故每见沉默痴呆，语无伦次，时悲时喜，四肢厥冷，六脉沉微，汗出遗尿等阳虚之证，治疗以温肾补土，助阳扶正。常用茯苓、牡蛎、龙骨各30g，炮附子、潞参、干姜各15g，甘草9g为基本方，痰盛者瓜蒂散先吐之，再以上方加陈皮、半夏治之；语无伦次，时悲时喜者加赭石、磁石潜阳安神；气短声微加黄芪，汗出不止加白芍，并用金匮肾气丸善后，有多例成功验案，可供借鉴。

（2）李某，女，41岁。因和爱人争吵而发病，初起喧扰不宁，躁狂打骂，动而多怒，骂詈日夜不休，经医用大剂大黄、芒硝泻下，转为沉默痴呆，舌白多津，语无伦次，心悸易惊，头痛失眠，时喜时悲，四肢厥冷，六脉沉微。处方：茯苓30g，党参15g，炮附子15g，干姜15g，甘草12g，牡蛎30g，龙骨15g。

服3剂后，神志清醒，头痛止，四肢温，改用苓桂术甘汤加龙骨、牡蛎，服10余剂而愈。（《火神派名家验案选析》：周连三治案）

二、祝氏温潜法治案

某男，20岁。生活逾常，郁怒之余，心悸寐少，梦多不安，起床狂走，甚则喧扰不宁。舌红苔薄黄，脉象弦滑。辨为浮阳之火，挟痰蒙窍之候，以重用潜阳，佐以豁痰为治。处方：

黄厚附片15g，生龙齿30g，磁石30g，炙甘草9g，酸枣仁24g，朱茯神12g，石菖蒲9g，天竺黄9g，柏子仁9g，陈胆星9g。本方连服5剂，脉转缓而带弦，心悸减轻，寐安梦稀，均属佳兆，尚有呓语，前方去磁石，继服5剂而愈。（《上海中医药杂志》1983年第3期：祝味菊治案）

按：如此狂症，且"舌红苔薄黄，脉象弦滑"之证，犹用附子，确非俗医所及。祝氏根据《金匮要略》中"阳气衰者为狂"之理，认为阳气衰则虚阳必浮，故发狂。心悸一症已露心虚端倪，故而重用附子配磁石、龙齿，兴奋加镇静，既具强壮之功，又能抑制虚性兴奋，同时配以酸枣仁、朱茯神以安心神，属典型的温潜配伍。至于豁痰之治本属常法。

三、附子养荣汤治案

予族倬人弟，病热症六七日不解。口渴便秘，发狂踰墙上屋，赤身驰骤，势如奔马，谵妄时不绝口，骂詈不避亲疏。覆盖尽去，不欲近衣，如是者五日矣。时予以岁试自苕上归，尚未抵岸，倬人曰："救人星到矣。"予婶母问是谁，倬人曰："云峰大兄回来也。"顷之予果至，举家及诸亲友咸以为奇，为述于予。

予视之良久，见其面若无神，两目瞪视，而其言动甚是壮劲有力。意以胃中热甚，上乘于心，心为热冒，故神昏而言动狂妄耳。不然何口渴便秘，而白虎、凉膈等症悉具耶？及诊其脉，豁大无伦，而重按则空。验其舌，黄上加黑而滋润不燥。始知其症是阴盛于内，逼阳于外，故壮劲有力而见症如此，乃外假热而内真寒者也。因思其于予将至而先知之者，乃阳气大亏，神不守舍，而其飞越之元神先遇予于未至之前也。遂以养荣汤加附子，倍酸枣仁、五味子、白芍，浓煎与之。一剂狂妄悉除，神疲力倦，齁齁熟睡，周时方寤，寤则渴止食进而便通矣。继用补中益气加白芍、五味子，调理而痊。（《潜邨医案》）

四、桂枝甘草龙骨牡蛎汤治案

周某，女，81岁。两个多月前因其夫病逝悲伤过极，性情抑郁，闷闷不乐，继而出现间歇性狂躁不安，胡言乱语，夜不成寐，每天必发作一次，不分昼夜。发作时必外出狂走五六小时，力大平常，家人根本无法阻止。其间见车就上，见街边摊点食物拿起来即吃，且口出秽言，无法自控。曾经精神病院治疗无效，寻求中医治疗。

刻诊：表情呆滞，两日无神，口中念念有词，口干不多饮，喜热饮，腰酸膝软，四末发凉。苔薄白舌胖大边有齿痕，脉细略数。辨为元阳不足，虚阳躁动，上扰神明。治宜温阳补肾，摄纳浮阳，桂枝甘草龙骨牡蛎汤加味：

桂枝20g，煅龙牡各30g，制附子15g，干姜10g，磁石30g，生熟枣仁各30g，远志5g，淫羊藿30g，补骨脂15g，杜仲15g，菟丝子15g，川续断15g，鹿角霜10g、炙甘草10g。3剂，每日1剂，水煎服。

二诊：脉证同前，但药后无不适反应。仍守原法，制附子改30g（先煎），干姜改20g。3剂。

三诊：症状明显改善，近三日仅发作一次，且程度较已往减轻，夜能入睡3~4小时，四末转温，腰酸膝软消失，精神好转。苔薄白，舌胖大边有齿痕，脉细。原方制附子改60g（先煎），干姜改30g，鹿角霜改15g，炙甘草改15g。7剂。

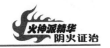

四诊：近一周来未曾发作过，似如常人，苔薄白舌淡红，脉细。制附子加量至90g，炙甘草加至30g，加炒白术15g，再服7剂完全康复。嘱间断服药，每周服上方2剂，至今未发。（《著名中医学家吴佩衡学术思想研讨暨纪念吴佩衡诞辰120周年论文集》：余天泰治案）

原按：从本例临床表现看，当属狂证。一般认为狂证多实，为重阳之病，主于痰火、瘀血，治疗宜降其火，或下其痰，或化其瘀血，后期应予以滋养心肝阴液，兼清虚火。《黄帝内经》曰："君火以明，相火以位。"人之君火当明于上，相火宣行君火之令而守位秉命。君相之火动而有节，则助本脏之气生化之用，若动而不和而妄起，则少火成为有害之"邪火""壮火"。患者由于情志扰动，心动则相火随之妄动，上扰心君，神明错乱而诸症迭起，显非常法所宜，治当温阳补肾，摄纳浮阳，俾君相之火各司其职，各就其位，故而疗效满意。

第五节　慢惊风

一、理中汤加味治案

（1）某小儿，眼扯嘴歪，二三分钟扯一次，面容青白而黯，手足冰凉，鼻孔煽动。予附子理中丸，温开水化服。其后，延至五六分钟一次，十来分钟一次。再后，一小时抽掣二三次，逐渐减轻，手足稍温。改以附子理中汤加砂仁、半夏、琥珀治之，连服8剂痊愈。此后用本方治愈慢惊风患儿数十人。（《郑钦安医书阐释》：唐步祺治案）

按：郑钦安论小儿惊风："因内伤而致者，或饮食伤中，或大吐后，或大泻后，或久病后，可偶受外邪，发散太过，或偶停滞，消导克伐太过，积之既久，元气日微，虚极而生抽掣。诸书称慢脾风者是也。其人定见面白唇青，饮食减少，人困无神，口冷气微，或溏泻日三五次，或下半日微烧，微汗，抽掣时生，此是元气虚极，神无定主，支持失权，由内而出之候。只有扶元一法，如附子理中加砂、半，回阳饮加砂、半。昧者不知此理，一见抽掣，便称惊风。若妄以祛风之品施之，是速其亡也。"唐氏本案即遵郑氏之理，而用郑氏之方。先用"附子理中丸，温开水化服"，是为便于救急。

（2）刘孩，五六岁，先患泄泻，请曾医士诊之，继而转为慢惊风。观其下利清谷，口不渴，身热微汗，舌苔灰白厚滑，目上视，气喘，手足躁扰而厥，切脉沉弦而劲。余难之，谢不出方。病家恳请再四，乃主附子理中汤加吴茱萸大剂冷服，嘱其不避晨夜进服，勉希万一。次日其母舅以既进温补大剂，即取关东鹿茸入药并服。明日疾即大瘳。其父云："尝见医士治风，必用勾藤、蝉蜕、僵蚕等味，兹独屏绝不取；数岁小儿以温补大剂投之，将来必患别症。"曾医闻而愤甚，踵门以告。余曰："恩将仇报，古今同慨，非独医也。"相与大笑而罢。（《遯园医案》）

按：患儿父亲只知其一，不知其二，所言"治风，必用勾藤、蝉蜕、僵蚕等味"，皆治标之药；萧氏认定三阴不足，主以附子理中汤加吴茱萸大剂，从温阳治本着眼，自是高超。

二、真武汤治案

某患儿，四岁，2018年初发病，身体筋肉不自主抽动，挤眉弄眼，睡觉时腹部、臂部抽动，去北京找儿科专家疗效不明显，父母异常焦虑。8月3日初诊：患儿身体多动、抽动，疲乏，眠中汗出，四肢痒。舌淡胖润，脉沉弦寸弱。小儿本弱，平素贪凉饮冷，阳失温煦，水渍筋肉造成抽动，真武汤证中所谓"身𪬩动"也。处方：附子25g，白术30g，茯神30g，白芍20g，龙牡各30g，红参10g，生麦芽30g，炙甘草30g，大枣20g，生姜15g，黑芥穗10g。7剂，1剂服2天。

8月17日二诊：抽动减轻，眠中仍汗出，似疲惫，处方：附子30g，白术30g，茯神45g，白芍20g，龙齿30g，牡蛎30g，红参10g，白芷10g，黑芥穗10g，炙甘草30g，大枣20g。7剂，服法同前。

8月31日三诊：抽动明显改善，上方去白芷，余同前，7剂。

9月14日四诊：抽动已不明显，守上方7剂。回访未再现抽动。（张存悌治案）

三、逐寒荡惊汤治案

（1）张某次子，生甫一岁，住会理县鹿厂街。患惊风证，病颇危笃，三日来抽搐不已。余诊视之，指纹青黑透达三关，脉沉细而弱，舌苔白滑，面唇青黯，闭目沉迷不省，时而手足拘挛抽掣，乳食不进，夜间发热，大便泄泻绿色稀粪。询及病由，患儿始因受寒感冒起病，初有发热咳嗽，大便溏泻。某医以清热解表药二剂，服后白昼身热见退，夜晚又复发热，咳、泻未止。继又拟消食清热药二剂，服后病不减，忽而风动抽搐。该医以为肝经风热，又以平肝驱风镇惊药二剂，病情反趋沉重而成是状，时病已十余日。病势已危重，若辞不治，实非我医者应尽之责，力主逐寒荡惊汤挽救之：上肉桂6g（研末，泡水兑入），公丁香3g，炮姜10g，白胡椒3g（捣），灶心土130g（烧红淬水，澄清后以水煎药）。

上方喂服二次，稍顷呕吐涎痰一小盏，风状略减，抽搐较轻，两眼已睁，目珠已能转动寻视。再喂一次，又吐涎痰盏许，风状已定，抽搐不再发作，咳嗽亦平，夜晚已不再发热。患儿父母见病已恢复，甚为欣慰，但见其子体质羸弱，认为宜培

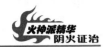
补脾胃，自拟理中地黄汤一剂喂服，孰料移时风动抽搐又起。余往视之，询问缘由，方知患儿虽有转机，然寒痰邪阴尚未逐尽，滋补过早，固必增邪，且有碍于阴邪外祛，寒痰内阻遂致慢风复作。病家始知误施补剂亦有弊端。余仍以逐寒荡惊汤并加附片15g，服后又吐涎痰盏许，畅泻酱黑色稀便二次，抽搐平息，且能吮乳，并闻啼声。照原方去胡椒、公丁香，加砂仁6g，甘草6g，附片增至30g，煎汤频频喂服。二剂尽，诸症痊愈。（《吴佩衡医案》）

　　原按： 良由小儿气血未充，脏腑娇嫩，不耐克伐。风寒初起，只须轻宣透表，其病当愈。乃误以清热之剂，又复以消食、平肝、驱风等法，元阳受损，正不胜邪，遂致寒痰内壅而成三阴虚寒之慢惊风证。

　　（2）金某，男，3岁，昆明市人。泄泻旬余，色黄绿，质稀薄，日七、八行。呕吐不食，时有自汗。自服参苓白术散等方无效。继见唇口青，四肢厥冷，服附子理中汤，病势仍无转机，竟趋垂危，抱负来诊：颜面及口唇苍白夹青，神迷，肢厥，抽搐阵作。口流白沫，下利不止。舌淡苔白，脉象沉微，指纹隐没。此因久病吐泻，脾阳欲绝，虚寒至极，厥逆生风，急用逐寒荡惊汤加味挽救：上肉桂4.5g（开水兑服），公丁香3g，白胡椒1.5g（冲），川干姜6g，川附片6g（开水先煨透），荜澄茄3g，炙吴茱萸3g，灶心土一块（烧红淬开水煎药）。

　　服上方二剂，抽搐渐平，呕吐减少。下利未止，面色苍白，四肢未温，神迷嗜睡，脉稍起。此里寒较化，而泻久中虚，真阳不足，以前方加减：上肉桂4.5g（开水兑服），公丁香2.4g，川附片9g（开水先煨透），川干姜6g，西砂仁3g（冲），炒老米9g，生甘草1.5g，白胡椒1.5g（冲），烧大枣2个。

　　服二剂后，抽搐已止，呕泻轻减，四肢转温，神识渐清，发声啼哭。能进少量饮食，但面色仍苍白。舌淡红，脉象较前有力，指纹显露，色淡青。此真阳渐复，脾虚中弱，续以温固调理：红人参4.5g（另煨分次兑服），炒白术6g，上肉桂3g（开水兑服），云茯神6g，川附片9g，西砂仁3g（冲），川干姜6g，生甘草3g，大枣2个，2剂。

　　四诊：症情大见好转，呕泻均止，四肢温暖。食增，面色红润。舌粉红，苔薄，脉象调和。再拟下方调理：上党参6g，炒白术6g，白茯苓9g，炙甘草3g，川附片6g（开水先煨透），广陈皮3g，川干姜6g，西砂仁3g（冲），大枣2个，炒玉米、老米各6g。（《姚贞白医案》）

　　原按： 脏腑阴寒至极，惊抽厥逆，故投加味逐寒荡惊汤。此方叠用肉桂、丁香、胡椒、附片、干姜、吴茱萸等一派温热峻品，直驱脏腑阴霾沉寒，荡惊回阳。患儿服后阴寒渐散，脾阳复苏，惊定风平，体现了"寒者热之"的治疗大法。

　　按： 本例慢惊风曾"服附子理中汤，病势仍无转机，竟趋垂危。"乃因抽搐之症病涉厥阴，改用逐寒荡惊汤加味方收速功。其方以四逆汤扶阳，另选上肉桂、白胡椒、吴茱萸等温肝，郑钦安所谓"病情有定向，用药有攸分"，确有道理。

四、附子养荣汤治案

仙潭孙自范甥孙，慢脾症。痰涎涌盛，咳嗽身热，四肢抽搐，自汗，嗜卧露睛，撮空手振。屡进补脾兼消痰逐风之剂不应，自翁录症袖方商于予。予曰："此症风自内出，本无可逐；痰因虚动，亦不必消；只补脾土，诸症自退。但据所示兼症，则其面必㿠白，眼必散大，舌必胖滑，色必嫩白，颈必软而头必垂矣。"自翁曰："诚如所言，予固知其虚也，乃救虚而不应，究何故耶？"予曰："诸症皆属寒，而诸方止救虚者也。使天柱未倒，固自响应矣。然其间逐风消痰之品尚须削除务尽也。今颈软头垂则天柱已倒，而虚上加寒显有确据，非炮姜、桂附何以追已去之阳而苏垂绝之气哉？"乃写参附养荣汤一方与之，且嘱之曰："如阻以稚幼纯阳无补阳之法，则危在旦夕，百不一活矣。"

自翁归，速命取药立煎与饮，一剂而各症悉减，三剂而各症全除。次用五味异功散加煨姜、白芍，调理而健。（《潜邨医案》）

按：本例慢脾风，杨氏慧眼指明："诸症皆属寒，而诸方止救虚者也。""虚上加寒显有确据，非炮姜、桂附何以追已去之阳而苏垂绝之气哉？"强调姜桂附温阳作用。

第六节　虚劳

虚劳之治必以扶阳为先，乃是郑钦安卓见："虚劳之人，总缘亏损先天坎中一点真阳耳……惟有甘温固元一法，实治虚劳灵丹。昧者多作气血双补，有云大剂滋阴……不一而足，是皆杀人转瞬者也。""要知虚损之人，多属气虚，所现证形多有近似阴虚，其实非阴虚也。予尝见虚损之人，每每少气懒言，身重嗜卧，潮热而不渴，饮食减少，起居动静一切无神，明明阳虚，并未见一分火旺阴虚的面目。"（《医法圆通·卷二》）

吴天士亦对时医认虚劳为"火劳""为实火"，肆行清泻、降气之法，反复予以批驳："奈何近世治此证者，若忘其名为虚劳，竟易其名为火劳，绝无补养之功，一以清火为事。且不独易其名为火劳，更认其证为实火，不但清火为事，更以降气为先……使气血日亏，真元削尽，脉仅一丝，气存一息。""试思世之以清降治劳者多矣。其远者勿论，即耳目所及者，细数之千百人中有一二得生者乎？"对此他尖锐指出："凡见用清泻之剂者，百人百死，千人千死，无一得活，远观近览，可

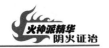

数而知也。"（《吴天士医话医案集》）

一、四逆汤加味治案

（1）张某，男，25岁。虚劳咳嗽已经数月，始因盗汗，遗精，食少难寐，求医无效。近则午后恶寒，发热如潮。面颊及口唇色赤如艳，自汗、盗汗，夜间尤甚。痰嗽不爽，咳声嘶嗄，咯血盈碗。耳鸣，眼花，头常昏晕，气短而喘，精神疲惫，不能入寐。脉来虚数无力，舌根白腻。查所服之方，均以阴虚有热为治，病势反见沉重。盖此病良由素禀不足，肾气太亏，真阳内虚不能镇纳阴邪，阴寒水湿挟痰浊上逆于肺，表阳失固，营阴不敛，则汗易外泄；虚阳无力统摄血液，则散漫游溢脉外而咯血；虚阳被阴寒格拒于外，发为潮热。虽发热而有恶寒相伴，脉见虚数，其体状虚软无力，全属一派阳虚阴寒之象，非阴虚火旺之肺燥咯血可比。往日所治，南辕而北辙，徒劳无功。唯有依照甘温除热之旨，方可挽回生机，方用甘草干姜汤加附子：炙甘草24g，炮黑姜15g，附子45g，大枣3枚（烧黑存性）。

服一剂，咯血止。再剂则喘咳稍平，精神较增，再拟四逆汤加味治之：附子60g，干姜、炮黑姜各15g，西砂仁15g，炙甘草15g，大枣4枚（烧黑存性）。服后痰多而兼杂黑血，此乃阳药温化运行，既已离经之血随痰浊而排除。连进4剂，潮热退半，血痰已不见，各症均有所减，泻下黑酱稀粪，为浊阴下降。脉转缓，稍有力，饮食略增。病情大有转机，照前方去大枣加倍分量，加茯苓30g，白术18g，连进5剂，颊唇赤色已退，喘定八九，潮热微作，竟得熟寐。咳痰有减，咳声较洪，此肺气之通达也。再进数剂则潮热已不作，食思倍增，咳痰更减。

唯其周身骤然水肿，面足尤甚。病家因见肿象，不知为阴邪始退，元气来复之兆，突生疑惧，改延他医诊视，断言"误服附子中毒"所致，主以绿豆、贝母、熟地、洋参等药。服后是晚喘咳顿作，气滞痰涌，身热再燃，惊惶失措又复促吴氏往诊。知病家不识医理，朝夕更医，几使前功尽弃，吴以诚言相告，力主大剂辛温，逆流挽舟以回颓绝，方用：附子200g，干姜60g，北细辛6g，麻茸4g，肉桂12g（研末，泡水兑入），茯苓60g，甘草24g。服后微汗，身热始退。连进3剂后，小便畅通，水肿尽消。

遂照原方去麻茸加砂仁15g。5剂后，咳痰减去七八，饮食、精神转增。去细辛加黄芪、白术各30g，再进10剂，诸症悉除，以黄芪建中汤加味善后：黄芪100g，桂枝尖24g，白芍24g，附子150g，党参20g，白术20g，西砂仁15g，大枣4枚，生姜30g，饴糖30g（烊化兑入）。（《吴佩衡医案》）

按：此案服用四逆汤后，咯血、咳喘等主症大减，"唯其周身骤然水肿，面足尤甚。"本是"阳药运行，阴邪化去"之正常反应，无奈病家不识，改延他医，误

172

投滋补，导致病情反复。吴氏重予温阳，立即改观，说明治法正确，绝非"误服附子中毒"。郑钦安曾专门指明："服辛温十余剂后，忽然周身面目浮肿，或发现斑点，痛痒异常，或汗出，此是阳药运行，阴邪化去，从七窍而出也。"

（2）张某，男，48岁。素嗜烟酒，耽于劳累，渐至全身乏力，消瘦，纳少，手足麻木，便溏，尿频，时失禁，病已七八年，病休无法工作。舌淡胖润有齿痕，脉弦，右寸弱。此一派阳虚气弱，水湿偏盛之象，近似虚劳，应培补元气，兼利水湿，四逆汤加味：

附子25g，干姜15g，白术15g，茯苓30g，桂枝10g，黄芪30g，葛根20g，当归10g，补骨脂15g，仙鹤草30g，炙甘草15g。

10剂后，感觉气力增加，手足麻木亦减。原方再加淫羊藿25g，继续调理月余，各症基本消失，恢复工作。（张存悌治案）

按：本案阳虚气弱，用四逆汤扶阳，加术、苓、桂枝，意在化气利湿，合黄芪、葛根、柴胡意在升提大气，仙鹤草为强壮要药。

（3）王某，男，60岁。1970年被钢丝绳撞击头部，昏迷约8分钟，诊为急性脑震荡。1个月内均处于意识模糊，吐字不清，口角流涎状态。其后仍觉头晕、头胀、恶心、呕吐，畏惧声音刺激。经治疗有好转，但严重失眠，呈似睡非睡之状，持续7年余。1976年5月开始觉舌干、舌强，说话不灵，下肢沉重，后逐渐发展至左上肢厥冷麻木。1979年2月，出现神志恍惚，气短，动则尤甚，纳呆，病情加重，1980年1月3日来诊：舌强，舌干，难以转动已3年余。尤其晨起为甚，须温水饮漱之后，才能说话，舌苔干厚，刮之有声。纳差，畏寒，左上肢麻木，活动不灵，下肢沉重无力，左侧较甚。7年来双足反觉热，卧时不能覆盖，否则心烦不安。步履艰难，扶杖勉强缓行数十米，动则喘息不已。小便清长频数。面色黄滞晦暗，眼睑水肿，精神萎靡。舌质暗淡，少津，伸出向左偏斜，苔灰白腻，脉沉。辨为少阴阳衰阴盛之证，以四逆汤主之：制附子60g（久煎），干姜30g，炙甘草30g。

服完1剂，半夜醒来，自觉舌有津液，已能转动，情不自禁说到：舌头好多啦，我能说话了！下肢沉重感亦减轻。服完2剂，舌强、舌干、转动困难之症显著减轻。守原方再进5剂，舌强、舌干进一步好转。左上肢麻木、畏寒减轻。仍稍觉气短，眼睑水肿，食少寐差，舌淡苔白。少阴寒化已深，又累及脾阳衰惫，以四逆、理中合方加减为治：制附子60g（久煎），干姜30g，炙甘草20g，白术30g，茯苓30g，桂枝10g，5剂。舌强、舌干已愈大半。可离杖行动，登上四楼，左上肢凉麻消失，摆动有力。双足已无发热感，夜卧覆被如常，寐安，食欲增加。上方加上肉桂10g，增强益阳消阴，峻补命火之效，再进5剂。精神振奋，诸症显著好转，嘱其原方续服10剂。（《范中林六经辨证医案选》）

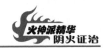

按：此例肢体麻木，活动不灵，下肢沉重无力，动则喘息，小便频数，眼睑水肿……诸虚纷呈，似乎难以下手，范氏认为此为少阴阳衰阴盛之证，直取中军，以四逆汤单刀直入，不杂冗药，后合以理中，脾肾双补，颇显见地。舌干、舌强当系气化失职，津不上潮所致。其"双足反觉热"之症乃虚阳下陷，断非阴虚或湿热下注，此老自始至终不用一味阴药，即或投理中汤亦弃掉人参，足见其认证准确，心有定见。

（4）卢某，男，42岁，文员。2020年10月23日初诊：精神疲乏，气短乏力已有两个月，即使坐着也有疲劳之感，不能胜任工作。并伴有呕恶，眩晕，心悸，目不欲睁，足心发热。舌胖苔薄腻，脉左沉滑尺弱，右滑软寸弱。此阳虚气弱，不治或成虚劳，好在年纪尚轻，谅不难治，茯苓四逆汤为的对之方，处方：红参10g，附子30g，干姜10g，茯苓30g，泽泻45g，白术30g，吴茱萸10g，姜半夏30g，炙甘草15g，龙骨、牡蛎各30g，生姜10g，大枣25g。14剂。

11月6日复诊：气短乏力在服药三天即有效，其余症状亦减轻，仅有眼睛干涩。守方加枸杞子25g续服。（张存悌治案）

按：有人谓茯苓四逆汤为李可先生破格救心汤之经方版，未免本末倒置。须知"仲景垂妙于定方""仲景之方，最为群方之祖"。（成无己语）这个话反过来说还差不多：破格救心汤是茯苓四逆汤的李可版。

二、八味地黄汤治案

（1）庚辰夏月，休邑程兄亲到寓所，迎为其令兄诊视。其令兄咳嗽，发热，吐血吐痰又吐食，喉微痛，劳证俱全矣。幸两侧可卧，有一线生机。诊其脉虚大弦数，按之无力。阅其前方二十余纸，有用发散者，有用清火者，有用归脾汤者，其近日一方，则云感冒发热，竟用羌活、防风表药二剂，其人则各症倍增，恹恹一息矣。余思吐食则胃必寒，宜温；喉痛则阴火上乘，宜滋，二者不可并兼。若温中以止吐，则不利于喉痛及失血诸患；若滋阴以降下，又不利于脾虚胃寒而吐食更甚，计惟八味地黄汤温而不燥，润而不滞。遂立方用：大生地三钱，山茱萸二钱，茯苓一钱，泽泻八分，丹皮八分，山药一钱五分，附子八分，肉桂八分，加人参二钱，白芍五分。服一剂，热退不吐食，服二剂，血止嗽减，喉亦不痛，能食饭。复为视之，加当归、黄芪，服一个月而愈。（《吴天士医话医案集》）

按：《金匮要略》："虚劳腹痛，少腹拘急，小便不利者，八味肾气丸主之。"

（2）辛巳腊月，庠友汪君纲上偕其令弟远来就诊于余。其令弟字士，年二十余。初从失血起，遂咳嗽，发潮热，左肋一点痛，不便侧左卧。久服诸医时套治劳之药，总不外天门冬、麦门冬、贝母、天花粉、元参、桑皮、苏子、丹皮、地骨皮、知母、鳖甲、百部、枇杷叶之类。人渐瘦削，饮食减少，劳证成矣。诊其脉，浮软微数，数中带涩，喜其未至细数。即予八珍汤一剂，内用人参一钱五分，加肉桂七分。初见用白术、人参，又加肉桂，甚惊怖，力为剖明，乃煎服。服后遂熟睡半日，醒来觉左胁痛顿除，嗽亦减，是夜潮热不复发。连服三四日，病减其半，饮食亦渐加。因假寓于潜口之长生庵，以便间日为一诊视。惟嫌两尺脉虚大，乃肾虚之极，遂改用八味地黄汤加参二钱。服数日，尺脉收敛矣，诸症俱愈，饮食倍多，犹嫌六脉未得冲和之气，毕竟是元气久伤，一时难复。人参虽补，亦是草根树皮，因将余所藏红元数分，另为制丸药二两，每日服丸药二钱，再服前八味地黄汤一剂。服过三日，再为诊之，脉遂转为和平，举之不大，按之有根，为之大喜。在庵住十余日，服药十余剂，服尽丸药二两，各病尽除，体气康复。仍予药十余剂，带回宅度岁，嗣是痊愈。（《素圃医案》）

（3）江君洪南，自乙亥年五月咯血起，日服清火药不断而血总不止，却未暴吐，只是每日有数口，或痰中半红半白，每咯必有。似是阳火宜清矣，直清半年而血亦吐半年。至十二月初间，试请余视之，告以血总不止。余笑曰："总未服参，血何得肯止？"江君曰："难道人参也能止血？"余曰："止血莫如人参。"江君曰："诸医皆言吐血是火，一丝人参不可服。"余曰："一丝人参不可服，每剂数钱人参自可服。"为诊其脉，寸浮空，尺沉涩。立方：人参三钱，大生地三钱，丹皮八分，山茱萸二钱，山药一钱五分，茯苓八分，当归一钱，白芍七分，黑姜五分。服一剂，血便减十之七。服二剂，血全止。始悔用参之晚，为他医所误矣。因失血久而人软倦，饮食少，改作八味地黄汤加参五钱。服十日，又改作十全大补，共服药一个月而劳证悉愈。（《吴天士医话医案集》）

按：前贤谓血证皆源于火，然有阳火、阴火之分。咯血、痰中带血为阳火，宜清；暴吐极多为阴火，宜补。阳火乃五行之火，可以水折，故可清；阴火乃龙雷之火，得阳光则伏，故宜温补，引火以归原。此论最妙，然亦不可拘执。

三、桂枝去芍药加麻黄细辛附子汤治案

李某，女，48岁。患头痛、眩晕约十年。1971年3月逐渐加重，经常昏倒，头晕如天旋地转，头项及四肢僵直，俯仰伸屈不利，身觉麻木，一年中有半载卧床不起。某军医院诊为"脑血管硬化""梅尼埃病"。1974年11月就诊：卧床不起，神志不清，心悸气喘，呼吸困难，头剧痛频繁，自觉似铁箍紧束，昏眩甚则如天地旋游。头项强硬，手足厥冷，全身水肿，不欲食，只略进少许流质。两手麻木，感觉迟钝，小便短少，大便先秘后溏。经期紊乱，每月三四次，色暗黑，血块甚多。面色苍白，眼胞双颧水肿，眼圈乌黑。舌质暗淡，苔白滑浊腻，脉微细。此证属太

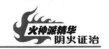
少二阴脾肾阳虚日甚，已成虚劳。法宜调阴阳，利气化，逐水饮，以桂枝去芍药加麻黄细辛附子汤主之：麻黄10g，辽细辛6g，制附子60g（久煎），桂枝10g，生姜60g，甘草30g，大枣30g。3剂。

二诊：神志渐清，头剧痛减，可半卧于床，原方再服8剂。

三诊：身肿、手麻稍有好转，神志已清；仍头痛眩晕，肢体尚觉沉重，稍动则气喘心累。苔腻稍减，病有转机，唯阳气虚弱，阴寒凝滞已深。方药虽对证，力嫌不足，原方附子加重至120g；另加干姜、炮姜各60g，以增强温经散寒，祛脏腑痼冷之效。连进10剂，头痛、眩晕著减，可起床稍事活动。原方附子减至60g，去干姜、生姜，再服10剂。

四诊：头痛止，轻度眩晕。活动稍久，略有心悸气喘。水肿已不明显，头项及四肢强直感消失，四肢渐温，食纳增加，诸症显著好转。但痼疾日久，脾肾阳虚已甚，须进而温中健脾，扶阳补肾，兼顾阴阳，拟理中汤加味缓服：

党参30g，干姜30g，炒白术20g，炙甘草20g，制附子60g（久煎），茯苓20g，菟丝子30g，枸杞子20g，鹿角胶30g（烊），龟板胶30g（烊），上肉桂12g（冲服）。服上方月余病愈。（《范中林六经辨证医案选》）

原按：此例迁延日久，病情复杂，酿致沉疴，而出现多种衰弱证候，故病属虚劳。按六经辨证，其手足厥冷，心悸神靡，食不下而自利，舌淡苔白，实为太阴、少阴同病，一派阴气弥漫。进而剖析，头目昏眩，痛如紧掴；全身水肿，上肢麻木不仁；自利稀溏，此为阴气上腾，阳气下陷，阴阳相隔，气血无所统制，水饮搏于气，壅滞于周身，《金匮要略》桂枝去芍药加麻黄细辛附子汤方，原主"气分，心下坚……水饮所作"。尤怡注："气分者，谓寒气乘阳气之虚而病于气也。"今变通用于本例，以寒气乘阳之虚而病于气之理，温养营卫，行阳化气，助阳化饮，发散寒邪，诸症自当迎刃而解。

四、附子养荣汤治案

时抡之母孀居，卧病不能起于床者两载矣。或作湿治，或作痿医，集方累帙，百无一效，因并致予诊之。其脉缓大无力，面色痿黄，舌胖而滑。予问："饮食不思，略食即饱，且梦中常见神鬼，醒来胸中战跳乎？"时抡曰："俱如所言。"予曰："此命门火衰，元阳虚惫，心火衰息，脾土不生，中气不旺，以致四肢痿软无力而不能举动也。"用养荣汤加附子，煎送八味丸，不一月而举止行动如常。（《潜邨医案》）

按：本例痿证杨氏认定"命门火衰，元阳虚惫，心火衰息，脾土不生，中气不旺"所致，终归命门、心脾阳气不足，选方为附子养荣汤、八味丸，有气血阴阳并补之意，确是温补派风格。唯另加附子，彰显火神派特点。

第七节　盗汗

真武汤治案

（1）张某，男，43岁。每天早晨头汗淋漓，四季皆然，已经6年，虽经多法治疗而不效。近半年来加重，每至黎明前开始颜面热感，继则头汗出，汗出淋漓。全身发凉，白天困倦无力，动则心悸，颜面苍白。舌淡苔薄白，脉沉迟而细。证属阳气虚衰，阴寒内盛，治宜扶阳抑阴，方用真武汤加味，药用：附子30g（先煎），白术10g，茯苓15g，白芍15g，黄芪30g，生姜4片。4剂。

二诊：服药后，头汗竟止，精神转佳，继以原方出入10余剂调理，以巩固疗效。随访2年未复发。（《著名中医学家吴佩衡学术思想研讨暨诞辰120周年论文集》：黄儒普治案）

原按：但头汗出一症，临床时有所见，多属上焦邪热内扰或中焦湿热上蒸，然亦有因阳虚者。头为诸阳之会，早晨阳气发生之时，阳虚而不能固护，以致头汗自出。投以真武汤扶阳抑阴，加黄芪益气固表，使阳复阴消，疾病痊愈。

按：临床经常遇到此症，每天清晨头汗即出，甚至大汗，似乎盗汗，多少人都从阴虚论治，非也！吴鞠通说："五更汗泄，乃阴旺也。"本案即为例证。

（2）壬戌春月，佛岭僧人松石患伤寒十日矣。初起大泻三日，后始发热，服表药热不退。连服三日，汗出如雨，昼夜不止，发寒战。转而为大小便闭，饮食不进，不能成寐。凡经九日，濒于危矣，迎余治之。

视其日内所服之方皆黄芩、枳壳、元明粉、木通、泽泻之类，盖欲通其二便也，而二便愈闭。诊其脉浮大虚软，重按细如丝。余曰："此虚阳外浮，阴寒内伏之证也。若用此种药通二便，再十日亦不得通，惟用姜附则立通矣。"遵仲景以真武汤敛阳制阴之法，用附子、黑姜各五分，人参一钱五分，黄芪二钱，白术、茯苓、酸枣仁各一钱。服下，安卧汗少，至半夜而小便通矣。初解出黑汁碗余，次便黄，次长而清，遂知饿食粥。余谓小便既通，大便自然亦通。因汗出亡津液，故大便闭，补养一二日，俟津液内润，自然大解，一毫劫利之药不可用。

越两日，照前药加沉香五分，服二剂大便亦微通，汗全敛，食渐多，神气爽朗，脉和平有根，万万无虑矣。（《吴天士医话医案集》）

按：此症汗出如雨，昼夜不止，辨为虚阳外浮，以真武汤敛阳制阴，汗出全敛，神气爽朗。

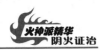

第六章　血证

第一节　咯血

一、甘草干姜汤治案

王某，男，42岁。身体消瘦，面容萎黄无神，耳鸣，两足发烧，虽冬季晚上足部亦伸出被外，其他部分怕冷。咳时气紧，吐白泡沫涎痰，略带盐味。舌质淡红，苔白腻，脉沉弦。近来咳喘日益加重，不能平卧，突然咳吐鲜血。从上述种种症状来看，此为肾阳虚寒之证。先以甘草干姜汤守中以复阳，止血而宁咳：炮姜、炙甘草用量各120g。两剂后，血止而咳亦减。肾为水脏，肾中真阳衰微不能化气行水，水邪上逆，冲肺而咳，以大剂真武汤治之。附片初为50g，继增至120g，连服8剂，咳喘明显好转，痰亦减少，已能平卧，怕冷感亦减。为预防再次吐血，以炮姜易生姜，去白芍加上肉桂以补肾中真阳，又服10剂，诸症消失而告愈。（《郑钦安医书阐释》：唐步祺治案）

按：此症一派肾阳虚寒之象，出血属阴火无疑。唯"两足发烧"之症容易惑人，其实是由阳气下陷引起，不可误为阴虚火旺。

唐氏善用甘草炮姜汤治疗各种血症，疗效颇佳，有很多验案，此为其十分独特的经验。"无论其为吐血、衄血、牙血、二便血，先不分阴阳，都先止其血，用大剂甘草炮姜汤加血余炭，屡用屡效。然后审察病情，按法治之。"如属阳虚失摄引起，再用附子理中汤或四逆汤加补肾药善后。如治痔瘘患者，血流不已，以大剂炮姜甘草汤加升麻、荷叶，一剂血止，5剂痔核上升而愈，以封髓丹善后。

唐氏用本方还有一层用意，即当病证疑为阳虚而揣摸不确时，可先用甘草炮姜汤试投，如无异常反应，则可放胆应用辛热重剂，此因炮姜味苦，甘草味甘，苦甘化阴，即或辨证不确亦不致酿成大错。观其辨治头面五官病证用附子理中汤时，常常先投用甘草炮姜汤，明显含有此义。

二、祝氏温潜法治案

王男，30岁许，咯血甚剧，形瘦体弱，咳则夹血，颜面浮红。察色按脉，先别阴阳。辨为虚阳上浮，治以温潜止血：黄附片12g，磁石45g，龙齿30g，姜炭9g，茜根炭9g，酸枣仁9g，茯神9g，三七4g，仙鹤草12g，棕榈炭9g，党参9g，炒麦芽 12g。服药 3 剂，颜面浮红顿减，咯血减半，精神为之一振，守方再服 4 剂停药。（《四川中医》1986 年 7 期：祝味菊治案）

按：咯血甚剧，颜面浮红，辨为虚阳上浮，以附子配以龙齿、磁石、酸枣仁、茯神温阳潜镇治本，另加三七、仙鹤草、茜根炭、棕榈炭止血治标，标本同治，理法明晰。

第二节　吐血

一、理中汤治案

（1）赵某，男性，年甫二十，肄业高中，因恋爱失意，复因家事拂意，悒郁成疾，遂尔吐血盈盆，召余诊治。探其脉象虚濡而迟，舌苔白润，口不喜饮，面唇苍白，为拟张锡纯之温降汤连服数剂无效，继用仲景柏叶汤亦不应。余见病势日剧，请另访高明以挽危急。奈病者因昔患痉症系余治愈，不愿易医。曰：吾病须求汝任治到底，虽有它变亦无怨也。言次，适又大吐不止，见其头汗淋漓，四肢逆冷，脉微目闭，面青唇白，奄奄待毙之势。阳虚阴必走，凡大吐大纽，脉虚而迟，外有寒冷之状，非附子干姜不足以祛其寒而温其经，遂用大剂附子理中汤加赤石脂，3 剂后血止，各证悉减，继用原方去赤石脂加当归、木香 4 剂遂能坐起，嗣后服归脾汤加阿胶、白芍、黑姜数 10 剂，调理半年而安。（《临证心得》：朱卓夫治案）

按：患者初见脉濡而迟等症，是中阳虚寒可知，以温降柏叶汤不应，又见四肢厥冷，脉微目闭，面青唇白，则知不仅中阳不足且肾中元阳也大亏矣。所幸真脏脉未见，其脉微者为顺。仲景曰："脱血而脉实者难治。"《脉诀》云："脉贵沉细，浮大难治。"丹溪还说："吐血唾血，脉细弱者生，实大者死。"此证虽亏虚尚未至竭绝，更由于患者对朱医师的高度信任，于是信心倍增，直取大剂附子理中加味，祛寒回阳，温摄血液而获良效。

（2）景岳治倪孝廉，素以攻苦，思虑伤脾，时有呕吐之证，过劳即发，用理阴煎、温胃饮之属，随饮即愈。一日于暑末时，因连日交际致劳心脾，遂上为吐血、下为泄血，俱大如手片，或紫或红，甚多可畏。医云：此因劳而火起心脾，兼之暑令，二火相济，所以致此。与犀角（现以水牛角代用）、地黄、童便、知母之属。药及两剂，其吐愈甚，脉益紧数，困惫垂危。迨景岳往视，形势俱剧。乃以人参、熟地、干姜、甘草四味，大剂与之。初服毫不为动，次服觉呕恶少止，而脉中微有生意。乃复加附子、炮姜各二钱，人参、熟地各一两，白术四钱，炙甘草一钱，茯苓二钱。黄昏与服，竟得大睡，直至四鼓。复进之而呕止，血亦止。又服此方数日，而健如

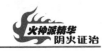

故。盖此入以劳倦伤脾，脾胃阳虚，气有不摄，所以动血，时当二火，而证非二火，再用寒凉，脾必败而死矣。（《古今医案按》）

按：中焦虚损，上不能摄，下不能统，而为吐血、下血之证。周慎斋说："吐血久而不愈者，肾虚不纳气故也，故血病宜求之肾。"又说："凡失血者，脉贵沉细，若浮大则难治，豁大无力尚可延，短数、细数，紧数，豁大有力皆为不祥。"内为寒盛，虽当盛暑，景岳仍以附子理中汤加味，脾阳得温则中焦健运自如，统摄有权，其血自止。

二、四逆汤治案

（1）萧某，34岁。某晨忽大吐血，先为瘀血块状，后系鲜血，时少时多，三日未断，杂治罔效，病情日形严重，特来迎治：蹉卧于床，血吐犹未少止，面白惨淡无神，四肢厥冷。身倦不欲动，口渴喜暖饮亦不多。舌胖润无苔，脉细微欲绝。此阴阳衰微，将见离决之候。检阅服方如三黄解毒汤、龙胆泻肝汤之类，是欲止血而过服寒凉之所造成。现当生死存亡千钧一发，唯有回阳固本一法，当处以人参四逆汤，意在回阳救厥，温经止血也：人参15g（蒸兑），生附子24g，干姜15g，炙甘草6g。

半日连服2大剂，夜半阳回，四肢微温，血仍点滴未停，因略为易方：人参15g，附子9g，黑姜炭（炮透）12g，炙甘草6g，水煎，冲发炭及童便。

二剂血果止。讵知日晡身发高热，烦躁不安，脉则洪数而软，乃血气来复，故现此离奇之假象，不应为所眩惑，治宜温平补血，疏当归补血汤加炮姜。2剂后，热退神宁。不料夜半腹中大痛，拒按，大便已数日未行，此由阴证而转属阳明，在《伤寒论》中已有调胃承气汤法治，今特小其剂以用之：

大黄9g（酒制），芒硝6g（冲），甘草6g，1剂便下痛止，改用益气补血之药，逐渐安平。（《治验回忆录》）

按：本案前医治以苦寒，非但未能止血，且以伤阳乃至厥脱，实属误辨误治。阳回血止后，腹痛便结，视为由阴转阳，转予调胃承气汤而收良效，认证准确，临床者当知这种变局。

（2）某店员，男。吐血盈盆，卧床不起，稍动则头眩血出，脉微欲绝。此乃出血过多，亡阴而阳无所附，亡阳在即。急用大剂四逆汤合柏叶汤与服。次早能起，眩减血止。第三日可到门诊，再以柏叶汤加白术、附子，数剂而愈。（《黎庇留经方医案》）

（3）某患者，咳嗽吐血已5年，中西医治疗乏效。近日大吐血两次，每次一大碗，病势危重。综合分析，断为阳虚失于固摄，以大剂四逆汤、白通汤治之，有虚热时

180

加童便为引，水湿盛时加茯苓。服药 10 剂后，忽吐血加甚，其色乌黯，判为瘀血经热药蒸化而出，急用大剂炮姜甘草汤治之，2 剂而血止咳减。复用四逆汤加肉桂以扶肾阳，并加生姜、茯苓、白术以健脾利水，连服 16 剂而诸症悉减。乃以封髓丹、潜阳丹轮服以纳气归肾，且缓姜附之峻烈。病势进一步减轻，复以苓桂术甘汤善后，前后治疗约 3 个月，服药 40 余剂，病情缓解，能参加轻微劳动。(《郑钦安医书阐释》：唐步祺治案)

第三节　鼻衄

一、四逆汤治案

（1）刘某，男，5 岁。某年春季，其父背来就诊：小儿一人在家，中午忽发现鼻出血不止，倦怠无力，躺在椅上，面色苍白。曾频频用凉水冷敷，流血反而加剧，急请范中林先生诊治：患儿精神萎靡，四肢逆冷，唇舌淡白。此为少阴寒证，阳气衰微，不能摄血，阴气较盛，势必上僭。法宜壮阳驱阴，温经摄血。急投四逆汤以救其里：天雄片 30g，炮姜 30g，炙甘草 20g，一剂。嘱急火煮半小时许，先取少量服之；余药再煮半小时续服。患儿父亲将处方拿回家中，其母见之大吵大闹："从古到今，未见鼻流血用干姜附片！"其父仍坚持服用。一剂未尽，血立刻止住。傍晚患儿在院内玩耍如常。(《范中林六经辨证医案选》)

按：鼻衄一证，外感风邪，肺郁化热；过食辛辣厚味，胃火上逆；暴怒气逆，肝火妄动；肾阴耗损，虚火上炎等，均可热伤脉络，迫血妄行，治则常以清热凉血为主。但临证确属虚寒，血失统摄而致者，亦不少见，误用凉药每致偾事。本例精神萎靡，四肢逆冷，唇舌淡白，显系阴证，范先生以大剂四逆汤，一剂即能取效，颇见火神派功力。

（2）李某，14 岁，素患鼻衄，无他痛苦，未用药调理。某日偶感客邪，身热恶寒，头疼体痛，喜冷饮，脉浮而细数，主以麻杏石甘汤一剂霍然。异日外出，适值阴雨天寒，又复感冒而病，发热恶寒，头昏痛，肢体酸痛，不渴饮，脉反沉细而弱，主以麻黄细辛附子汤加桂尖、生姜一剂。服后汗出热退，次晨忽又鼻衄不止，用物塞鼻孔则血由口中溢出，似有不可止之状。头晕，腹痛，面色淡而无华，形弱神疲，复诊其脉迟缓而弱。此乃气血素亏，阴阳不相为守也。血虚散漫妄行，气虚则无力统摄血液，易致离经外溢。表邪虽解，气血尚虚，主以四逆当归补血汤：附片 50g，炮黑姜 15g，砂仁 6g，大枣 3 枚（烧黑存性），黄芪 15g，当归 15g。

一剂衄血立止，再剂霍然。是夜因大便用力，起身时忽而气喘咬牙，昏厥欲绝，

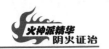

唇青，面色灰白，脉细迟无力，扶之使卧稍定，乃以四逆汤加上肉桂治之，连进4剂而痊。（《吴佩衡医案》）

（3）秦某，男，64岁。素多痰湿，咳嗽多年。昨因咳嗽气急上气，忽然鼻血不止，注射止血针剂未止，延吴氏急诊：面色惨淡，鼻衄不止，冷汗淋漓，沉迷无神，气息低弱呈奄奄一息状。舌淡夹青而少血色，脉芤虚欲散，二三至而一止。辨为气虚不能摄血，阳虚不能守阴，复因咳嗽挣破血络而衄。病势颇危，有阳气外脱之势，急宜扶阳收纳，若能血汗均止，尚有生机，以参附汤加味急救：附片30g，高丽参10g，炮黑姜6g，甘草3g，大枣2枚（烧黑存性）。服一剂则效，衄减，神气转佳，再剂血汗均已得止。原方加黄芪24g，附片增为60g，连服2剂，唇舌色已红润，脉来和缓有神，继续调理而愈。（《吴佩衡医案》）

按：此症一派阳虚欲脱之象，辨之不难。难的是除炮姜一味，外未用止血药，而以大剂附片扶阳为主，尽显火神派风格。

二、镇阴煎治案

尝治一多欲少年，以伤寒七日之后，忽尔鼻衄，以为将解之兆，及自辰至申所衄者一斗余，鼻息脉息，俱已将脱，身冷如冰，目视俱直而犹涓涓不绝，呼吸垂危，其父母号呼求救。余急投镇阴煎一剂，衄乃止，身乃温，次加调理而愈。自后凡治此证，无不响应，亦神矣哉。（《景岳全书》）

按：此阴亏于下，格阳于上，真阳失守，血随而溢之脱证，并非太阳病自衄者愈之可比。附子、肉桂温肾回阳，引火归原，熟地、泽泻滋阴泻火，甘草补中益气，化生气血。牛膝引阳归舍，阴阳兼顾。若因阴寒过盛，本方冷服，热因寒用之妙。

第四节　牙龈出血

一、潜阳封髓丹治案

王某，男，32岁。龈缝出血已久，牙床破烂，龈肉萎缩，齿摇松动，且痛而痒，屡服滋阴降火之品罔效。吴氏诊之，脉息沉弱无力，舌质淡，苔白滑，不思水饮。此系脾肾气虚，无力统摄血液以归其经。齿为骨之余属肾，肾气虚则齿枯而动摇。脾主肌肉，开窍于口，脾气虚而不能生养肌肉，则龈肉破烂而萎缩。气者，阳也；血者，阴也。阳气虚则阴不能潜藏而上浮，阴血失守而妄行于血脉之外。法当扶阳以镇阴，固气以摄血，俾阴阳调和则血自归经而不外溢矣。拟方潜阳封髓丹加黑姜、肉桂治之：附片60g，西砂仁20g（研），炮黑姜26g，上肉桂10g（研末，泡水兑入），焦黄柏 6g，炙甘草 10g，龟板 13g（酥，打碎）。服 1 剂稍效，3 剂血全止，四剂后痛痒若失。连服 10 剂，牙肉已长丰满，诸症全瘳。（《吴佩衡医案》）

原按：附子、肉桂温补下焦命门真火，扶少火而生气，砂仁纳气归肾，龟板、黄柏敛阴以潜阳，黑姜、炙甘草温中益脾，伏火互根，并能引血归经，故此方能治之而愈。余遇此等病证，屡治屡效，如见脉数饮冷，阴虚有热者，又须禁服也。

二、四逆汤治案

牛某，男，50 岁，因齿衄年余不愈而求治，近 1 个月更增咽部干痛，痰多味咸，口干而不欲饮。食纳如常，偶见嘈杂泛酸。近 2 年异常发胖，体重增加 10 千克，反不如过去精力旺盛。动则气喘，夜多小便，膝冷。牙龈色暗，血污满齿。日轻夜重，一觉醒来，满口黑紫血团。咽喉干痛，舌不能转动。脉沉细弱，舌淡胖有齿痕。曾用大剂量维生素 C、六神丸，出血、咽痛有增无减。脉证合参，审为命门火衰，少阴真寒证无疑。因胖为湿盛阳微；痰为阴邪，味咸为肾虚水泛；日轻夜重，为阳不胜阴；喘为肾不纳气；咽干痛不肿不渴，乃因肾脉循喉咙，系舌本，阴寒过甚，逼下焦真火浮于咽喉要道；其齿衄从发胖后始见，齿为骨之余，骨乃肾所属；血属阴，必得阳旺始能统摄而循常道，阳衰失于统摄，故溢出于外，乃迳投四逆汤：炙甘草 60g，附子、干姜各 30g，水煎冷服。3 剂。

药后两症皆愈，唯觉腰困气短，加肾四味 120g，红参 10g，又服 3 剂，康复如初。追访 10 年，再无反复。（《李可老中医急危重症疑难病经验专辑》）

三、理中汤治案

王某，男，44 岁。腹泻日 3~5 次，月余不愈。近一周来，上下牙龈出血，红肿如柿色。舌红少苔，脉细肢凉，双膝尤冷。腰困不耐坐立，近日尤感气怯身软。证由泄泻日久，中阳大伤，脾失统血之能，且下焦肾气虚寒已露。拟四君补脾，三仙炭止血，七味益肾，骨碎补、油桂引火归原：

党参、焦术、茯苓各 30g，炙甘草、姜炭、三仙炭各 10g，九地（砂仁拌捣）10g，生山药、山萸肉各 30g，五味子、泽泻各 10g，骨碎补 12g，油桂 3g 冲服。

5 天后泻止，牙龈肿敛，出血亦止，原方守服 3 剂善后。姜炭、三仙炭治脾不统血，屡试屡验，为已故山西中医学校温碧泉老师心传。（《李可老中医急危重症疑难病经验专辑》）

按：所用"七味益肾"指都气丸，即六味地黄丸加五味子。

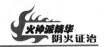

第五节　便血

一、四逆汤治案

（1）林某，男，68岁。麻黄体质外观。大便有鲜血滴出一周。自服生地煎剂不效。便后出血，血色鲜红，量不多，曾到县医院检查诊为内痔，服用痔根断无效。形体壮实，腹凸硬满，手足常温，自言一冬下来手足都是热乎乎的。长期大便日行三四次，不成形，味不臭，纳可寐安。舌淡胖嫩苔薄白，脉浮弦，稍重按则空。辨为阴寒内盛，相火外越，处方：炙甘草20g，干姜15g，黑附子10g，肉桂6g。3剂。

3天后复诊，诉服药第二天血就止了，矢气增多，大便次数减少。上方去肉桂，6剂。（《姜附剂临证经验谈》）

按：此案便血，患者"形体壮实""一冬下来手足都是热乎乎的"，似乎阳气不亏。然庄氏根据大便不成形，舌淡胖嫩，脉浮弦，重按则空等症，辨为阴寒内盛，相火外越，投四逆汤加肉桂扶阳摄血，服药次日即能止血，确具眼力。

（2）明代有陆姓病人七月间患病血痢，便血日夜一百余次，肚腹绵绵作痛。多位医生都用黄芩、黄连、阿胶、粟壳等寻常治痢之药，均无效果，其病反而加剧。家人惊怖，邀请名医刘宗序诊治，刘诊脉后说：这是脾胃受伤，若用寒凉，病安得愈？投以四君子汤加干姜、附子，当晚其病减半，旬日而愈。有人问其原故，刘曰：病人夏月食用冰水瓜果太多，致使脾胃伤冷，法当益气温中，四君子汤为益气之剂，干姜、附子则系温中佳品。（《续医说》）

按：治病求本必须"先其所因"——先弄清病因，然后审因论治。痢疾一证确实湿热多见，然而也有犯于寒湿者，切忌先入为主，知常而不能达变。

（3）王某，女，56岁，市民。患者素体欠佳，胃痛常作，后因家事过度焦虑而胃出血，又病3天。现症见：多次吐血，时下大便如注，沥青色，面色㿠白无神。舌质淡苔薄白，脉细弱。证属阳虚不摄，治宜回阳收纳，固气止血，方用大回阳饮加味，药用：附片100g（先煎），炮姜炭12g，丁香6g，肉桂10g（兑服），苍术15g，佛手10g，海螵蛸10g，甘草6g，大枣7枚（烧黑存性）。

复诊：服药1剂，吐血止，便血渐减，色转暗红，又继服上方8剂，早晚各1剂，药炉不辍，药尽而痊愈。

随访多年，胃痛未再犯，享年86岁。（《著名中医学家吴佩衡诞辰一百周年纪念专集》：顾树祥治案）

按：患者胃病多年，脾胃机能渐衰，加之思虑过度而脾肾阳衰。郑钦安曾说："久

病与素秉不足之人，忽然大便下血不止，此是下焦无阳不能统摄，有下脱之势，急宜大剂回阳，如附子理中、回阳钦之类。"故以回阳饮温阳收纳，固气止血而取效。

二、当归四逆汤治案

李某，里急后重，便下脓血，少腹绞痛，以手按之，其痛稍减。前用补中益气加槐、榆而痛益剧，用桂枝附子汤而痛不稍减。面色淡白，手足清冷，脉沉细而迟，口不渴。判为肝受暑邪，从寒而化，用当归四逆汤加吴茱萸生姜：当归三钱，芍药一两，炙甘草二钱，通草二钱，大枣八个，桂枝一两，细辛二钱，黑姜一两，吴茱萸一两。重用芍药、桂枝、吴茱萸、黑姜，一服而痛减痢轻，数服病愈。由此而知，后重脓血者亦有阴寒也。此后，"此证遂数见不鲜……皆从此等治法加减奏功"。（吴棹仙治案）

第六节　尿血

一、附子理中汤治案

南海洲村李香泉，李藻香老友同族也。壬辰六月，其妻患小便不利。每小便后，若有物阻塞，刺痛异常，腰痛，目眩，同村老医主用猪苓、木通、滑石等利水之药，痛愈甚，且增出小便血一症；又变利水为凉血，如生地黄、桃仁、红花、牛黄、三七等，出入加减，连服数日，向之目眩者转而为昏不知人，便血者转而吐血矣。来省延予往诊，予曰："膀胱为水腑，肾为水脏，均主小便。但腰属肾部，腰痛小便不利宜责之肾，不宜责之膀胱。前医用利水药过多，伤其肾气，故增出诸种险症。"以大剂附子理中汤加蕲艾、炮姜、赤石脂、五味子，每日三服，吐血便血皆止。再以真武汤加龙骨、牡蛎，小便如常，不复痛楚，眩晕亦止。计附子已斤余矣。（《集思医案》）

二、当归四逆汤治案

方伦远兄族弟，年未二十，自歙到扬，秋杪伤寒，先为扬城某医所治，至八日迎余。诊得脉弦而细，身微热，足冷呕逆，胸满咳嗽喉痛而吐血水，腹痛下利，阴茎内痛而尿血，夜则谵语。此证阴阳错杂，寒热混淆，乃厥阴经病也。检前医之药，乃柴苓汤也，辞不治。病人泣曰：我孤子也，家有老母，乞怜而救之。予曰：此厥阴经病，宜表里兼温，使邪外解，前医不识邪气内搏故呕哕下利，厥阴主血，邪搏血，故上下皆出，用药与前医天渊，必须桂附，如不效必归怨于热药矣。伦远答以大数决不

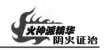

归怨，遂用桂枝、细辛、当归、赤芍、干姜、附子、木通、桔梗、甘草，姜枣为引，解肌温里，以治身热喉痛，腹疼下利，外用乌梅丸以治呕哕吐血尿血，而祛寒热混淆之邪。余以一念矜怜，遂忘旁议，不意竟以汤丸二药，坚治半月而获痊。病起方初冬，而病者日已围炉烘足，设以吐血尿血为热证，岂不殆哉！（《素圃医案》）

第七节　崩漏

一、四逆汤治案

（1）黄某，女，43岁。一周前因感寒，身体不适，经来淋漓不断，自购西药口服无效，且经来之势有增无减。现症见手足心热，烦热，全身阵阵发热，神情倦怠，脚胀，下肢肿，腰膝酸软，全身怕冷。脉沉细，舌淡。询及患者有2年经漏病史，易患外感。

此阳虚外越之经漏证，因其经漏有年，阴损及阳，虚阳外浮，治当以回阳为治。此病已入少阴，不容忽视，误以感冒治疗，阳气益亏，病必深重。处方：附片30g（先煎），干姜40g，炙甘草30g，肉桂10g（后下），炮姜30g。2剂。

服药后经漏已净，精神转佳，手足心热及身热消除，脚胀，头昏重，白带多，手指冷，舌淡边有齿痕，脉沉细。以温肾散寒之剂收全功。（《擅用乌附——曾辅民》）

原按：经漏以其经来不止而量少，淋漓不断，有如屋漏而名。历来治疗崩漏之法，不出清热与温摄两大纲，尤其治崩以温摄为要。而于漏证，因其久而不止，必有伏热，逼血妄行，而反宜清。本例患者不仅不用清法，反而一派辛热纯阳，实为治漏之变法也。仲景以温经汤治疗，今本例不以温经汤治疗，却以大辛大热之剂收功，此处最需留意。久漏之证，虽有血去阴伤之根基，然而血能载气，病程久延必致阴损及阳。二者相因为患，成阴阳并损之候，温摄一法无妨，且舍此再无他法。方中看似一派大辛大热，实则暗含阴阳之至理，阳固而阴留，阳生而阴长之妙。附片、干姜、炙甘草，辛甘和化阳气，炮姜虽温，但经炮制，已化辛为苦，与甘草苦甘化阴，阴阳并补，阳生阴长。尤为至要者，肉桂、炮姜二者引血归经，故而收到显效。

（2）医生潘少干之妻常患月经多来，头眩心悸，面无华色。补气补血之药屡服罔效，延予往诊。至其诊所病人已满，遂登楼诊之。其脉沉微，先以大剂四逆加蕲艾、赤石脂入煎。服数剂，经水始断。续予真武汤加蕲艾，渐趋强健焉。（《黎庇留经方医案》）

原按：夫以经方劫药，起沉疴于瞬间；姜附峻剂，回衰羸于反掌，益证长沙之术体实而用玄，事有征验，非好大喜功之谋也。

按：月经过多，"补气补血之药屡服周效"，黎氏予以"大剂四逆加蕲艾、赤石脂"，而收良效，再次验证温阳理法的正确性。

（3）戴某，女，49岁。月经紊乱，每次经来淋漓不净。某日忽血崩不止，头晕眼花，冷汗如洗，卒然倒地，昏迷不省人事，其势甚危，急来求诊。症见舌淡无华，两尺脉芤，面色苍白，手足逆冷。此冲任之气暴虚，不能统摄阴血，血遂妄行。当务之急，宜速补血中之气，所谓"有形之血不能速生，无形之气所当急固"。嘱急取高丽参30g，浓煎服之。服后元气渐复，神智甦醒，流血减少。续予扶阳之剂，以恢复气血阴阳平衡。此即《黄帝内经》"阴平阳秘，精神乃治"之理。拟方用四逆汤，干姜易炮姜：附片90g，炮姜30g，炙甘草9g。

服1剂，肢厥回，冷汗收，流血止。仍感头晕、神倦，面色尚淡白。此乃肾精亏耗，阴阳俱虚，宜补阴回阳，阴阳并治。方用龟龄集2瓶，每次服5分。

上药服后，头晕及精神好转。改以温中摄血，加固堤防之剂，方用归芍理中汤加炮姜：当归15g，炒杭芍9g，潞党参15g，白术12g，炮姜15g，炙甘草6g。

连服3剂，症状消失，面色红润，惟觉神倦。继用人参养荣丸调理而安。（《戴丽三医疗经验选》）

按：此案初因病势危急，本"血脱益气"之旨，用人参大补元气，挽救虚脱。继用四逆汤回阳固阴以治本，干姜易炮姜以止血，终获止崩之效。崩后肾精亏耗，阴阳俱虚，故以龟龄集补肾添精。接以归芍理中汤加强统血之功，终用人参养荣丸气血双补以善后。药随证转，信是老手。

（4）杨某，女，41岁。适值月经来潮，抬重物用力过猛，骤然下血如崩。先后诊治，皆云血热妄行，服用清热、止血之剂，血未能止，迁延十余日以致卧床不起，延吴氏诊治：面色蜡黄，精神疲倦，气短懒言，不思饮食，手足不温。经血仍淋漓不断，时而如潮涌出，皆清淡血水兼夹紫黑血块，腰及小腹酸胀坠痛。舌质淡，苔薄白少津，脉沉涩。此乃阳气内虚，冲任不守，气不纳血，血海不固，致成崩漏之证。方用回阳饮加人参扶阳固气：

附片120g，吉林红参9g，炮黑姜9g，上肉桂9g（研末，泡水兑入），甘草9g。服2剂后，流血减少其半，血色淡红，瘀块减少，呼吸已转平和，四肢回温。原方加炒艾15g，阿胶24g（烊化分次兑服），炒白术9g，侧柏炭9g。连服3剂后，流血大减，精神饮食增加，面色已转润泽，已能起床。舌质显红润，苔薄白，脉缓弱。阳气回复，气血渐充，欲求巩固，仍须与甘温之剂调补之，以四逆当归补血汤加味：附片90g，黄芪60g，当归30g，干姜15g，上肉桂12g（研末，泡水兑入），炒艾15g，阿胶12g（烊化，分次兑服），甘草9g。连服5剂，流血全止，精神、饮食基本恢复，颜面唇舌已转红润，脉象和缓，能下床活动。继服四逆当归补血汤

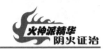

加上肉桂、砂仁，服 20 余剂，气血恢复，诸症获愈。（《吴佩衡医案》）

按：崩漏之症，出手即用附子 120g，药仅 5 味，不滥加冗药，确为大家风范。吴氏所谓回阳饮系指四逆汤加肉桂而非加人参，他称之为"大回阳饮"。

（5）范某之妻，28 岁。身孕 6 个月，因家务不慎，忽而跌仆，遂漏下渐如崩状，腰及少腹坠痛难忍，卧床不起。延至六七日，仍漏欲堕。吴氏诊之，认为气血大伤，胎恐难保，惟幸孕脉尚在，以大补气血，扶阳益气引血归经为法，拟方四逆当归补血汤加味治之：附片 100g，北黄芪 60g，当归身 24g，阿胶 12g（烊化兑入），炙艾叶 6g，炙甘草 10g，大枣 5 枚（烧黑存性）。服一剂，漏止其半，再剂则全止，3 剂霍然，胎亦保住，至足月而举一子，母子均安。（《吴佩衡医案》）

原按：附子补坎中一阳，助少火而生气，阳气上升，胎气始固。芪术补中土之气，脾气健运，则能统摄血液以归其经，入当归、阿胶以资既伤之血。艾、附相伍，能温暖下元以止腰腹之疼痛。姜、枣烧黑取其温经止血，且烧黑变苦，得甘草之甘以济之，苦甘化阴，阴血得生。阳气温升，阴血能朴，则胎不堕矣。《黄帝内经》云："治病必求其本。"本固而标自立矣，若只以止血为主，而不急固其气，则气散不能速回，其血何由而止？

按：此案似应有炮姜一药，吴氏称炮黑姜，试看"原按"中有"姜、枣烧黑、取其温经止血"之语可知。查吴氏其他血症案亦均用了黑姜。

（6）方夫人，35 岁，罗平县人。素患半产，此次怀孕五月又堕。初起腰腹坠痛，继则见红胎堕，血崩盈盈成块，小腹扭痛，心慌目眩，气喘欲脱。脉芤虚无力，两寸且短，唇淡红，舌苔白滑，舌质夹青乌。据其丈夫云，是晚曾昏厥二次。由素患半产，肾气大亏，气虚下陷，无力摄血，阳气有随血脱之势，以气生于肾，统于肺，今肺肾之气不相接，故气喘欲脱。以四逆汤扶阳收纳，启坎阳上升为君，佐以当归补血汤，补中益气而生过伤之血，艾叶、大枣温血分之寒，引血归经：黑附片 150g，炮黑姜 45g，炙甘草 24g，北黄芪 60g，当归 24g，蕲艾叶 6g（炒），大枣 5 枚（烧黑存性）。

1 剂后，血崩止，气喘平，病状已去十之六七，精神稍增，仍用原方 1 剂服完，证遂痊愈。（《吴佩衡医案》）

按：下部出血诸症如血崩、便血等，以四逆汤启坎阳上升为君，佐以当归补血汤，补中益气而生过伤之血，艾叶、大枣温血分之寒，吴氏此案用药堪作范例。

二、附子理中汤治案

（1）同邑施澜初明经，与予交最厚，虽不知医，然闻予谈及仲师之理，辄鼓掌称善。亲友有病，力荐延予诊视。其妾于癸巳岁患有月事下陷，适在乡中，故得病数十日始延予诊。头眩心悸，腹满，六脉小弱，断为阳虚阴走，投以附子理中汤加蕲艾、炮姜、石脂、鹿茸数剂即止。药力稍缓，又即发，若连日不服药，则子午时大下。时医有谓宜清宜通者，澜初不屑也。守服前方，日二服，附子食至二两以上，血虽止，仍服药不辍，卒收全功。然药已百剂有奇矣。澜初惟知予深，故外议无从而入；该姜亦聪明善体澜初意，故服药不辞，其殆相得益彰乎。（《集思医案》）

（2）某女，月经时有提前或错后，干净二三天后又来，七八天或半月淋漓不断。其人面色苍白，神疲嗜眠，饮食不多，脉沉细。辨为阳气虚弱，不能统摄阴血所致。先以炮姜甘草汤加棕榈炭以止血；继以附子理中汤，连服4剂，经漏已止；最后以附子理中汤合当归补血汤善后，巩固疗效。此后，每次月经均在四五天即干净。（《郑钦安医书阐释》：唐步祺治案）

按： 此案前后三步选方用药颇具示范意义，《女科经纶》有著名的治崩三法：“初用止血，以塞其流；中用清热凉血，以澄其源；末用补血，以复其旧。”即以塞流、澄源、复旧三法，示后人此症治疗圭臬。唐氏本案亦体现了这种原则：塞流用炮姜甘草汤加棕榈炭止血；惟用“清热凉血，以澄其源”是指血热引起之崩漏而言，本案乃由阳虚所致，故澄源用附子理中汤以扶阳温中，不容混淆。复旧则用附子理中汤合当归补血汤善后，帆随风转，思路清晰。

三、甘草干姜汤治案

（1）吴某，女，43岁。自1971年因失眠与低血压时而昏倒，1975年以后发病频繁，尤其经量多、间隔短，长期大量失血，不能坚持工作。北京数家医院均诊断为“功能性子宫出血”并发“失血性贫血症”，经治疗无效。1978年6月来诊：行经不定期，停后数日复至，淋漓不断，色暗淡，夹乌黑瘀块甚多。头痛、水肿、纳呆、蜷卧、失寐惊悸，气短神疲，肢软腹冷，恶寒身痛。面色苍白，形容憔悴。舌淡苔白滑，根部微腻，脉沉而微细。辨为太阴少阴证崩漏，法宜温经散寒，复阳守中，以甘草干姜汤主之：炮姜30g，炙甘草30g。3剂。服药后胃口略开，仍恶寒身痛。

继以甘草干姜汤合麻黄附子细辛汤，温经散寒，表里兼治：制附片60g（久煎），炮姜30g，炙甘草30g，麻黄9g，辽细辛3g。上方随证加减，附片加至每剂120g，炮姜120g，共服25剂。全身水肿渐消，畏寒蜷卧、头痛身痛均好转。崩漏已止。舌质转红，仍偏淡，苔白滑，根腻渐退。

病已明显好转，阳气渐复，仍有脾湿肾寒之象。法宜扶阳和阴，补中益气，以甘草干姜汤并理中汤加味主之，随证增减，共服40余剂：

制附片60g（久煎），干姜15g，炙甘草30g，党参30g，炒白术24g，茯苓

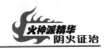

20g，炮姜30g，血余炭30g，上肉桂10g（冲服），鹿角胶6g（烊化）。至1978年10月，月经周期、经量、经色已正常，诸症悉愈，恢复全日工作。（《范中林六经辨证医案选》）

按：患者长期漏下，虚衰难支，东垣云："凡下血证，无不由于脾胃之首先亏损，不能摄血归源。"结合舌象脉证，长期漏下失血，首"属太阴，以其脏有寒故也"。为此，始终以温脾为主，连用甘草干姜汤守中复阳以摄血。本例由脾胃局部虚寒而发展为全身虚寒，因外连太阳之证，故以甘草干姜汤合麻黄附子细辛汤，温经散寒，表里兼治，终以甘草干姜汤并理中汤加味收功。

（2）陈某，女，46岁。子宫肌瘤2年，约4.8cm×4.7cm。现阴道流血已20余天，色鲜，无块。血红蛋白90g/L。气短，乏力，心难受，喜叹息，口干不欲饮，二便尚调。舌淡赤胖润，脉弦，左寸弱。此大气下陷，阳失固摄，治以益气升阳、固摄，以炮姜甘草汤合升陷汤加味：黄芪30g，当归15g，升麻10g，柴胡10g，桔梗10g，炮姜25g，血余炭30g，炙甘草10g。1剂后出血即止，共服10剂。半年后，阴道流血又作，原方再服仍效。（张存悌治案）

四、真武汤治案

内兄梁瑞阶，世医儿科巨擘也。妻马氏患漏下，日投芎归，俱未获效。痰喘咳逆，手足面目微肿，畏寒作呕，无胃，四肢沉重，不能自支，脉细滑。予曰："此阳虚水寒用事，阳虚阴必走，故漏下。"用大剂真武汤，照古法加姜、辛、味，以温寒镇水止咳，再加吴茱萸以治呕，石脂、蕲艾以固血，一日二服，再用白术二两、生姜一两浓煎代茶，十余日全愈。或曰："病在漏下，有形之血当用有形之药以补之，地黄、芎归、胶芍在所必需，何以先生舍而不用？"予曰："人身一小天地，天统地，阳包阴，此症气不统血，即阳不包阴之义也，且又见恶寒、咳喘、呕肿诸阴证，再用滋阴之药，阴云四布，水势滔天而死。惟温其阳气塞其漏，俾阳气充足得以磨化水谷，中焦取汁奉心化赤成血，此即补火致水之义，道理最精，今人不讲久矣。"（《集思医案》）

五、破格救心汤治案

王某，女，42岁。1973年9月10日中午突然暴崩，出血一大便盆，休克1小时许，面如白纸，四肢冰冷，气息奄奄，六脉俱无，下三部太溪脉似有似无，厂医注射止血、强心剂无救。遂从血脱亡阳立法，大剂破格救心汤合当归补血汤，龙牡煅用，干姜改用姜炭50g，本人头发制炭6g冲。下午2时50分，开水武火急煎，边煎边灌，边以大艾炷灸神阙，下午3时30分血止，厥回脉渐出。黄昏时开口说话，凌晨 1 时索食藕粉、蛋糕，脱险。后以大剂当归补血汤加红参、山萸肉、龙眼肉、肾四味（枸杞子、菟丝子、盐补骨脂、淫羊藿）、龟鹿二胶连服 7 剂，始能起床，服增减培元固本散 40 日始康复。（《李可老中医急危重症疑难病经验专辑》）

原按：本方增减治妇女大出血 21 例，其中，晚期宫颈癌 2 例，子宫内膜异位 3 例，更年期功能性出血 11 例，原因不明暴崩 5 例，全数在 8 小时内脱险。除 1 例宫颈癌死亡外，全数救活，所有病例，服增减培元固本散 30 日左右，皆获根治。

破格救心汤组成：附子 30~100~200g，干姜 60g，炙甘草 60g，高丽参 10~30g，（另煎浓汁兑服），山茱萸 60~120g，生龙骨、牡蛎粉、活磁石粉各 30g，麝香 0.5g（分次冲服）。

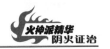

第七章 外科病

第一节 痈疽

一、阳和汤治案

（1）从兄念农之长子莘耕，素赢弱，年10岁时，项背患疽。外科用药内服外敷，溃久脓尽，流清汁，更以凉药服之，身冷汗出，困顿不支。脉微弱，不可按指，为疏四逆加人参汤，大剂冷服。三日，诸症悉平，疮口清汁转脓，改用阳和汤加附子而瘳。（《遁园医案》）

按："痈疽原是火毒生"，一向被认为热毒，首选方消疮饮，用药不离金银花、蒲公英之类，我以前也是这样治的。大学同学聚会，邻座是毕业留校的外科主任，多年专攻疮疡，我问："如果我用附子治疮疡，你能接受不？"他马上说："不能！凭什么呀？"说明这种认识太普遍了。就连徐灵胎也说："外证俱属火，苟非现证虚寒，从无用热药之理。"

学习火神派以后，用阴阳辨诀衡量，发现有些疮痛是阴证，这个弯子才转过来。本案病人身冷汗出，困顿不支，脉微弱，俱为阳虚之象。虚阳外越，化热生毒长疮，此疮乃为假火，郑钦安所谓阴火是也。

本案主治者萧琢如说："外科必识阴阳，方能为人治病。否则药与证反，或杂乱无纪律，势必轻者变重，重者即死，害与内科同等，不可不慎。"余用上法治疗疮痛五六例，均收效满意。当然不是说凡疮痛都是阴证，要强调的是，疮痛既有阳证，也有阴证，不要只知其一，不知其二。那些久治不愈的疮痛，多数都是阴证，用消疮饮治不好。关键是掌握好阴阳辨诀。

（2）族侄某，父早逝，素不率教，亲属皆厌弃之。一日腹旁生疽，从未用药，久而溃烂，脓尽，清汁泫流不断。适余自馆归，匍匐求医药。审视面色黧黯，舌苔湿滑，脉弱无神。心念余虽识病，望瘳殊难，姑以阳和汤令小儿辈给药三帖，命其分三日服完。嗣后旬日，忽来报曰疮口已敛，遂不药而愈。可见药症相对，其神效洵匪夷所思矣。（《遁园医案》）

二、真武汤治案

（1）雇工房某，忽一日，不能行动。其左膝之后，结一大疽，敷药无效。余曰：

"此系大症。"怜其贫困，赠以真武汤，加大温之药研末，以姜葱汁煎敷之。数日，气化脓尽而平复矣。（《黎庇留经方医案》）

按："外治之理即内治之理，外治之药即内治之药，所异者法耳。"外治宗师吴师机之语竟在此案中找到注解，为扶阳法别开法门。黎氏所谓"大温之药"未指何品，据云："当时所用的大温之药一般为四生散（生南星、生半夏、生川乌、生草乌），录出供读者参考。"（《广州近代老中医医案医话选编》）

（2）疖疮。高某，男，26岁。2011年6月7日初诊：头面上肢疖疮，此起彼伏两年，两鬓角处尤多，挤出为浓血。已因疖疮肿大动了5次手术。曾服解毒片等不效。正汗，舌淡胖润有痕，脉滑数软，右寸左尺弱。根据舌脉，一派阴象。疖疮是虚阳外越所致，处方真武汤加麻黄等：附子30g，茯苓30g，白术30g，赤芍20g，麻黄10g，炮姜30g，白芷10g，连翘20g，生姜10g。7剂。嘱忌食生冷、辛辣、海鲜。

复诊2次，半个月后，疖疮再没有发作。（张存悌治案）

三、桂枝汤加味治案

疖疮　邓某，男，26岁。2011年5月6日初诊：头面、胸背、腹部俱起疖疮，反复12年，下肢没有。屡治不效，瘙痒，易汗，口臭，咽炎，足凉。形胖，不乏力。舌胖润苔薄黄，脉左滑寸浮尺弱，右滑软寸弱，时一止。此营卫失和，虚阳外越，处方桂枝汤加味：

桂枝25g，白芍25g，炙甘草25g，黑芥穗15g，蝉衣5g，乌梢蛇35g，皂角刺10g，连翘20g，肉桂10g，薏苡仁30g，牡蛎30g，附子25g，砂仁10g，半夏25g。7剂。

复诊：各部位疖疮俱减轻，口臭亦减，足仍凉，守方调理半月，疖疮渐愈。（张存悌治案）

按：此案足凉，舌胖润，脉滑软，俱系阳虚之象，唯口臭一症多看作胃火，其实这是脾胃阴火，假火也。口臭有阴阳二证，不仅有实热，还有假火。郑钦安说得明白："口臭一症，有胃火旺极而致者，有阴盛而真精之气发泄者。"

四、附子养荣汤治案

长兴朱讷亭继母，病热证。胸口痞闷，眼赤羞明，遍身疮肿，大便燥结，小水痛涩，闻声则惕然而惊。医者咸作火治，所用方药皆解毒清火导赤。服至十余剂火势益甚，以至饮食不进，昼夜不寐，病势转剧。

延予诊视，其脉浮分鼓指，沉则缓大，两关尤洪软而迟，乃知其外症悉属假火也。因语讷翁曰："据所见症本皆属火，揆所用药本多对症，但正治而不应，则非

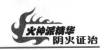

从治不可也。"乃以参附养荣汤予之。时议论纷纭，谓药与症反，恐不可服。讷翁就予商之，予曰："芩连、桂附，两者冰炭，一或误投，死生立判，若见之不的，岂容轻试耶？盖此症本为忧虑所伤，以致三阴亏损，又为寒凉所迫，以致虚火游行，所以冲于上则两目赤涩，流于下则二便艰难，乘于外则遍身疮肿，塞于中则胸膈痞闷，盖其标虽似实热，而其本则甚虚寒。若果是实热，则何以闻响则惊，且可以寒凉频进而火势反甚耶？"讷翁遂取药立煎与饮，下咽后即得卧，卧至五鼓大叫饿甚。自寅及巳，连进稀粥三次，大便润而小水长，闻响不惊，诸症悉退。仍用原方去附子，守服十余剂而眼赤疮肿悉愈。（《潜邨医案》）

按：本案遍身疮肿，眼赤羞明，大便燥结，小水痛涩，医者咸作火治，病势转剧。杨医据其脉浮鼓指，关尤洪软而迟，知其外症悉属假火也。由三阴亏损又为寒凉所迫，虚火游行，冲于上则两目赤涩，流于下则二便艰难，乘于外则遍身疮肿。其标虽似实热，其本则甚虚寒，予附子养荣汤竟收捷效。

五、薏苡附子败酱散合神效托里散治案

（1）刘某，男，30岁，农民。2007年3月1日就诊。每年春季都会有全身疮疡发生，已有数年，今年复发已有月余。曾用中西药物治疗不能根除，往往此伏彼起。5年前曾求治笔者治愈，现再次就治。症见：前胸后背布满多发性疮疡，大小不等，新旧不一，红肿热痛，头皮及项背也有多处大小疮疡。畏寒肢冷，双下肢尤甚。舌质淡体胖大，边有齿痕，脉沉细无力。证属阳虚外越，化毒生疮，治宜温阳解毒，方用薏苡附子败酱散合神效托里散加减：

附子20g（先煎），生薏苡仁30g，败酱草30g，生黄芪30g，当归20g，银花30g，白芷10g，淫羊藿30g，炙甘草10g。3剂，水煎服，每天1剂。

服药后，疮疡红肿热痛减轻大半，未再复发新疮，上方有效，原方再进6剂。药后全身疮疡已经消失，病人要求再服以防复发，又进6剂。1个月后因他事顺便告知，病未复发。（《火神派学习与临证实践》）

按：察病人全身状况，一派寒凉之象。阳虚阴盛，虚阳外越，化热生毒长疮，此热乃为假象、假火，所谓阴火是也。治疗一方面扶阳抑阴，一方面解毒消肿。阳气得补，下潜归肾，秘藏于内，正气得复；热毒得以清解化消，看似矛盾，实则各行其道，相互为用。方用薏苡附子败酱散加白芷、淫羊藿以扶阳解毒消疮；神效托里散托毒生肌，二方合用，正气得补，浮阳下潜，热毒得化，故而病愈。对于一些慢性疮疡施以温阳解毒之法是行之有效的，本例即为证明。

（2）高某，女，16岁，学生。2007年7月20日就诊。每年夏天都会遍身生疮，此起彼伏，数月不断，甚为苦恼。喜食冰冷食物，长期应用抗生素不能根治。现症

见：遍身疮疡，红肿热痛，痛痒难忍，抓破之后流脓水。畏寒肢冷，脘胀纳差。舌淡胖大边有齿痕，苔白滑，脉沉细无力。证属阴盛阳衰，虚阳外越，化毒生疮，治宜回阳解毒，方用薏苡附子败酱散加味：

薏苡仁 30g，附子 10g，败酱草 30g，生黄芪 30g，当归 10g，金银花 20g，白芷 10g，石菖蒲 20g，炙甘草 10g。6 剂，水煎服，每天 1 剂。嘱忌食冰冷食物，以免加重病情。服药之后，身疮渐愈，痛痒消失，再进 6 剂。

三诊：服药之后，发现又出很多斑点，稍痒，此是排毒表现，不影响服药。继服之后，斑点很快消失，病情渐愈。为巩固治疗，又服 6 剂。（《火神派学习与临证实践》）

按：患者嗜食冰凉食物，损伤阳气，阴寒内盛，逼阳外浮，阳热化毒，遍身生疮，是为阴火一种。夏天加重原因是，阳气本易外浮，加以嗜食冰冷，重伤其阳，逼阳外越，浮阳与天热相合，自然症情加重。服药期间出现新的斑疹，当系阳药运行，阴邪化去之反应，不必疑虑，不久即自行消退，若疑为附子热性所犯而改弦易辙，施以清凉，恐怕越旋越远矣。

六、封髓丹治案

马某，女，23 岁，2008 年 6 月 18 日初诊：3 个月前，左腮似被虫咬，抹了一种药水而发病，腮部红肿，灼热感，天热则发。心烦，足凉，畏冷，咽炎时发。舌淡胖润，脉滑软寸弱。曾在某医院皮肤科治疗 2 周不效。分析足凉，畏冷，参以舌脉可知系阳虚之体，局部虽见腮部红肿，可视为阴盛逼阳上浮所致，治以温阳潜降，封髓丹加味投之：砂仁 20g，附子 15g，炙甘草 30g，黄柏 10g，牛膝 15g，炮姜 15g，肉桂 10g，木蝴蝶 10g。7 剂，水煎服，每日 1 剂。

服药后即愈。（张存悌治案）

按：专科好犯只重局部，忽视整体的毛病。揣摩前医见腮部红肿，只顾自己局部那一亩三分地，无视全身阴霾之象，径按火毒论治，投以寒凉泻火，无怪乎治疗 2 周不效。《十问歌》有"再兼服药参机变"之训，由此亦提示这是阴证也。

第二节　疗毒

真武汤治案

（1）张某，男，64 岁。因使用疫死牲畜之皮后，右手食指尖部起小疱疹，接着溃破，色呈黯黑，多痒少痛，周围触之坚硬，继则患部剧痛，疮面流水无脓，发热，

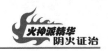

脉弦紧。此疫毒侵入，阳虚水泛，不能发泄于外。治宜温阳发汗利湿，方用：炮附子24g，茯苓30g，白术、白芍、麻黄各15g。服2剂后，汗出热退，疼痛减轻，伤口流出黯黄色毒水。继服上方去麻黄加黄芪30g，疗出而愈。（《上海中医药杂志》1982年第5期：周连三治案）

按：历代方书多认为疗疮为火毒结聚，治以清热解毒为主。周氏遵《黄帝内经》"气血喜温而恶寒，寒则泣不能流，温则消而去之"之旨，认为："诸毒皆以外发，外发则吉，内陷则凶。""吾非据方以对病，用温阳治疗必据其有阳虚之证。阳证疮疡多红肿高大，舌多黄燥，脉多数大等。本病则色晦黯，触之坚硬，伏于筋骨之间；舌多白或腻，口中多津，脉多浮缓或浮紧。走黄时脉浮乃正虚阳脱之象，故其病机属寒湿郁结者居多。"

他认为阳虚型疗毒发病机制属寒湿郁结，故提出"毒在血中蕴，温化邪自除"的治疗原则，倡用真武汤治疗，温利同时兼以辛散，浓煎频服。因寒湿之邪郁于人体，同时重加麻黄以散表邪，其用量不能少于9g，若量小则固而不发，多者可用30g，仅戢然汗出，屡见速效。若汗出脉缓，颈项拘急者，不可用麻黄，可加用葛根、黄芪，增加白芍用量，以补营托毒外出，疼痛较甚者，重用附子可达30g。

（2）唐某，女，41岁。水湿中作业，左手拇指生一小疱，麻木作痒，继则红肿疼痛，翌日其肿更甚，痛如锥刺。诊见面晦，恶寒，发热，无汗，肢节疼痛，语声低颤，苔白多津，脉象弦紧。指尖发疗，指肿倍增，乍看红肿，细审晦暗。诊为水邪内侵，阳虚脾湿，治宜温阳利水，发散寒邪，方用真武汤加麻黄：附子、麻黄、白术、白芍、生姜各15g，茯苓30g。2剂后，戢然汗出，寒热俱退，疼痛全止。原方去麻黄，加黄芪30g，2剂后，溃流毒水而愈。（《上海中医药杂志》1982年第5期：周连三治案）

（3）马某，男，35岁。从事屠宰而致右手中指生"疗"，初起一小疱，麻木作痒，微觉恶寒，翌日恶寒更甚，发热，指肿倍增，剧痛。诊见右手中指指眼处，晦晦而暗，汗出，肢节疼痛，面色无华，精神疲倦。苔白多津，脉浮缓无力。诊为阳虚湿毒郁结，治宜温阳利水，方用真武汤加葛根：附子、葛根、白术、白芍、茯苓各30g，生姜15g。上方服后，汗出痛减，5剂后，疮面溃破，流出灰黑毒水而愈。（《上海中医药杂志》1982年第5期：周连三治案）

第三节　肠痈（阑尾炎）

薏苡附子败酱散治案

（1）张某，男，23岁。由饮食不节而诱发腹痛，发热呕吐，继则腹痛转入右下腹，经西医诊断为急性化脓性阑尾炎，先后用抗生素等药物治疗，疼痛持续不解，发热呕吐，建议手术治疗，因家属不愿而求诊于周氏。

症见面色青黑，神采困惫，右少腹持续疼痛，阵发性加剧，畏寒发热，剧痛时四肢冰冷，右少腹有明显压痛、反跳痛及肌紧张，包块如掌大。舌黄有津，脉滑数。此属寒湿热郁结，治宜温阳祛湿清热：薏苡仁90g，炮附子30g（先煎），败酱草30g，浓煎频服。

服后疼痛大减，呕吐止，四剂后体温正常，但余留右少腹下包块不消，继以上方服二十余剂，包块消失而愈。（《火神派名家验案选析》：周连三治案）

按：周氏谓："肠痈是内痈，气血为毒邪壅塞不通所致，若气血畅通，痛无由生，而气血的运行，依凭阳气的鼓动。今阳郁湿盛，气血不能畅流，是其主要病机之一。"周氏据临床所见，初以发热、呕吐、腹痛为主，其疼痛阵发，脚蜷屈，时呈肢厥；若转为慢性则多呈寒湿之象，他提出热可清，寒可温，湿宜燥的治疗原则，据证凭脉，多能取效。

肠痈之病血象多高，周氏谓："疾病的发展过程并非固定不变，今血象虽高而呈寒象，就应温阳散寒，仲景立温阳之法，热药治之收效。"总结60余年经验，用仲景薏苡附子败酱散治疗急慢性肠痈，辨其证有寒湿证者屡见速效，附子用量在30~45g之间，薏苡仁90g，败酱草30g，若腹痛甚加白芍30g，大剂频服，药少性猛，功专力宏。曾诊治数百例病人，每收捷效。

（2）周某，男，37岁。2018年11月3日诊：阵发性腹痛两个月，呈窜痛，发作时欲排便，得便后痛减。不易出汗，畏寒，纳可，不乏力。既往20年慢性阑尾炎病史，荨麻疹数年，遇冷则发。舌淡胖有痕，脉左沉滑尺弱，右滑软尺弱。此当按肠痈论治，注意开表，予薏苡附子败酱散合麻黄细辛附子汤加味：薏苡仁50g，附子30g，败酱草20g，干姜15g，大黄10g，麻黄10g，细辛10g，生姜10g，大枣20g，炙甘草15g。服药10剂。

2019年1月15日复诊，感觉良好，腹痛等诸症皆减，荨麻疹未发，汗多。前方去麻黄、细辛，加桂尖25g，白芍25g，再服10剂后，腹痛消失，大便规律。（张存悌治案）

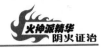
按：慢性阑尾炎自当投以薏苡附子败酱散；荨麻疹遇冷则发，系营卫失和，故合麻黄细辛附子汤；腹痛欲便，便后痛减提示肠胃积滞，因加大黄。全方融开表通里，温中扶阳于一炉，所谓"杂合之病，须用杂合之药治之。"

第四节　腹膜炎

吴萸四逆汤治案

潘某，广东人，28岁。1939年9月，患腹膜炎甚剧，住某医院十日，日益加重。该医等均认为腹膜炎，腹内灌脓，肠将溃烂，除开刀外，别无二法。因手术费过巨，无力交付，致未签字，旋由军分校李教官介绍，延余到该院诊视：脉来两至，舌苔白腻，胸腹胀痛如鼓，二便不利，用洗便器仍不通，喜冷饮不思食，精神疲惫，势颇垂危。因住院不便诊治，当即出院，即以上肉桂数钱与之，服后约两小时，即畅泻水分数次，继以扶阳抑阴之吴萸四逆汤连进，次日腹膜胀痛如失，配合加减，三剂痊愈。（《吴附子——吴佩衡》）

按：此例腹膜炎系西医确诊，治疗无效的急重病人，时俗多从热毒诊治，投以寒凉之药。吴氏不为西医诊断所惑，从神色舌脉断为阴寒内盛，治以吴萸四逆汤温热之剂，三剂痊愈，确显见地。

第五节　肛痛（肛周脓肿）

当归四逆汤合四逆汤治案

陈某，男，14岁。3天前发烧经输液治疗，烧虽退出现肛周疼痛，肛检发现：肛周7点位有一个3cm×3cm的脓肿，红肿不甚，压痛明显，质地较硬。症见步态蹒跚，表情痛苦，脸色不华，大便3天未排，手足厥冷。舌质淡胖苔薄白，脉沉细，尺部有紧象。证属寒极化热，治宜温阳通经，方用当归四逆汤合四逆汤，药用：炮附子15g，干姜15g，炙甘草15g，当归30g，桂枝30g，白芍15g，细辛6g，通草6g，红枣25g。水煎服，1剂。嘱服药后，肛周疼痛加剧属排病反应，不要用其他药。

二诊：服药后，诉局部疼痛更甚。肛检：肛周腔肿增大，颜色较红，出现波动感，仍有明显压痛。上方加重附子30g，干姜30g，1剂。并告说，病情可能加剧，只有这样病情才好。

三诊：第2天晚上出现高热，局部疼痛难忍，痛哭一夜。第3天体温自降，排

1次质溏味臭量多的大便，疼痛缓解许多。肛检：脓肿肿势更甚，皮肤发亮，并有多处呈暗紫色，波动感最明显处有脓头向外渗出脓液。用针头刺破3处，流出脓液约有30mL。病顿减轻，体温37.4℃。

四诊：检肛周疮口已收口，原方继服。

五诊：出现臀部、阴茎、胸背痛痒，询知患者1个月前患疥疮。现症见大便每天1次，矢气频频，腹中觉饥，纳旺，痰多不易咳出，口苦不干，四肢仍厥冷明显。舌质淡红而嫩，苔后部较黄厚，脉左右浮稍紧，但重按无力。仍用前方稍作出入，服后痒止病除。（《姜附剂临证经验谈》）

按：本例肛周脓肿，局部红、肿、热、痛，一派肿痛火形，全身却是一派阴盛阳衰之象。因此，似不宜判为"寒极化热"，而属虚阳下陷，否则"治宜温阳通经"就讲不通了。

郑钦安正是在《医法圆通》"痔疮"一节中说道：各种痔疮，"形象虽异，其源则同，不必细分，总在阳火、阴火判之而已。"说明痔疮有由阴火而致者。庄氏从全身着眼，以温通之法促使脓汁外排。但外排过程中原来症状可能加重，是为热药排病反应，因预先已告之，故病人安然处之。本案最后皮肤瘙痒，可为例证。

第六节　乳腺炎

一、阳和汤治案

某女，29岁，产后3个半月。2个月前左乳患化脓性乳腺炎，体温39.5℃，局部红肿热痛，经用抗生素静点，口服消炎药治疗半个月，热退，局部红肿亦消。1个月前发现原红肿处结块，触摸疼痛，再静点抗生素已无效果。查左乳外侧可扪及6cm×4cm之肿块，质地较硬，有触痛，皮温不高，肿块活动度差。舌淡胖，薄白苔，脉沉缓。

此系乳痛期间，过用苦寒药物，加之产后气血不足，致气血凝滞，乳络阻塞，结为肿块。治则温阳通脉，消肿散结，阳和汤化裁：鹿角霜30g，肉桂5g（冲），姜半夏15g，炙麻黄5g，白芥子15g，黄芪20g，当归15g，鳖甲15g（先煎），莪术15g，皂角刺15g，炮姜6g，炙甘草6g。7剂。

服药1周后左乳疼痛减轻，硬块变软，缩小约1/3。上方去白芥子、麻黄、加赤芍15g，丹参15g，10剂。肿块全消。（《扶阳名家医案评析》：王玉玺治案）

按：乳痛初期，过用寒凉攻伐，冰伏热郁，加之产褥耗气失血，导致局部气血凝滞，痰浊瘀血交结于乳中而成结块。明代杨清叟有明训："初发之时，切不宜寒

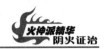
凉药冰之。盖乳者血化所成，不能漏泄，遂结实肿核，其性清寒，若为冷药一冰，凝结不散。"阳和汤温阳补血、散寒通滞、化痰软坚。本方用鹿角霜、麻黄、炮姜、半夏、白芥子温阳散寒化痰；黄芪、当归、丹参、赤芍养血活血；鳖甲、莪术、皂角刺软坚散结，使阴转阳和，寒凝得解，肿块消散。

二、白通汤加味治案

谢某，女，24岁。产后六七日，因夜间起坐哺乳而受寒，次日即感不适，恶寒、发热，头身疼痛，左乳房局部硬结，肿胀疼痛。当即赴省级某医院诊治，服银翘散、荆防败毒散等方加减数剂，发热已退，仍有恶寒，左乳房硬结红肿不散，反见增大，疼痛加剧。一周后，创口溃破，流出少许黄色脓液及清淡血水，经外科引流消炎治疗，半月后破口逐渐闭合。但乳房肿块未消，仍红肿疼痛，乳汁不通，眠食不佳。每日午后低热，懔懔恶寒，历时一月未愈，延吴佩衡先生诊视。面色㿠白，精神疲惫。脉沉细而弱，舌质含青色，苔白厚腻。此乃寒邪失于宣散，阻滞经脉血络，迁延未愈，血气耗伤，无力抗邪外出。局部虽成破口而脓根未除尽，创口虽敛而痈患未能全部消除，此即所谓养痈而遗患也。法当温通里阳，排脓消肿，散结通乳。方用白通汤加味：附片150g，干姜15g，川芎10g，当归15g，桔梗10g，皂角刺9g，赤芍10g，通草6g，细辛5g，白术12g，葱白3茎。2剂后，恶寒、低热已解，体温退至正常，左乳房红肿硬结渐消。惟乳头右下方复觉灼热、刺痛，局部发红，稍见突起。此系得阳药温运，血脉疏通，已有托脓外出之势。脉沉细而较前和缓有力，舌质青色已退，舌心尚有腻苔。继以上方加香附9g，连服2剂。腐败之血肉已化脓成熟，局部皮肤透亮发红。服3剂后，脓包自行溃破，流出黄色脓液半盅多，疼痛顿减，红肿消退。再以四逆汤合当归补血汤加白术、杭芍、桂枝、川芎等连进4剂，脓尽肿消，创口愈合，病告痊瘳。（《吴佩衡医案》）

按：此症乳房红肿疼痛，午后低热，容易认作阳热之症。观其"面色㿠白，精神疲惫，脉沉细而弱，舌质含青色"，则是一派阴象，因此断为虚阳外越所致，竟用附子150g大剂治之，非吴氏这等火神派大家，难以有此手眼。

第七节　脱疽

真理五物汤治案

徐某，男，57岁。1969年4月13日诊治。1967年因严冬涉水，受寒冷刺激而诱发左下肢发凉、麻木、跛行、疼痛、色变黯紫，确诊为"血栓闭塞性脉管炎"，后于某医院做左侧下肢腰交感神经节切除术，服中西药均无效，有 40 年的吸烟史，每天一包以上。症见四肢麻木凉困，剧烈疼痛，夜难成眠，痛时发凉，暖则稍减。左下肢呈潮红，抬高苍白，下垂黯紫，左第二、四趾尖部干性坏死。其他足趾黯紫，趾甲干枯不长，肌肉萎缩，汗毛脱落，肌肤枯槁。左腿肚围长 29.5cm，右 32cm，腿不能伸直，左足背、胫后、腘动脉均消失，合并浅表性静脉炎。形体消瘦，面色青黑，舌质淡，苔薄白，脉沉迟细。血压 140/88mmHg。证属阳虚正亏，脉络瘀阻。治宜温阳益气，通瘀活血：炮附子、干姜、潞参、黄芪、甘草、当归、白芍、川牛膝各 30g，乳香、没药各 9g，红花 15g。服 20 剂时疼痛消失，35 剂时伤口愈合。共服 116 剂，温度恢复正常，行走 10 里无跛行感。趾甲汗毛开始生长，肌肉明显恢复，右腿肚 33cm，左 31.5cm，腘胫后动脉搏动恢复，足背动脉仍无，能参加工作。（《中医杂志》1965 年第 9 期周连三治案）

　　按：周氏认为脱疽是由心阳不足，功能紊乱，影响到气血运行，气滞血瘀。当寒邪内侵，肾阳式微，一派寒象相继出现。经络阻塞，气血不通，不通则痛，诸症丛生，此乃心、肝、肾三经之证，病属阴证范畴。治疗以温肾舒肝，通阳复脉为法。常用白芍、白术、茯苓、炮附子、桂枝、潞参各 30g，干姜、甘草各 15g，黄芪 60g，治疗脱疽多能收效。疼痛甚加麻黄；湿重加苍术、薏米；病在上肢增桂枝，病在下肢加牛膝，气血瘀滞加桃仁、红花、水蛭、乳香、没药；有发热者去干姜，但附子不可去，否则无效。曾报告 6 例脱疽治验，患者均有受寒史，症状多表现为"黑、冷、痛、硬、肿、烂"，经用真武汤加味治疗后，1 例截肢，5 例黑、冷、痛均消失，足部跌阳脉恢复正常，坏死溃烂者愈合，均参加工作。服药最少者 22 剂，最多 60 剂。确为成熟经验。

　　剖析本方是由真武汤（炮附子、白术、茯苓、白芍、生姜）、理中汤（潞参、干姜、白术、甘草）合黄芪桂枝五物汤（黄芪、桂枝、白芍）而成，笔者由是命其名为真理五物汤。

第八节　扁桃体炎

一、四逆汤合六君子汤治案

　　孙某，男，41 岁。1978 年 11 月 18 日来诊。素有慢性支气管炎病史，此次发热、咳嗽、喉痛已 8 天。某医院诊为化脓性扁桃体炎，用庆大霉素、磺胺及清热解毒剂治疗，喉痛不减，体温不降，咳嗽不止。时值初冬，天未大寒，患者身穿皮袄，外披大衣，面色苍白，扁桃体肿大、化脓，但扁桃体及其周围黏膜色淡，体温

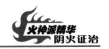

39℃。舌质淡，苔薄白而润，脉细数无力。

此素体阳虚，复感寒邪，寒在骨髓，故重衣而不知暖；虚阳上浮，热在皮肤，故体温升高；扁桃体化脓，病灶局部肿大色淡；咳嗽乃肺感寒邪，失于宣肃；面色苍白，舌脉则为真寒之象。治宜温阳健脾，化痰止嗽，引火归原，处方：附子 15g，干姜 10g，党参 15g，白术 15g，陈皮 15g，半夏 10g，杏仁 12g，款冬花 15g，紫菀 12g，百部 15g，肉桂 2g（冲服），补骨脂 15g，菟丝子 15g，甘草 3g。3 剂。11 月 19 日复诊。述服药 1 剂，咽痛止而热退，咳嗽减轻。上方去肉桂续服而安。（《中医火神派医案新选》：李统华治案）

按：此案咳嗽选用四逆汤合六君子汤温阳化痰，另取款冬花、紫菀、百部止咳，破故纸、菟丝子补肾。难得的是，在扁桃体肿大、化脓，体温 39℃的情况下，未用一味清热之品，识得其虚阳上浮之假热之象也。

二、潜阳封髓丹治案

王男，8 岁。扁桃体肿大反复发作 1 年，屡治乏效。此次复发已 2 天，咽痛咽干，不渴。查咽部微赤，扁桃体略显肿大，色稍红。平日经常腹痛、肠鸣，手足心热。舌淡胖润，脉滑软，寸弱。此元阳不足，阴气上僭，手足心热并非阴虚，乃虚阳外越之候，潜阳封髓丹加味：

附子 10g，砂仁 15g，龟板 10g，黄柏 10g，炙甘草 10g，牛膝 15g，泽泻 15g，僵蚕 10g，桔梗 10g，肉桂 5g。

5 剂后，咽痛缓解，扁桃体肿大未显，原方略作出入以巩固。（张存悌治案）

按：扁桃体肿大是小儿多发病，也是最容易误治的疾病之一。本病亦分阴阳二证，不可不知。俗医一见扁桃体肿大即称火毒，家长也附和之，遂投以寒冷泻火之药，阳证可治，阴证则差远了。本案平日经常腹痛，参以舌脉，明是阴证，温阳潜纳自是正法。前贤说得好："小儿阳气嫩弱……谓小儿火大者，是其父母欲自杀其儿。"慎之。

第八章　皮肤病

第一节　痤疮

一、薏苡附子败酱散治案

（1）张某，女，25 岁。青春痘密布满脸，痘疮之间有扁平疣如芝麻样，手指、背亦散布，扁平疣已 3 年。脉细小，舌淡，畏寒。此阳虚寒湿凝聚，处方：

附片 50g（先煎），薏苡仁 30g，败酱草 12g，皂角刺 15g，松节 30g，乳香 8g，蜈蚣 2 条（冲），全蝎 5g（冲），白芷 15g，刺猬皮 15g，仙茅 20g，冬葵子 20g。5 付。

药后痘疮基本消失，手、背扁平疣亦有消失。医患皆喜，戏曰：满天星忽变而晴空万里！守方加丹参饮活血行气，乌梢蛇以通络解痉，增强解除肌肉之患：

附片 40g（先煎），炮姜 20g，薏苡仁 30g，皂角刺 15g，刺猬皮 20g，松节 30g，白芷 15g，肉苁蓉 30g，白鲜皮 20g，乌蛇 20g，蜈蚣 2 条（冲），全蝎 5g（冲），丹参 30g，檀香 8g（后下），西砂仁 10g。5 剂。

三诊：痘疮又有反复，散在发生。究其原因吃了冰淇淋，可见其寒毒之重，其体之虚，嘱严禁寒凉清热之品。因素有气短不足以息之证，故加入升陷汤。黄芪解气陷，又托毒而出之：

生黄芪 30g，知母 6g，升麻 6g，柴胡 6g，附片 40g（先煎），炮姜 20g，薏苡仁 30g，刺猬皮 20g，王不留行 20g，蜈蚣 2 条（冲），全蝎 5g（冲），丹参 30g，檀香 10g（后下），西砂仁 20g，乌梢蛇 20g，松节 30g，皂角刺 15g。4 剂。

2 个月后因他疾来诊，述痘疮未发，后悔过去所服清热解毒之剂。（《擅用乌附——曾辅民》）

按：痤疮表现为"肿痛火形"，时医多从风热、肺热辨治，用枇杷清肺饮之类套方套药，果真是风热、肺热引起者，可能取效。然而验之临床，许多并无效果，如本例"遍服中西药物加外敷，均无显效"即是。仔细辨证，发现此类患者多有阴盛阳虚表现，依据阴阳辨诀判之，显系阴证，其"肿痛火形"则为阴火之象，颇为惑人。识得寒热真假，用药自然别开门径。

此系借用薏苡附子败酱散治阳虚内痈之方，移用于面部疮疡，本异病同治之理。曾氏以本方治疗痤疮，实开皮肤病一新法门。

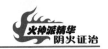

（2）郑某，男，20岁。面部痘疮，前额密布，面颊也多，大者如豆，硬而痛，洗脸则有脓血挤出，病已2年，手冷。舌淡痕显，脉沉细。处方：

附片35g（先煎），薏苡仁30g，败酱草20g，皂角刺10g，白鲜皮30g，乌梢蛇20g，川乌30g（先煎），炮姜20g，徐长卿30g，黑豆30g，甲珠5g（冲）（代用品），生黄芪30g。5剂。

药后好转，痘形减一半，形已不高突，精神好转，手仍冷，汗多肤现湿润，偶有新痘疮，舌脉同前，守方出入：

附片35g（先煎），薏苡仁30g，川乌30g（先煎），乌梢蛇20g，败酱草20g，白鲜皮20g，皂角刺10g，冬瓜仁30g，徐长卿20g，生黄芪30g，黑豆30g，枳壳10g，生姜30g，白豆蔻20g，白芷20g。5剂。

药后痘疮好转又变少，高突变低三分之一，色变淡，痘形已瘪扁，精神好转。仍肢冷有汗，肤湿润，精神食欲好转，加大温药之量观之：附片40g（先煎），薏苡仁40g，败酱草20g，川乌30g（先煎），生黄芪30g，白鲜皮20g，徐长卿20g，皂角刺10g，乌梢蛇20g，麻黄8g，杏仁15g，生甘草10g，黑豆40g。（《擅用乌附——曾辅民》）

（3）任某，女，19岁，大学生。上初中时即面生痤疮，多年经治，开始有点儿效，过不几天效果就不行了。遍服中西药物加外敷，均无显效，甚为苦恼。现症见：痤疮满脸，大小不一，此起彼伏，部分已有脓液形成，脚手湿冷，冬天更甚，喜食生冷食物。舌淡苔白滑，脉沉细略滑。证属寒湿阴盛，湿郁化热，治宜温阳解毒，方用薏苡附子败酱散加味：附子20g（先煎1小时），白芷10g，败酱草30g，薏苡仁30g。3剂，水煎服，每天1剂。

服药之后，感觉很好，痤疮有好转趋势，且胃口觉得很好，手脚湿冷略改善。方药对症，再服6剂。

三诊：原有痤疮明显恢复，皮肤变化明显，化脓的痤疮均脓液自行排出，仔细观察面部痤疮已不明显。原方再服6剂。上方共服1月有余，面部痤疮已基本消失，面部皮肤已光滑白润。随访半年有余，远期效果也较为满意。（《火神派学习与临证实践》）

按： 用药颇为简练。

二、潜阳封髓丹治案

（1）何某，女，护士。面部痤疮3年，痤疮色红，瘢痕，色素沉着，口臭，口干不思饮，烦躁，大便干燥，3~4日一行。长期口服清凉方药如排毒养颜胶囊，痤疮此起彼伏，连绵不断，痛苦不已。舌暗红少津，苔薄白，脉沉细无力。辨证：

肾阳虚损，相火不藏，治予潜阳封髓丹：

川附片 100g，制龟板 15g，砂仁 10g，焦黄柏 9g，肉桂 15g，细辛 6g，骨碎补 15g，炒白术 15g，怀牛膝 20g，肉苁蓉 20g，杏仁 10g，厚朴 15g，佛手 15g，川芎 10g，炒小茴香 10g，5 剂后诸症明显缓解。守方 20 剂，痤疮消失，色素明显变淡，瘢痕变平整。（《著名中医学家吴佩衡学术思想研讨暨纪念吴佩衡诞辰 120 周年论文集》：张春治案）

按：痤疮色红、口臭、大便干燥难解，易误认为脾胃蕴热。仔细分析，倦怠，脉沉细无力乃少阴病证。阳虚真气外溢则口臭，口干不思饮，乃少阴阳虚津不上承引起。大便干燥则因阳虚运化无力所致，俱不可误辨为阴虚阳旺。此外，由病史长达 3 年，屡服清凉方药而缠绵不愈亦可推知不像阳证。

（2）张某，女，33 岁。痤疮二三年，唇周痤疮点点，甚者有脓疱，口腔溃疡和齿龈肿痛反复发作，足凉过膝，口和，尿稍黄，便可。既往胃病多年，月经错后一周。舌淡赤胖润，脉滑软左寸浮。此一派阳虚，阴气上僭之象，治以扶阳潜纳，潜阳封髓丹加味：附子 10g，砂仁 15g，龟板 10g，黄柏 10g，炮姜 10g，牡蛎 30g，蜂房 10g，生地 15g，竹叶 10g，炙甘草 15g。3 剂后口腔溃疡愈合，余无改进。守方继续调理，减去生地，加连翘，治疗 1 个月，痤疮消失，足膝转温，迄未复发。（张存悌治案）

三、吴萸四逆汤治案

徐某，女，48 岁。患面部痤疮 6 年余，曾服活血化瘀、清热解毒之品一年余，症状缓解不明显。刻诊：面部痤疮色暗、黑头，前额、唇周、两颊部黑斑，面色青灰，烦躁，胸闷太息。经前乳胀刺痛，月经色黑，血块多。大便干结，口干苦，不思饮，平素怕冷，乏力，腰腹疼痛。舌质紫暗如猪肝色，苔白腻，脉双关弦。辨证为水寒土湿木郁。给予吴萸四逆汤：川附片 100g（开水先煎 4~6 小时），干姜 20g，炙甘草 10g，吴茱萸 10g，炒花椒 9g，佛手 15g，川芎 10g，炒小茴香 10g，杜仲 20g，续断 30g，炙麻黄根 15g。3 剂。

二诊：痤疮明显减少，面部黑斑变浅，胸闷口苦减轻，舌质紫暗明显改善，苔薄白，脉弦缓。患者信心大增。守方加减 30 剂，后期吴茱萸增至 20g，先煎 5 分钟去汁。痤疮完全消失，面部转红润光泽，饮食二便正常，精神好转，月经前诸症消失，经色淡红，无血块。随访 3 年未见复发。（《著名中医学家吴佩衡学术思想研讨暨纪念吴佩衡诞辰 120 周年论文集》：张春治案）

按：本例面色青灰、黑斑，粉刺色暗，乳胀刺痛，舌紫暗，脉弦，当责之于肝失温升疏达；平时怕冷，口干苦不思饮，苔白腻，乃阳虚脾失健运，湿郁不化引起。

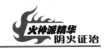

主治者张春总结，"采用温肝法治疗痤疮，效如桴鼓"。

方中四逆汤温扶肾阳，吴茱萸、炒花椒、佛手、川芎、炒小茴香温肝达木，肝温则血畅，面部痤疮、黑斑得以祛除，为痤疮治疗开一法门。

四、吴萸当归四逆汤治案

计某，女，35 岁。面部痤疮两年，面青，双颊黑斑，疲乏嗜睡，手足冷、麻木，经期头痛，腰腹痛，月经血块多。舌淡苔薄白，脉沉细无力。辨证：肾阳虚衰，宫寒气滞血瘀，给予吴萸当归四逆汤加附子：

川附片 100g（开水先煎 4~6 小时），干姜 20g，炙甘草 10g，吴茱萸 20g（先煎 5 分钟去汁），当归 15g，桂枝 15g，炒杭芍 15g，大枣 15g，细辛 6g，通草 6g，怀牛膝 20g，佛手 15g，川芎 10g，炒小茴香 10g，炒艾叶 10g。3 剂。

二诊：痤疮明显减少，面部黑斑变浅，手足仍然麻、冷。正值经期头痛，舌淡红苔薄白，脉沉细，原方加鸡血藤膏 20g，益母草 20g。3 剂。头痛消失，手足转暖。守方加减，前后共服 15 剂，痤疮消失，面色红润，经期头痛、腰腹痛消失，手足转暖不麻。（《著名中医学家吴佩衡学术思想研讨暨纪念吴佩衡诞辰 120 周年论文集》：张春治案）

按：吴萸当归四逆汤加附子由当归四逆汤加吴茱萸、附片组成，当归四逆汤主治血虚有寒，吴茱萸、附片则温扶肝肾。本患者经期头痛、腰腹痛，手足冷、麻，月经血块多乃血虚有寒，病涉厥阴；嗜睡、脉沉细无力病属少阴，加附片扶肾中之阳，吴茱萸、当归、小茴香、佛手、川芎、艾叶暖肝达木。

五、真武汤治案

（1）郭某，女，30 岁。2011 年 10 月 18 日初诊：痤疮 3 个月，满面痤疮脓点，腰背、上肢亦有发作。自觉乏累，畏冷，头屑多，无汗，月经错后一周。舌淡胖苔薄黄润，脉弦软寸弱。辨为阳虚，仿周连三先生法，真武汤加麻黄等试之：附子 30g（煎 1 小时），茯苓 30g，苍术 30g，赤芍 20g，麻黄 15g，炙甘草 10g，皂角刺 15g，白芷 15g，肉桂 10g，黑芥穗 15g，乌梢蛇肉 30g，炙甘草 10g，生姜 25g。7 剂。

10 月 25 日复诊：痤疮稍轻，未汗。

上方附子加至 45g，麻黄 20g，皂角刺 25g，另加连翘 20g，狼毒 3g。2012 年 3 月 29 日，其母看病，告其女儿痤疮已愈。（张存悌治案）

按：本案以真武汤温阳利水以治寒湿郁结，另加麻黄辛散表邪。用真武汤加麻黄治疗阴证疗疮系周氏较为成熟的经验，"屡见速效"，虽是一味药加入，却开辟了阴证疗疮的新一法门，笔者于是命其名为麻黄真武汤，收入《火神派名医验方辑要》

中。受其启发,推广用于阳虚型疖肿、痤疮等,疗效颇佳,尤以脓点型痤疮为宜。

(2)刘某,女,32岁,2015年9月26日初诊:痤疮已经七八年,加重2个月。颊、额部多且明显,疮如脓疱,挤出血与黄脓,奇痒,自感"影响上班",久治乏效。经期错后1周。足凉,便溏,眠差,汗正,纳可。舌胖润,脉弦滑寸弱,左沉滑尺弱。仍以麻黄真武汤治之:

附子30g,白术30g,云苓30g,白芍20g,麻黄10g,白芷15g,炙甘草15g,生姜20g,大枣10个。10剂。

2017年9月19日以他病来诊,痤疮已愈,唯留皮肤色素沉着。(张存悌治案)

第二节 阴斑

一、四逆汤加味治案

吴季履兄,庚午七月间得伤寒,初不知其病状,至半月后始延余治。诊其脉弦而紧,哕声越邻,胸发紫斑,结硬而痛,脐旁动气,大便利水,舌苔灰黑。询其何以至此,答云:初医说是伤寒,不效;又医说中暑,进香薷饮二剂,遂变至此,仍欲用化斑汤,未敢煎也。余曰:此阴斑也。因冷极于内,逼其阳于外,法在不治。幸神气未昏,手足未厥,初剂用四逆汤加茯苓、半夏、吴茱萸,温里以治哕,次日加人参以培阳。六剂斑散利止,惟呕哕胸结不开,仍用前剂,不加增减,半月后胸开痛止。方用白术理中,计用参斤许,附子斤许,两月方起床。贻害至今,遇病必须姜附。(《素圃医案》)

按:"斑为阳明热毒",皮肤发斑强调病在肺胃,治以清热凉血,一般医家多从之。郑钦安则分为内证发斑和外证发斑亦即阴斑、阳斑两纲,关键是"粗工不识,一见斑点,不察此中虚实,照三阳法治之,为害不浅。"(《医法圆通·卷二》)敬云樵在眉批中指明:"斑发于阳,因外感而致,其证为阳,能治者多;惟斑发于阴,因内伤而致,其证为阴,能识者少。钦安指出两法,重在人所难识一面。"本例即是阴斑。初剂用四逆汤温阳治本,加茯苓、半夏、吴茱萸,温里治哕为标症而设。

二、真武汤合理中汤治案

余广文令眷,年近三十,夏初得时疫伤寒,初起不恶寒,但发热身痛目赤。用败毒散,二日微汗而热不退。延至六七日,身发稠密赤斑,狂乱谵语,声变北音,发则不识人,似属阳明热证,但脉细如丝而弦紧,口虽干而不渴。有议用凉膈、化斑者。余以脉为主,作时疫阴斑亡阳危证,幸程至飞、团弘春定议金同。主以真武

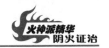

理中合剂，重用参附者五日，阳回斑散，始克有生。此余致恭同道家媳，因自知医，故弗疑而治效也。（《素圃医案》）

三、理中汤治案

（1）侯辅之病，脉极沉细，内寒外热，肩背胸胁斑出数十点，语言狂乱。或曰：发斑俨语，非热乎？许曰：非也。阳为阴逼，上入于肺，传之皮毛，故斑出。神不守舍，故错语如狂，非谵语也。肌表虽热，以手按之，须臾冷透如冰。与姜附等药数日，二十余两，后得大汗而愈。后因再发，脉又沉迟三四日不大便，与理中丸，三日内约半斤，其疾痊愈。侯生之狂，非阳狂之狂，乃失神之狂，即阳虚也。（《名医类案》）

按：此是阴斑，属于阴盛格阳之证。脉极沉细，肌表虽热以手按之须臾冷透如冰，乃阴寒极盛之真象。肩背胸胁斑出数十点，语言狂乱，系阴盛格阳，阳气外脱之候，假象也。必须温热之剂，回阳为治。

（2）牌印将军完颜公子之小将军，病伤寒六七日，寒热间作，腕后有斑三五点，鼻中微血出，医以白虎汤、柴胡等药治之不愈。及余诊之，两手脉沉涩，胸膈间及四肢按之殊无大热，此因寒也。问其故，因暑热卧殿角之侧，先伤寒，次大渴，饮冰酪水一大碗。外感者轻，内伤者重，外从内病，俱为阴也，故先斑衄，后显内阴，寒热间作，牌亦有之，非往来少阳之寒热也。与调中汤，数服而愈。（《寒热真假辨证一百案》）

按：饮食冷物，内伤脾胃，外现假热，与东垣所说脾胃内伤的热中病，大致略同。所不同者，本案是脾阳伤而不是脾阳下陷，故不用升柴，以调中汤（理中汤加茯苓）温养脾胃。其鉴别内寒的关键，在于脉沉涩和胸膈四肢无大热。否则脉来弦数，胸膈四股扪之烙手矣。

第三节　带状疱疹

一、麻黄附子细辛汤治案

（1）刘某，女，48岁。2011年5月3日初诊：患带状疱疹2天，发布于左胁三五片，色红成簇，灼热疼痛，无汗，余无异常。舌淡胖润，苔薄白，脉滑数而软，右关沉。按阳虚夹风议治，以麻黄附子细辛汤加味试治：

麻黄10g，细辛10g，附子25g，瓜蒌30g，红花10g，连翘20g，甘草10g。7剂。开药后，听人说这病治不好，很焦虑，想退药，无奈药已抓出，只好听之服药。

5月28日，其邻居来看湿疹，言及刘某服药5天即愈，尚剩煎好药汁8袋。欲给该邻居服用，招拒而来求诊告知上情。（张存悌治案）

按： 带状疱疹色红成簇，灼热疼痛，确属"肿痛火形"，习惯上认为是热毒，一般按肝火论处，用药无非龙胆泻肝汤之类。此案舌脉显示阳虚之象，病在表，因用麻黄附子细辛汤试治，另合本病验方瓜蒌红草汤（瓜蒌，红花，甘草），再加连翘治标。不意竟收捷效，后用本法治疗3例，皆药到病除。

曾治辽宁中医药大学西医某老师，女，72岁。患带状疱疹一个月。施以神经节截断术后痛减，右额角连目皆肿，仍疱疹成串，灼痛连及发际，麻木，无汗，便艰，脉沉滑数软，左关旺。投以上方，随即收效。开方前对她说："你不要看我的方，怕你看了不敢吃。"答曰："我不看。"难得老师如此信任学生。

（2）贾某，女，50岁。2012年12月7日初诊：左臂带状疱疹成簇如巴掌大，灼热而痛4天，形胖，无汗。舌暗赤胖润，脉右弦滑寸弱，左沉滑。以麻黄附子细辛汤加味投之：麻黄10g，细辛10g，附子30g，瓜蒌30g，红花10g，炙甘草15g，土茯苓30g。5剂。

服药后汗出，疱疹明显好转，一天比一天好，痊愈。（张存悌治案）

二、真武汤治案

王某，男，81岁。2011年7月30日初诊：患带状疱疹一周，发布于右胁五六处，疹如粟米，成片成簇，色红，灼热疼痛，连及右腋，汗多。尿频，素有前列腺增生。舌略紫胖润，苔薄白，脉左浮弦而软，右弦寸弱。拟真武汤加味投治：

附子30g，白术30g，茯苓30g，白芍25g，瓜蒌30g，红花10g，白芷15g，薏苡仁30g，甘草15g，生姜10片，大枣10个。7剂。

11月29日，以他病就医，告曰服药后即愈。（张存悌治案）

按： 此案带状疱疹，用真武汤合瓜蒌红草汤加味，亦受周连三先生治阳虚疗毒法启发使然。

第四节　牛皮癣

一、真武汤治案

张某，女，48岁。2014年1月11日初诊：牛皮癣全身泛发年余，头皮处尤多，红斑片片，皮损厚燥，瘙痒，影响睡眠。下肢凉，无汗，手足心热，纳可。舌胖润有痕，脉左沉滑，右浮滑寸弱。按此证肢凉、舌脉俱属阳虚，皮损当按虚阳外浮议

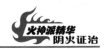

治，仿真武汤加麻黄法投之：

麻黄 15g，附子 30g，苍术 30g，茯神 30g，白芍 25g，黑芥穗 15g，乌蛇肉 30g，皂角刺 20g，徐长卿 30g，桃仁 10g，红花 10g，龙骨、牡蛎各 30g，炙甘草 25g，生姜 30 片。7 剂。

复诊：疗效出人意料，皮损减轻大半，余症亦减，原方稍加调整，再服 7 剂，竟获痊愈。（张存悌治案）

按：以前曾用乌蛇荣皮汤治愈几例牛皮癣，今则换个思路用真武汤加麻黄法，竟收捷报，实赖扶阳大法之效力。

二、麻黄附子细辛汤加味治案

（1）王某，女，32 岁。2015 年 6 月 14 日初诊：患牛皮癣多年，10 年前吃海鲜过敏后出现皮肤红痒，后逐渐发展，用药治疗后消失。三个月前全身皮损增厚粗糙，连成大片，简直"体无完肤"，色红起屑。无汗，纳寐尚可，腹凉，二便正常。舌胖润滑，脉沉弱。素体阳虚，风寒久伏，麻黄附子细辛汤加味治之：麻黄 15g，细辛 10g，附子 45g，黑芥穗 15g，防风 10g，乌梢蛇 30g，徐长卿 30g，蝉蜕 10g，土茯苓 30g，砂仁 15g，炮姜 30g，炙甘草 30g，川牛膝 25g，姜枣为引。15 剂，水煎服，每日 1 剂。

6 月 29 日二诊：皮损略见缩减，余无改善。药轻病重，调方加重剂量：麻黄 20g，细辛 10g，附子 60g，芥穗炭 15g，防风 10g，乌梢蛇 30g，徐长卿 30g，蝉衣 10g，土茯苓 30g，砂仁 15g，炮姜 30g，炙甘草 30g，川牛膝 25g，白芷 10g，狼毒 5g，白鲜皮 30g，生姜 20g，大枣 10 枚。15 剂。

7 月 15 日：前胸后背皮损明显缩减，变薄，已可见到斑驳的正常皮肤，四肢仍无明显改善。调方：麻黄增至 30g，土茯苓增至 45g，白鲜皮增至 40g，生姜增至 30g，加桂枝 30g。15 剂。

7 月 30 日：全身皮损明显好转，已能见正常皮肤。去掉狼毒，附子增至 75g，白鲜皮增至 60g，加当归 15g。30 剂。

8 月 30 日：皮损大部分消失，仍无汗。麻黄 40g，细辛 10g，附子 90g，黑芥穗 15g，防风 10g，乌梢蛇 30g，徐长卿 30g，蝉蜕 10g，土茯苓 30g，砂仁 15g，炮姜 30g，炙甘草 30g，川牛膝 25g，白鲜皮 25g，桃仁 15g，红花 10g，生姜 30g，大枣 10 枚。

随症调方至 2020 年 6 月，将汤药做成蜜丸口服，至今未发。（张存悌治案）

按：牛皮癣属顽固性皮肤病，"外科不治癣，治癣丢了脸"。习惯上多从风燥、湿热、血虚等治疗，疗效不确。今从全身着眼，认定素体阳虚，风寒久伏，以麻黄附子细辛汤加味治之，麻黄、附子逐渐加量，终于愈此痼疾。

（2）曹某，男，34岁。全身大面积皮肤泛红，粗糙增厚，脱屑，瘙痒，汗少，怕凉，病已3年。舌淡胖润，脉沉。仿上案治法：麻黄10g，细辛10g，附子30g，乌梢蛇40g，荆芥碳15g，防风10g，徐长卿30g，皂角刺15g，茯苓30g，炙甘草30g，姜枣为引。7剂，水煎服。

服上方7剂后无明显改善，加狼毒3g。7剂。皮损减轻，瘙痒减轻，仍无汗，上方去狼毒续服半个月后，复诊时皮损明显好转，活动后略有汗出，已无脱屑，上方又续服半月，诸症消失。（张存悌治案）

按：患者皮损伴见畏寒，少汗，故投麻辛附子汤解太阳表邪，温少阴之阳，调整全身状态；另加皮肤病专药如乌梢蛇、徐长卿、芥穗碳等治标，合为标本兼顾，顽疾得愈。

第五节　痘疹

六味回阳饮治案

乙卯夏在都，一日将值圆明园，衣冠而出，将登车。忽一老妪跪车下，自言伊孙病痘甚危，闻老爷善医，敢乞一救小孙之命。急随之，走不数步，已至其家。视之乃一男，约四五岁，见其痘形平板，色不红润而颗粒分明，大小匀称，手足发厥，且时作泻。法在危险，余曰："气虚不能托送，又过服寒凉，以致不起。"问几日？曰："十日矣"。视所服之方，则芩连之属类多，因示以六味回阳饮，其家问几服？曰：须二三服乃可。又一日雨后，不能远出，闲到门外，前妪抱儿而至，投态作谢。（《醉花窗医案》）

按：此案痘疹因过服寒凉，而致手足发厥，泄泻，王氏投景岳六味回阳饮（附子，干姜，人参，熟地，当归，炙甘草）亦属的对之方。

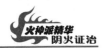

第九章　其他常见病

当前，中医最主要的通病在于"中医西化"，表现为跟着西医的诊断走，搞对号入座，将西医检验指标如白细胞、体温、血压、血糖值等机械地理解为阴虚阳亢、湿热、热毒等，施以寒凉、滋阴之法，结果离题太远，甚至南辕北辙，疗效不得而知，说到底是"中医西化"的毛病在作怪。

在许多人看来，炎症是火热，肝炎是湿热，高血压一定阴虚阳亢，糖尿病一定是阴虚燥热，肿瘤则是热毒……这些即便在今日医界，犹有广泛市场。坦率地说，今天不知有多少所谓名医、教授，连阴阳都没搞清楚，一遇患者先看西医诊断、化验指标，然后对号入座，施以治疗，效果不得而知。卢崇汉教授说："末世的很多医者确实搞不清阴阳寒热了。"毛病就出在这辨证标准上，背离了阴阳辨诀这把尺子。

"钦安用药金针"中的八字箴言，"一切诸症，一概不究"就包括这些西医诊断和指标，只有这样理解，才算懂得八字箴言之真谛。唐步祺先生曾言："数十年临床经验，凡遇阳虚症，无论一般所称之肾炎、肝炎、肺炎、心肌炎、胃炎等，只要临床症状有阳虚之实据，即不考虑炎症，辄以四逆汤加味治疗，取得满意效果，益佩郑氏之卓见。"可以说，这是对八字箴言的最好诠释。

李统华教授认为：必须遵从辨证论治的原则，如果跟着西医的诊断跑，不是参西，而唯衷西，拘于西医的理化指标而立法遣药，则方药与病证常常南辕北辙，离题甚远。如体温计可测体温之高低，但体温升高不都属中医热证之范畴，气虚感冒、阳虚及某些真寒假热证之身热，体温亦可达40℃，若以测试之体温为依据，妄施寒凉，则祸不旋踵。

又如血压计可测试血压之高低，但不能测阴阳之盛衰，对于气虚阳馁所致之血压升高，治应温阳益气，当施参芪姜附，若概认为肝阳上亢，施以平肝潜阳，处以枝芩龙牡，血压焉能下降？

再如现代医学所谓的"炎症"，与中医学的阳热证亦非等同，某些阳虚重症，其白细胞计数亦可升高，若概施清热解毒之剂，妄投芩连银翘，无异于雪上加霜，愈亡其阳。

以阴阳辨诀这把尺子衡量，上述各病可能根本就不是火热、湿热、阴虚、热毒之证，其中属于阳虚的不少。火神派名家有许多关于炎症、高血压、糖尿病、肿瘤、肺结核等病十分精彩的验案。

诚然不是说这些病证都是阳虚使然，不排除阴虚阳盛所致，只不过强调要用阴阳辨诀来判定，要有两分法的观念，强调要"跟着脉证走，不要跟着指标走"。

第一节　炎症

一、肺炎

（一）大回阳饮治案

（1）肺脓疡：海某，女，19岁。行剖腹产失血过多，经输血抢救后，突然发热40℃以上。经用青霉素、链霉素等治疗，体温降低，一般情况反见恶化，神识昏聩，出现呼吸困难，白细胞高达 $20.0 \times 10^9/L$ 以上。因病情危重，未做 X 线检查。继以大量抗生素治疗，配合输液吸氧均未效，延吴先生会诊：神志不清，面唇青紫灰黯，舌质青乌，鼻翼煽动，呼吸忽起忽落如似潮水，十指连甲青乌。脉弦硬而紧，按之无力而空。辨为肝肾阴气内盛，心肾之阳衰已极，下焦真阳不升，上焦阴邪不降，一线残阳将绝，已现衰脱之象。唯有扶阳抑阴，强心固肾，尽力抢救垂危，主以大剂回阳饮（即四逆汤加肉桂）：

附片150g，干姜50g，上肉桂10g（研末，泡水兑入），甘草20g。因附片需要先煨三四小时，故让患者先服上肉桂泡水，以强心急救。并预告病家，服此方后可能有呕吐反应，如呕吐之后喉间痰声不响，气不喘促，舌质色较转红，尚有一线生机可挽，否则难治。

复诊：服上方后果如前言，呕吐涎痰后已见转机，神识较前清醒，嗜卧无神，已能缓慢答问，吃流汁，舌尖已见淡红色，苔白滑厚腻。口唇青紫较退，两颊紫红，鼻翼不再煽动，呼吸仍有困难，咳嗽咳大量脓痰，脉仍弦滑而紧，按之而空。衰脱危候大为减轻，仍以扶阳温化主之：附片150g，干姜50g，上肉桂10g（研末，泡水兑入），半夏10g，茯苓20g，甘草8g。

三诊：神识清醒，面颊微转润红，指甲唇舌青紫已退十之八九，鼻头、目眶微青，午后潮热，喘咳气短，咳大量脓痰，脉弦滑，病已转危为安，再以上方加减：附片200g，干姜100g，茯苓30g，上肉桂10g（研末，泡水兑入），公丁香5g，法半夏10g，橘红10g，甘草8g，细辛5g。

四诊：面颊微红润，口唇、舌质青紫已退，呼吸渐趋平稳，午后潮热已退，咳嗽、咳脓痰稍减少，胃气已开，能进食。大便溏泻，系病除之兆，脉转和缓。大病初退，情况好转，经 X 线检查发现双肺有多个大小不等的圆形空洞，细菌培养，检出耐药性金黄色葡萄球菌，最后诊为"严重型肺脓疡"，拟方：附片150g，干姜50g，广陈皮8g，杏仁8g（捣），炙麻茸8g。连服4剂，喜笑言谈自如，病状若失。（《吴

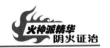

佩衡医案》)

按：此案若从白细胞 $20.0 \times 10^9/L$、咳吐脓痰、金黄色葡萄球菌、肺脓疡等现象着眼，势必陷入痰热蕴肺，热毒盛极的认识中，难免大剂黄芩、鱼腥草之类苦寒套方，后果可想而知。吴氏不为其所惑，从神色舌脉断为阴寒内盛，"心肾之阳衰弱已极，一线残阳将绝"，已呈阳脱之象，处以大剂回阳饮（四逆汤加肉桂），附片从150g增至200g，挽起此等重症，其胆识、经验皆非常医所及。

（2）1966年春，某位省级领导患肺心病病危，当时参与抢救的有戴自英等21位一级教授已先期抵达，每天组织会诊，直接向上级汇报病情。吴佩衡受云南省委派遣，由儿子吴生元陪同飞赴成都参加救治。

4月16日抵达病房，见患者面部水肿晦黯，口唇乌黑，十指连甲青乌，神疲，嗜卧懒言，胸闷，心悸气短，动则喘甚。喉间痰鸣，咳痰无力，恶寒发热，体温37.6℃，汗出肢冷，下肢水肿过膝，纳呆拒食不思饮，终日吸氧，有时烦躁不安，咳喘甚时小便自遗，大便溏而不畅。脉微欲绝，舌紫黯苔白滑而腻。

其时专家组已决定行气管切开术。吴氏仔细诊查病人后，据理力争，阻止气管切开，力主以中医药治疗，得到患者及家属的认可。吴立即书写处方，辨系肺寒脾湿日久，累及心肾，致使心肾阳气衰极，已成肺脾心肾之阳俱虚之候。急宜扶阳化饮，强心温肾，以大回阳饮加味：附片200g，干姜30g，上肉桂10g（泡水兑入），法半夏15g，广陈皮10g，茯苓20g，甘草6g。4剂，每日1剂，日服2次。

四剂后咳喘渐减，咳出较多黏痰，胸闷、心悸减，小便已能控制。尚嗜卧无神，不思饮食，喉间仍有痰阻。认为药不胜病，上方加重剂量治之：附片400g，干姜40g，上肉桂12g（泡水兑入），法半夏15g，广陈皮10g，茯苓30g，白蔻仁10g，甘草10g。4剂。

三诊：服上方后，吐痰已不费力，吐较多脓痰，心悸喘促等症大为减轻，面黯唇乌亦减，仅短时吸氧，可平卧，已思食，小便较畅，大便已不溏。唯阳神尚虚，仍少气懒言。上方再加重附片剂量为500g，稍佐杏仁8g。4剂。

半月来随症加减，附片剂量增为600g，脓痰转为大量痰涎，各症大为减轻。食纳渐增，已不吸氧，口唇已不紫黯，面色渐转红润，可在室内活动。已脱离危险，各项指标均趋于正常，遂安排吴氏父子在宾馆休息一日。唯咽部痰液培养有铜绿色假单胞菌，专家组认为有炎症，有人并言"不能再服附子、干姜、肉桂了"。于是重新用抗生素，并给服重庆中医研究所专家所拟之方。

二日后病情反复，原有各症又一一出现，且恶寒发热，体温38.6℃。专家组焦急万分，又邀吴氏"大会诊"。有关人员开始不承认给患者服过中药，后经检查药渣，内有人参、北黄芪、黄连、黄芩、天葵子等，才说出已给服此药。

吴氏认为此属心肾之阳未复，复用寒凉致阳气衰微，饮邪上泛。急以大剂回阳饮加味投治，附片用400g。此后每日巡诊，附片逐日增至800g，随症酌加公丁香、砂仁等。

10余日后，各症减轻，已不咳喘，饮食正常，精神渐增，二便调，活动自如，一个半月后可以下床走路，每日可外出散步。病情稳定，日趋康复，吴氏父子遂返昆明。（《吴附子——吴佩衡》）

按：此案症情严重，阳虚已极，吴氏以大回阳饮投治，因痰湿壅滞而合以二陈汤，附片逐日增加，最后加至每日800g，凸显吴氏胆识。其间曲折反复耐人寻味。因见痰液培养有铜绿色假单胞菌，专家组认为有炎症，并言"不能再服附子、干姜、肉桂了"。于是重新用抗生素，并给服其他专家所拟之方，内有黄连、黄芩、天葵子、人参、北黄芪等品，意在清热泻火，兼以温补，无非受化验结果引导，西化影响所致。吴氏慧眼明辨，据理力争，终于挽此重症。

本案先经吴氏按中医辨证治疗，效果已显；复经其他专家按检验结果投药，病情急剧反弹，"原有各症又一一出现"；再经吴氏按中医辨证治疗，"病情稳定，日趋康复"。正反对比，纯中医与中医西化者，孰高孰低，还不清楚吗？

（3）朱女，5岁，住昆明市。于1939年春出麻疹，住某医院诊治，麻疹免后，转为"肺炎"，病势沉重，遂出院回家。延余诊视，见其脉来沉弱，面色青黯，唇口淡红而焦，舌苔白厚而燥，不渴饮，夜发潮热，形神瘦弱，咳嗽气短而喘促，腹痛食少。据以上病情，属于素禀不足，麻疹免后，正虚阳弱，寒湿内伏上逆于肺，阳不足以运行所致。法当温中扶阳，开提肺气，化痰止咳，以四逆二陈汤加味主之：附片50g，干姜15g，法半夏10g，陈皮6g，茯苓12g，肉桂10g（研末，泡水兑入），砂仁6g，细辛3g，五味子2.5g，甘草6g。

次日复诊，喘咳已减轻，唇舌较润，面色青黯稍退，饮食略增，夜热已退，照原方再服一剂。第三日续诊，喘咳止，精神饮食较增，白苔退去十之八九，唇舌已转红润，颜色青黯已退十之七八，续以四逆汤加砂仁、肉桂、茯苓连进三剂，津液满口，食增神健，诸病痊愈。（《吴附子——吴佩衡》）

（4）杨女，出生甫半岁，住昆明大绿水河。1958年春出麻疹，已灰，忽转"肺炎"，发热喘咳，喉间痰鸣，鼻翼煽动，面含青象，指纹青紫出二关，大便泻绿水，小便短赤。此系疹后元阳内虚，寒痰壅闭，肺肾之气不接，清肃不降而成是证，即以小青龙汤加附子主之：附片30g，干姜12g，法半夏6g，细辛3g，麻黄3g，五味子1.5g，桂尖10g，杭芍6g，甘草6g。

服后旋即呕吐涎痰盏许。次日复诊，喘咳稍减，发热已退其半，再以四逆二陈汤加肉桂少佐麻绒、细辛主之：附片50g，干姜12g，法半夏6g，陈皮6g，茯苓

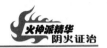

13g，肉桂20g（研末，泡水兑入），甘草10g，炙麻绒3g，细辛2.5g。

服后又吐不少涎痰，喘咳已去十之八九，鼻煽痰鸣已止，大便转黄而溏，小便已较长而淡黄，并略进稀粥，颜面指纹已转红润，仍照原方去麻绒、细辛、陈皮，连服二剂而愈。（《吴佩衡医案》）

原按： "肺炎"系西医病名，中医则应分为肺热、肺寒或肺燥等证。针对寒热虚实之病情实据，灵活处方治疗。如一见"肺炎"，不辨寒热，动辄以清凉解毒之剂任意消炎，则贻误不浅矣。以上三例，均系体质虚寒，湿痰内盛而成肺炎寒极严重之证，故主以扶阳温化之剂，均奏全功。如系邪热肺燥之炎证，又当以养阴清肺生津润燥之剂治之，方能收效。

（二）回阳救急汤治案

任某，男，71岁，家属。发热咳嗽半月，用青链霉素治疗两周无效，于1979年12月1日来我院门诊就医。体温白天在38℃以上，凌晨1—3点高达40℃。咳嗽，吐黄痰，口苦，喜热饮，喜重衣厚被，食少便溏，血象：白细胞18.300/mm³，中性88%。经X线透视，诊为"左下肺炎"。面色晦暗，形瘦神疲，舌质淡蓝，苔黄腻，脉细数而有间歇。按中医辨证，面色晦暗，形瘦神疲，畏寒喜暖，为阳虚阴盛；口苦吐痰黄浊，苔腻多津，为虚阳上浮所致；子夜后阴虚更甚，逼阳外越，故体温升高；舌质淡蓝，脉细数无力而间歇，亦为阴盛阳浮之象。治宜温肾健脾，化痰止嗽，处方：

附子25g，干姜10g，党参25g，白术15g，陈皮10g，半夏10g，肉桂3g（冲），杏仁12g，款冬花15g，紫菀12g，百部15g，补骨脂15g，菟丝子15g，甘草3g。服药3剂，体温降至38℃以下，咳嗽减轻，精神好转，饮食稍增，大便仍溏。继服3剂，体温恢复正常。胸透：左下肺仍稍有阴影。再服3剂，肺部阴影消失，食纳好转。上方去杏仁、款冬花、百部，加焦三仙、藿香、草豆蔻各12g，调理而安。（《河南中医》1982年第4期：李统华治案）

按： 此案肺炎面色晦暗，形瘦神疲，舌质淡蓝，畏寒喜暖，为阳虚阴盛；口苦吐痰黄浊，为虚阳上浮所致。脉细数有伤阴之象，用回阳救急汤温肾健脾，化痰止嗽，加款冬花、紫菀、百部以滋阴化痰，补骨脂、菟丝子以应高年肾亏，所谓有制之师不在多。

二、慢性支气管炎

回阳救急汤治案

（1）吴某，男，54岁。1978年12月28日来诊。咳喘8年，此次发作月余，自觉口鼻冒火，口苦口干，渴喜冷饮，剧咳多痰，痰浊色黄，每日吐痰百口以上，稍动则张口抬肩，夜晚咳喘不得卧，肌肤发热，自汗淋漓，手足心烙。舌质淡，苔薄白而润，脉象细弱。西医诊断为慢性支气管炎合并肺气肿。

此证颇似肺肾阴虚，而舌脉均为阳虚之证。盖咳喘日久，肺病累肾，肾阳已衰，虚阳上浮，故自觉口鼻冒火，口苦咽干；虚火浮游于胃，故得冷饮则舒；阳虚水泛，上渍于肺，虚火灼津，故痰量多而色黄；痰阻气管，肺失宣肃，肾失摄纳，故咳喘气逆；阴盛阳浮，故肌肤发热，手足心烙；阳虚则卫气不固，故自汗淋漓。治宜健脾化痰，温肾纳气，处方：附子 25g，干姜 10g，党参 15g，苍术、白术各 15g，云苓 15g，陈皮 10g，半夏 10g，补骨脂 15g，菟丝子 15g，牙皂 10g，椒目 10g，白芥子 10g，甘草 3g。

服药 3 剂，喘咳吐痰基本消失，余症悉愈。按上方去牙皂、椒目、白芥子、苍术，加枸杞子 12g，沙苑子 12g，杏仁 12g，款冬花 15g，紫菀 15g，调理而安。（《河南中医》1982 年第 4 期：李统华治案）

按：此案咳喘 8 年，由舌脉断为阳虚之证。其他热象"颇似肺肾阴虚"，实则皆由阴盛阳浮引起，李氏条分缕析，启发阴火之辨析："虚阳上浮，故自觉口鼻冒火，口苦咽干；虚火浮游于胃，故得冷饮则舒；阳虚水泛，上渍于肺，虚火灼津，故痰量多而色黄；……阴盛阳浮，故肌肤发热，手足心烙。"

（2）本人女儿 6 岁半。平时遇冷易咳，运动易喘。入冬以来咳嗽逐渐加重，咳重时会微喘，睡前咳重伴呕吐，咳白痰有沫。近半年身体虚胖，面色苍白，食欲减退，大便艰难。服用成药小青龙颗粒，效果不明显。舌淡胖润，脉沉濡。考虑食欲不振，身体虚胖，白痰颇多，则不止有外邪侵袭因素，且脾肺已显气虚，治疗应着眼于此，改予回阳救急汤，兼顾外邪，处方：党参 25g，茯苓 20g，白术 30g，陈皮 15g，生半夏 30g，附子 30g，炮姜 20g，肉桂 10g，黄芪 30g，麻黄 10g，生姜 20g，大枣 10 枚。3 剂，一剂服两天。

服完 6 天，咳嗽好转多半，痰亦显减，既已获效，守方继续服用 12 天，咳嗽基本治愈，而且胖肿明显改善，体重减轻。（作者王天罡治案）

原按：女儿从小食用水果过多，脾胃素虚，故而虚胖。进一步导致肺气不足，稍有风寒或运动，则咳喘加重，即为明证。再从遇冷易咳，舌淡胖润，脉沉濡着眼，已示肾阳不足之象。整体衡量，虚寒明显，痰湿偏盛，虽有外邪，治疗应予兼顾。因此用回阳救急汤加麻黄、黄芪，疗效满意。

三、慢性肝炎

（一）茵陈四逆汤治案

（1）魏某，男，25 岁。患肝炎已半年余，右胁疼痛，双目白睛发黄，色晦暗，

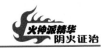

面色亦黄而带青色，大便时溏，小便短少，其色如茶，右胁肋下触之有硬块作痛。脉缓弱，舌苔白而厚腻，舌质边夹青色。此系里寒内盛，土湿木郁，肝木不得温升所致。法当温化寒湿，舒肝达木，拟茵陈四逆汤加味：

附片60g，干姜30g，佛手10g，败酱草10g，薏苡仁20g，川椒3g（炒去汗），上肉桂5g（研末，泡水兑入），茵陈10g，甘草5g。

3剂后，脉象沉弱而带弦长，厚腻舌苔已退其半，舌已转红，小便色转清，较前长，胁下疼痛大有缓减。继上方加减主之：

附片100g，干姜80g，青皮10g，北细辛10g，茵陈15g，桂枝30g，茯苓30g，上肉桂6g（研末，泡水兑入），甘草6g，川椒6g（炒去汗）。

4剂后，胁痛肝大已减去十之六七，脉转和缓，舌质红活苔薄白而润。面、目黄色退净，小便清长，饮食如常。继服下方八剂，即告痊愈：附片100g，干姜40g，延胡索10g，茯苓36g，广木香5g，上肉桂10g（研末，泡水兑入），北细辛10g，甘草10g。（《吴佩衡医案》）

按：本例黄疸胁痛，因其寒湿内盛，故予四逆汤大剂附子为主治之，针对木郁选用了川椒、青皮、北细辛、上肉桂、茵陈等味，剂量不大，主次分明。

（2）李某，男，31岁，教师。病经二三个月，周身黄疸，曾服柴胡平胃、茵陈蒿汤多剂，疗效不显。症见面目全身晦黄不荣，肌肤水肿，四肢冷，自汗淋漓，衣被尽染黄色。胸膈痞闷，食少神疲，大便稀溏，小便黄短。脉象濡滞，舌质淡苔白腻。此属久病过服苦寒，脾肾之阳受损，运化失司，邪从寒化，呈现阴黄之候，法当温运渗利兼理气和胃：炙附片30g（开水先煨透），川干姜9g，茵陈蒿12g，云茯苓30g，桂枝9g，西砂仁9g（冲），广陈皮6g，炒薏苡仁12g，小红枣10个。

上方服2剂，身面黄疸、水肿、自汗均减，肢冷转温，胸膈舒畅，小便清长，大便渐干。脉濡缓，舌白腻退。此阳气渐回，脾运复苏。寒湿未尽，续宜温运渗化：炙附片30g（开水先煨透），云茯苓30g，猪苓9g，桂枝木9g，炒泽泻9g，川干姜9g，茵陈蒿12g，大红枣5个。

上方连服4剂，黄疸、水肿、自汗诸症消失。脉弱缓，舌粉红而润。饮食增加，二便正常。病后体虚，脾肾未强，再拟下方调补，数剂而安。

炙附片30g（开水先煨透），潞党参15g，白术12g，茯神15g，西砂仁6g（冲），广陈皮6g，炒薏苡仁12g，生甘草3g，川干姜6g，大红枣3个。（《姚贞白医案》）

按：姚氏始以茵陈四逆汤加砂仁、陈皮，意在调和脾胃，继以茵陈四逆汤合五苓散加减，俱未投白术、甘草，揣摩是嫌其壅滞。至黄疸、水肿退净，始以附子理中汤双补脾肾，知宜知避，可供借鉴。

（二）附子理中汤治案

张某，女，62岁，黑龙江省亲属。2011年2月24日初诊：乙型肝炎20年，右叶多发囊肿，肝硬化9个月，按之作痛，气短，乏力，食后发胀，少量腹水，牙肿，心下痛，便溏，尿偏黄，眠可。舌胖润，脉左滑软寸弱，右滑软寸关弱。尿检：潜血（++），总胆红素21.9，间接胆红素14.1。考病位虽在肝，主要症状如气短、乏力、食后发胀等，则属脾胃阳气不足之象，由此着眼，便是高一招法，附子理中汤加味处之：

炮姜30g，红参15g，五灵脂15g，白术25g，茯苓30g，附子25g，黄芪45g，柴胡10g，丹参30g，茵陈25g，半夏25g，丁香10g，郁金20g，姜黄20g，生麦芽30g，骨碎补25g，炙甘草10g。10剂。

复诊：感觉良好，各症俱有不同减轻，药已中的，电话沟通，随症加减，守方调理6个月，后3个月隔日一剂，精神健旺，已无病容，上列检查亦正常。（张存悌治案）

按：见肝之病，知肝传脾，当先实脾。此案肝硬化从脾胃着眼的同时，注意加入柴胡、郁金、姜黄等调肝之品，既有引经之意，又可理气、活血，疏利黄疸，用意多端，凡肝胆病多加之。

（三）加味异功散治案

（1）沈某，女，50岁。2019年6月29日初诊：乙型肝炎25年。夜间咽干似火，头胀，目干涩，面色萎黄，疲乏，睑肿，眠差，尿黄，纳可。舌淡胖润有齿痕，脉沉弦寸弱。化验：乙肝小三阳，原曾大三阳，谷丙转氨酶升高。B超示：肝区弥漫性改变。此属肝郁犯脾，所谓"见肝之病，知肝犯脾，当先实脾"是也。

加味异功散加味：陈皮10g，红参10g，五灵脂10g，茯神30g，白术30g，黄芪30g，姜黄20g，郁金20g，柴胡10g，薄荷10g，附子30g，茵陈10g，泽泻30g，玄参15g，甘草15g。14剂。

7月13日复诊：咽干、头胀减轻，气色变好。守方出入，调整药物有车前子25g，生麦芽30g，麻黄10g等，服至12月14日，各症均消失或减轻，肝功能检查已正常，可称康复。守法调理巩固。（张存悌治案）

按：加味异功散为方药中教授所拟，系在异功散基础上加味而成：党参15g，苍术、白术各10g，茯苓30g，甘草6g，青皮、陈皮各10g，黄精20g，当归12g，焦山楂、焦神曲各10g，丹参30g，鸡血藤30g，柴胡10g，姜黄10g，郁金10g，薄荷3g。

功能健脾和胃，养肝疏肝。适应证：迁延性肝炎、慢性肝炎、肝硬化、肝癌等病，辨证为脾胃气虚肝乘，气滞血瘀者。本人用其治肝、胆、胰腺等疾病，收效理想，但一般必加附子。

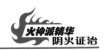

（2）李某，男，54岁。2018年12月14日初诊。乙型肝炎25年，干呕一周，身现黄疸，尿黄，乏力，便溏，眠差，纳差，似觉畏冷，膝以下凉，心下觉凉。舌暗赤胖苔垢，右脉浮滑寸弱，左脉沉滑寸弱。此属肝气郁滞，木旺克土，脾虚湿重，同时阳气已虚，治宜疏肝健脾，佐以扶助阳气，方拟加味异功散出入，处方：红参10g，陈皮10g，茯神30g，白术30g，姜黄25g，郁金20g，柴胡15g，附子45g，青皮10g，龙齿30g，茵陈25g，干姜15g，姜半夏30g，黄精30g，炙甘草15g，生姜10g，大枣10个。用中药颗粒剂冲服。7剂。

复诊：乏力减轻，身感轻松，前方加牡蛎45g，续服7剂，纳增，畏冷、呕吐消失。以此方出入，再服药4周，各症基本消失，嘱其饮食调养。（张存悌治案）

（四）补中益气汤合四逆散治案

吴某，女，40岁。患慢性肝炎，近时病情加剧，肝痛不止，低热不退，手心常热，夜寐多梦，口干不欲多饮，口淡不饥，食少不香，食后腹胀，大便溏泻，头昏神疲肢倦。舌红苔白腻而边有齿痕，脉细弱而数。投以补中益气汤（去当归）合四逆散加砂仁、白蔻仁、焦三仙、鸡内金、山药、莲子、扁豆、薏苡仁，初服五剂，低热即退，肝痛减轻；再服7剂，胃纳即开，知饥思食，每餐能食三两；更服七剂，低热未再发生，便溏止而粪渐成形。但当劳累时，肝区尚有隐痛，仍守上方加减以善后。（《中医专题讲座选》第一集：万友生治案）

按： *此例慢性肝炎，低热不退，食少不香，食后腹胀，神疲肢倦，显属气虚发热，投补中益气汤自是正治。*

四、慢性肾炎

（一）真武汤治案

（1）杨某，男，28岁。2007年1月20日初诊：一年半前出现水肿，尿蛋白（+++~++++），经北京某医院穿刺诊为膜性肾炎，中西药治疗水肿消失，但尿蛋白一直不降。目前尿蛋白（+++），腰困畏冷，手脚不温，精神欠佳，疲乏倦怠，舌淡红苔白稍厚，脉沉细缓。显属阳虚，真武汤为主治之：

附子75g，白术15g，生姜50g，茯苓15g，巴戟天20g，黄芪50g，砂仁15g，甘草5g，淫羊藿20g。30剂。

二诊，尿蛋白仍（+++），但症状减轻。附子加至120g，服至150剂，尿蛋白始由（+++）降至（+），腰困畏冷手脚凉等症状全部消失，精神转佳，舌尖稍红，苔白不厚，脉转缓不沉细。180剂后尿蛋白转阴，此后一直未反弹。（《著名中医学家吴佩衡学术思想研讨暨诞辰120周年论文集》：郭文荣医案）

原按： *此例是尿蛋白下降较慢的一案，多数在1~2个月后开始下降。初诊时告*

知 6 个月为 1 疗程，患者信心坚定，服药 180 剂方收全功。

按：此案看点有三：其一，加入大剂黄芪补气；其二，附子逐渐加量至 120g，方收显效，此是关键；其三，守方服药 180 剂，方使尿蛋白转阴，一直未反弹，疗效巩固。

（2）左某，男，36 岁。2012 年 3 月 8 日初诊：肾病型肾炎 6 天，下肢水肿，腹水 5cm，胸水 3cm，晨起颜面亦肿。尿少色黄，便、纳、眠尚可，口和，手足不温，无汗，乏力。舌略赤胖润，脉左沉滑，右弦浮寸弱。尿蛋白（++++），潜血（++），某医院开西药 4 种，中成药 4 种，没有取而来诊。判以阳虚湿盛，治以温阳利水，拟真武汤加味：

附子 30g，苍术、白术各 30g，茯苓 30g，麻黄 10g，淫羊藿 30g，炮姜 30g，川牛膝 30g，乳香 5g，蝉蜕 5g，泽泻 25g，生姜 10 片。服药 7 剂后，汗出，下肢肿消，感觉很好，尿蛋白（+++），潜血（0）。但尿量仍少，色黄。前方去麻黄，附子增加 15g 续服。尿量增加。

此后每周调方一次，附子每次加 15g，出入药物还有：补肾如补骨脂、菟丝子、益智仁；补气如党参、黄芪、炙甘草；利水如茵陈、猪苓、防己；理气如丁香、郁金、木香、厚朴；以及肉桂等，相机出入。嘱其戒欲，忌食生冷，患者信守不移，坚定服药，尿量维持在每天 1500mL 以上。

服至 8 月 9 日，附子用到 120g 时，水肿消尽，尿蛋白虽能转阴，但时有反复，在（++~+++）之间。

服至 10 月 18 日，附子用到 150g，尿蛋白转阴，症状平伏。此后又服药 3 个月，附子用到 180g，尿蛋白一直阴性，停药，以金匮肾气丸长服善后。2014 年 4 月带他人来看病，询之病情无反复，做销售业务，频繁出差而无反复。（《关东火神张存悌医案医话选》）

按：本案水肿伴有腹水、胸水，尿检有蛋白、潜血，是所治肾病中症情最严重的一例。"大病必须大药"，此案也是附子用量最大，总量最多（约 20 千克）的一案。总结本案，大剂附子的应用，当为取效关键。当然，患者信守不移，坚定服药，也是重要原因。

善于重用附子是火神派的突出特色，任应秋先生就赞赏："郑氏治疗三阴证，确是颇有盛誉，运用附子量重而准。"能否熟练应用大剂量附子，是衡量火神派医家成熟与否的一个标志。擅用重剂（不限于附子一药），其实是经方用药峻重风格的体现，由此练就过人的胆识，能起急危重症，正是其"压倒当世诸家"之处。

（3）李某，男，59 岁。下肢水肿年余，尿蛋白（+++），尿清，大便偏干，纳少，口和，手足不温，嗜困，无汗，尚无乏力感。糖尿病已 17 年，用胰岛素控制。舌

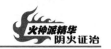

淡紫稍胖润，脉左弦右滑。此阳虚湿盛，治以温阳利水，拟真武汤加味：

附子25g，苍术、白术各20g，茯苓30g，麻黄10g，砂仁10g，肉苁蓉20g，炙甘草10g，生姜20片。

5剂后，汗出，下肢水肿消除，余症亦好转，尿蛋白（++），唯仍便干，前方去麻黄，加大黄10g续服。服后便通，尿蛋白（+），水肿未复发。（《关东火神张存悌医案医话选》）

按：本案显属阳虚湿盛之候，治以温阳利水之真武汤当无疑义。唯水肿之候当防其表气郁闭，本例无汗，故初诊方中加用麻黄宣肺开表，得汗后去之。

（二）茯苓四逆汤治案

孙某，男，8岁。全身水肿3个月余，以面目及四肢为甚，求医殆遍，多以五苓散、五皮饮一类施治。又兼西药利尿剂屡用无效，反而病势日增。某医院诊断为"慢性肾炎"。现症见：面青黯滞，精神萎顿，四肢不温，口不渴，水肿按之凹陷久而不起。舌白滑，脉沉细。证属元阳衰惫，治宜扶阳抑阴，方用茯苓四逆汤去人参：附片60g，茯苓15g，干姜15g，炙甘草6g。附片先煎煨透无麻味后，再下余药。3剂。

服上方后，小便通畅，肿势减轻。继用理中汤加附子：附片60g，党参15g，白术9g，干姜9g，炙甘草6g。3剂。

服药后肿胀继续减轻。唯小便量尚少，显系温阳之力犹嫌不足。予以白通汤，重用姜、附，交通肾阳，宣达气机。药用：附片90g，干姜24g，葱白3茎。2剂。

服药后，小便通畅，肿势大减。原方再服5剂，症状消失。（《戴丽三医疗经验选》）

按：小儿慢性肾炎水肿，以五苓散、五皮饮一类套方治之，也算对路。然脾肾两虚，元阳衰惫，徒事利尿，舍本逐末，故而乏效。水为阴邪，水湿积聚之处，便是阳气不到之所。患儿全身水肿，面青黯滞，精神萎顿，四肢不温，已属元阳不振，气化衰惫。戴氏认为本病属阳虚，治应直接温补阳气，宣通气化，虽不利尿而尿自通，不消肿而肿自退，即使用茯苓四逆汤亦去掉人参，免其恋阴，温阳讲究单刀直入，颇见功力。本例水肿初用茯苓四逆汤，继而改用白通汤取效，体现了这一观点。

（三）四逆五苓散治案

沈某，男，30岁。患慢性肾炎一年余，后因发生腹水肿胀，体虚弱极而送昆明某医院治疗，其效不显，邀吴氏会诊：面部水肿，目下浮起如卧蚕，面色苍白晦滞，口唇青乌，欲寐无神，神情倦怠已极。腹内水鼓作胀，其状如匏，下肢水肿，胫跗以下按之凹陷而不易复起，身重卧床，难于转侧。语声低弱，腹中撑胀，腰背酸胀痛楚不止，小腹亦坠胀作痛，口淡不思食，不渴饮，小便短少。舌润而色淡夹青，苔滑而灰黑，脉沉迟无力。此系脾肾阳虚，水寒土湿，寒水泛滥所致，法当扶阳温寒，化气利水主之，方用四逆五苓散加减：

附片100g，干姜40g，猪苓15g，茯苓30g，肉桂15g，花椒7g（炒去汗）。

服4剂，小便遽转清长畅利，面足水肿消退，腹水消去十之六七，体重减轻21斤（10.5千克），腰背痛已大为减轻，仍有酸胀。稍能食，精神较增。舌苔灰黑已退，呈现白滑苔，脉转和缓。仍以扶阳温化主之：

附片100g，干姜50g，吴茱萸10g，桂枝30g，薏苡仁10g，猪苓10g，茯苓30g。

连服4剂，腹水消去十之七八，面色转好，精神、饮食较增，舌质青色已退，淡红而润，苔薄白滑，脉和缓有神根。大病悉退，阳神尚虚，余邪未净，唯有增强心肾之阳，始能效奏全功，上方加减治之：

附片150g，干姜50g，上肉桂10g（研末，泡水兑入），砂仁10g，黑丑20g，茯苓50g，公丁香10g。服4剂后，寒水邪阴消除殆尽，善后调理一周，病愈出院。（《吴佩衡医案》）

按：此案腹水且周身水肿，用药不过六七味，方简量重，不愧为火神派风格。三诊时，"腹水消去十之七八""大病悉退"，而附片由100g增加到150g；因"余邪未净"，加用黑丑峻药以攻之，俱显胆识。

（四）实脾散治案

（1）陶某，女，66岁，农民。患者有数十年慢性肾炎病史，经治而愈。近阶段操劳过度，双下肢水肿，进行性加剧，化验尿蛋白（+++）。现症见双下肢水肿，已过双膝，畏寒肢冷，纳呆腹胀，小便短少，大便秘结，气短懒言。舌淡胖齿痕，脉沉细无力。证属脾肾阳虚，阴水旺盛，治宜温补脾肾，行气消肿，方用实脾散加味：茯苓60g，木瓜20g，苍术30g，白术30g，炙甘草10g，木香10g，大腹皮30g，草果仁10g，干姜30g，炮姜30g，高良姜30g，附子30g（先煎），厚朴20g，党参30g，泽兰30g，泽泻30g，芡实30g。水煎服，每天1剂。6剂。

复诊：尿蛋白（++），水肿消减大半，食欲增加，大便每天1次，小便量增多，畏寒肢冷改善。原方再进6剂。

三诊：尿蛋白转阴，水肿尽消，畏寒肢冷显著好转，仍不耐劳作，腰背痛，小腿夜间偶有抽筋，上方加木瓜为30g，加仙茅、淫羊藿各30g。再进6剂，隔天服药1剂，巩固治疗。（《火神派学习与临证实践》）

按：老年肾炎，肾精已衰，加之阴盛阳衰，形成阴水。水为阴邪，"水湿积聚之所，便是阳气不到之处。"患者腹胀气滞，阳虚不运，其治则在脾肾两脏，选用实脾散加味，重用附子与三姜，以振脾肾之阳，佐以行气利湿之品，以助气化之机。方药对症，服之即效，尿蛋白也随水肿消退而消失。

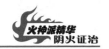

（2）董某，女，60岁，市民。患慢性肾炎20年余，长期服用中西药物而病情不稳定，近阶段有加重趋势。尿化验：蛋白（+++），红细胞（++）；血常规、肾功能化验正常。现症见：气短懒言，胸闷纳呆，双下肢水肿，活动后加重，畏寒肢冷。舌淡苔白，脉沉细无力。证属脾肾阳虚，水湿不化，清浊不分，治宜温补脾肾，化湿利浊，方用实脾散加味：

茯苓30g，苍术20g，白术20g，木瓜20g，炙甘草10g，木香10g，大腹皮20g，炮姜30g，附子30g（先煎2小时），厚朴20g，泽兰20g，泽泻20g，党参30g，三七10g。10剂，水煎服，每天1剂。

服药之后，精神大振，水肿消失，清晨仍有眼睑轻度水肿，上方加淫羊藿30g，仙茅30g，补骨脂30g，芡实30g，再进10剂。

三诊：服上方自感良好，计服药40余剂，小便化验阴性。巩固治疗，上方隔日服1剂，再服1个月。（《火神派学习与临证实践》）

按：老年性慢性肾炎，多是一派虚寒之象如本例所现。患者大都中焦脾胃虚弱，下焦肾阳亏损，脾肾两亏，阳不化阴而水肿形成；脾主运化，升清降浊，今清浊不分而尿中异常；肾阳亏损，封藏失职，今固摄失司而精浊混杂而下。治从先后天着手，温脾益肾，行气利水，特别是重用附子、二仙温阳助肾，阳气振奋，阴邪自散。脾主运化，肾司固摄，清浊各归其道，清升浊降而尿中异常转化也。

五、慢性肾盂肾炎

真武汤治案

楚某，女，41岁。2012年8月30日初诊：慢性肾盂肾炎2年，反复尿路感染，夹血，高度水肿5个月，伴有胸水腹水，体重130千克（身高1.60米），在某医院住院治疗，行走不便。受邀去医院看她，坐着轮椅由病房来到诊室。刻诊：腹胀，胸部憋闷，气短，身冷，尿少色淡黄，灼热，尿后余沥。无汗，纳可。舌淡红胖润，苔薄黄，脉沉滑寸弱右尺浮。尿检：潜血（+++），蛋白（+++），WBC（+++）。出示某医大教授处方，视之乃八正散原方加金银花、连翘、蒲公英、紫花地丁，不效，且水肿日渐加重。诊为阳虚夹表，水湿壅盛，处以真武汤加麻黄等：麻黄15g，附子30g，炮姜30g，苍术30g，茯苓30g，泽泻30g，猪苓30g，桂枝30g，淫羊藿30g，砂仁10g，黄柏10g，炙甘草10g，生姜30片。5剂。

复诊：次日尿量即增加达到3000mL，5天间体重减轻20千克，已见汗出。腹胀、气短均减轻，自觉身体转暖。药已见效，前方稍作调整：麻黄减为10g，附子增至45g，另加黄芪45g，再予7剂。

三诊：保持日尿量3000mL以上，体重已减轻43千克，余症均有好转，自己

步行前来，病态已无。患者病久心急上班，未再复诊。其实尿检仍有蛋白，并未彻底治愈。（张存悌治案）

按：本案虽然西医诊断肾盂肾炎，尿路感染，但从高度水肿，伴有胸水腹水，身冷，舌淡红胖润，脉沉滑等症情来看，显然属于肾阳亏虚，水湿内聚外溢之证，当从阳虚湿盛着眼。从尿检结果看，WBC（+++），潜血（+++），容易让医家误解为湿热之证，如某医院教授处以八正散等一派苦寒之品即是例证，结果南其辕北其辙，水肿日渐加重，说到底是中医西化的毛病在作怪。

至于本案见有尿黄灼热，尿后余沥之淋证之象，可视为虚阳下泄，而非湿热之淋，仔细揣摩阴阳辨诀便可悟明。退一步说，我已用黄柏、猪苓等凉药监制了。

六、慢性前列腺炎

（一）四逆汤治案

（1）张某，男，57岁。慢性前列腺炎反复发作3年。开始仅尿频，睾丸不适。服中药清热利尿剂数付，即告缓解。其后屡犯屡重，不仅尿急，尿频，尿路灼痛，并常感生殖器冰冷麻木。曾用中西医各种方法治疗，服清热解毒利湿等中药150多剂，自觉症状有增无减，且发展至阳痿，全身瘫软，步履艰难，被迫全休。刻诊：恶寒蜷卧，肢体萎软，神靡，头晕，失寐，食欲大减。睾丸坠胀及腹，常感凉麻疼痛，小便浑浊频数，阳痿。面色萎黄暗黑，舌质淡白，白苔密布，根部苔淡黄厚腻，脉沉微细。此为少阴阳衰，阴寒内盛，法宜补阳温肾，散寒止痛，以四逆汤加上肉桂主之：川附片120g（久煎），干姜120g，炙甘草60g，上肉桂15g（研末冲服）。

连服3剂，少腹和睾丸坠胀疼痛减轻，小便色转清，尿频也好转，阳气渐复，前方附子、干姜减至60g，再加茯苓、炒白术以健脾除湿，继服30剂。头晕、失眠、恶寒、乏力、少腹及睾丸坠胀均进一步减轻，生殖器凉麻感亦较前轻。舌质稍现红润，黄白厚腻之苔已减。继续温补肾阳，兼顾其阴，再佐以温中健脾，以四逆并理中加味主之：川附片60g（久煎），干姜60g，炙甘草60g，党参30g，上肉桂10g（研末冲服），冬虫夏草15g，宁枸杞子30g，菟丝子30g，茯苓20g。服药十余剂，诸症继续好转，前列腺炎基本痊愈。同时，多年来之低血压、头昏、失眠等症亦均消失，3个月后恢复工作。（《范中林六经辨证医案选》）

按：慢性前列腺炎，一般都从湿热论治，多用套方套药，其实效果并不可靠。验之临床，本病多有属于阳虚证型者，奈何湿热者认同多，阳虚者辨识少，乃至错认虚实，治之越旋越远尚不觉，皆不识阴阳之过也。本案前曾服用清热解毒利湿中药多剂，病情有增无减，亦可见治未中的。范氏"功夫全在阴阳上打算"，从阳虚阴盛着眼，"治之但扶其真元"，摒弃一切清热利湿之药，以大剂四逆汤治之，

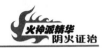

3个月治愈3年痼疾，尽显火神派风格。

（2）邢某，男，25岁。前列腺炎二年余，尿频，夜间二三次，尿线分岔，无力、尾骶、会阴部、睾丸疼痛，腰腹发凉，畏寒，前列腺指检轻度肿大，性情郁闷。舌淡胖润，有齿痕，脉弦尺沉。此证一派阴寒之象，虽系前列腺炎，不应为西医诊断所囿，当按少阴病辨证用药，四逆汤加味：附子25g，干姜15g，肉桂10g，川续断25g，补骨脂15g，桔核15g，川楝子15g，小茴香10g，桃仁15g，红花10g，黄柏10g，砂仁15g，吴茱萸15g，炙甘草15g。5剂后诸痛轻减，夜尿一次，腰凉好转。守方加减调理2个月，诸症若失，一年后育麟生子。（张存悌治案）

按： 自接受阴阳为纲的理念，认证只分阴阳，心中已有定规。本案认定阴证，故而出手即用四逆汤，有道是以三阴方治三阴证，虽失不远，即或不中亦不远矣。

（二）真武汤治案

郑某，男，40岁。2009年5月25日初诊：自幼虚弱，患前列腺炎十年，尿频，屡服凉药未效，畏冷，自称"用热药则肝难受"，抽搐欲吐。性功能下降，足凉，虚汗，眠差，乏力。舌淡胖润，脉右滑寸弱，左滑尺寸弱。处方：

附子25g，干姜20g，炙甘草15g，砂仁15g，肉桂10g，沉香10g，淫羊藿30g，吴茱萸15g，茯神30g，白术20g，红参10g，阳起石30g，泽泻20g，丹参30g。10剂。

复诊：感觉挺好，尿频、畏冷显减，性功能提高，余症亦改善。原方出入再予10剂。（《关东火神张存悌医案医话选》）

按： 慢性前列腺炎在中西医学都被视为疑难病，通常按湿热为主，兼夹血瘀、正虚认识其病因病机，用些套方套药，效果并不可靠。京城著名男科专家某教授也是这样归纳的。接受火神派以后，以阴阳辨诀重新审视该病，发现前列腺炎还是阴证为多，像本案尿频，畏冷，足凉，舌脉等皆为阴象阴色。

七、慢性胃炎

（一）桂附理中汤治案

（1）刘某，男，57岁。胃脘反复疼痛6年，胃镜检查诊为慢性萎缩性胃炎，服过多种中西药均无效。近半个月来，胃脘疼痛较剧，遇寒尤甚，口淡乏味，泛恶纳呆，神疲乏力，大便溏薄，畏寒肢冷，腰膝酸软。苔白滑而厚，舌体胖大，边有齿痕，脉沉细无力，两尺不足。证系脾肾阳虚，中焦失和，升降反常。治当温补脾肾，和中健胃，桂附理中汤加味：

肉桂粉10g（另包冲），制附子30g（先煎），炮姜20g，炒白术15g，苍术15g，高良姜15g，砂仁15g，姜半夏20g，吴茱萸10g，茯苓15g，炙甘草10g。7剂，每日 1 剂，水煎服。

二诊：胃脘疼痛显著缓解，泛恶已瘥，食欲改善，大便转实，仍神疲乏力，畏寒，舌苔已退，无滑象，舌尚胖大而边有齿痕，脉息如前。原方肉桂粉改 15g，制附子改 100g（先煎），炮姜改 30g，吴茱萸改 15g。7 剂。

三诊：脘痛等症消失，食欲复原，大便正常。因余氏出差，患者持处方到药店购药，药店以附子等剂量过大不敢售给，后在患者一再要求下，将附子、肉桂等按一般用量配了 3 剂，但服之无效。近日又感胃脘部闷闷疼痛，口淡纳少，伴神疲乏力，形体畏寒，腰酸肢冷。苔薄白舌淡红，边有齿痕，脉细，两尺不足。上方制附子改 120g，炮姜改 30g，加杜仲 20g，淫羊藿 30g，炙黄芪 30g。7 剂。

四诊：脘痛已止，食欲正常，形体畏寒及神疲乏力明显改善，手足温暖，舌淡红苔薄白，脉细但有力。上方制附子改 140g，再进 7 剂，诸症完全消失。尔后间断服用此方月余。3 个多月后复查胃镜，已恢复正常。随访一年多无复发。（《第二届扶阳论坛论文集》：余天泰治案）

原按：考慢性萎缩性胃炎的中医辨证，大多从脾胃虚弱、肝胃阴虚、肝胃不和、肝脾湿热、痰浊中阻、瘀血阻滞或胃阴不足等分型论治。然郑钦安指出："病有万端，亦非数十条可尽，学者即在这点元气上探求盈虚出入消息，虽千万病情，亦不能出其范围。"（《医法圆通·卷三》）笔者崇尚此语，故临证突出阴阳辨证，广用扶阳大法，常收到前所未有的效果。本例在治疗过程中，附子曾因故减量而病情反复，足见中药用量与疗效之间有着十分密切的关系。

（2）某银行副行长，50 岁。4 年前患慢性萎缩性胃炎，在北京各大医院确诊，但治疗无效，经介绍求治于作者。病人消瘦，面色灰暗，最难受的是胃痛，夜间尤重，影响睡眠。按阴阳辨诀认识，是典型的太阴虚寒，用了附子理中汤，附子用 30~45g，治疗两个月，好了。当时协商停药，他说："我觉得挺好，没问题了。"一年多以后他又找到我，胃痛复发，精神萎靡，面容憔悴，进来就坐沙发上近乎要睡的样子，舌体胖润。我问，你的病又发作了？他说吃了某名医一年的药。"你找他看，是病情复发了吗？"他说没有。"那怎么去找他？"答曰"他名气大，别人介绍去的。"问，你回顾一下，用他一年的药，病情是好了还是坏了。他说："当然是重了，因为重了才来找你。"

据报道，某名医有一个观点——"胃炎以痈论治"，国内都很有名。"痈疽原是火毒生"，既然"胃炎以痈论治"，自然是按热毒论治。让患者找出名医开的药方。他很细心，开的药全部输入电脑，还做了筛选。一看用药最多的是蒲公英，第二是黄连，还有一些凉药，可以说不出所料——在以痈论治。只要是胃炎，就按痈论治，这是什么逻辑？这是跟着西医的诊断跑，结果越治越重。对比唐步祺所言：

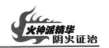

"数十年临床经验，凡遇阳虚症，无论一般所称之肾炎、肝炎、肺炎、心肌炎、胃炎等，只要临床症状有阳虚之实据，即不考虑炎症，辄以四逆汤加味治疗，取得满意效果"，二者差在辨证依据上。

最后给患者还用附子理中汤，附子剂量加大到60g、90g，两个月又恢复如常停药了。（张存悌治案）

按： 回顾这个病例，开始由我先治，再换某名医，最后又由我来治，结果按痛来治越治越重；两次按阳虚治，皆收良效。最近还回访过患者，他说现在很好，已退休享受生活。正反两方面的对比很明显，有道是好不好看疗效，说到底还是阴阳辨诀管用。

（二）四逆汤治案

傅某，男，63岁。胃酸8年，近5年终日胃酸，食道、胃有灼热感，西医检查：食道炎，浅表性胃炎。胃不胀，食可，神可。唯脉沉弱，舌淡，以温阳（胃）补肾（阳）之法治之：附子50g，干姜30g，炙甘草30g，炮姜20g，西砂仁20g，生姜40g。4剂。

四诊：此前已诊三次，胃酸减轻明显，灼热亦减。调整处方：

附子60g，干姜40g，炙甘草40g，桂枝30g，肉桂15g，沉香5g（研冲），炮姜20g，吴茱萸20g，茯苓30g，薏苡仁30g。3剂。

药后胃酸及灼热感消失，仅自觉食道、胃有酸味感觉。（《擅用乌附——曾辅民》）

按： 此例胃酸、灼热8年之症，判为脾肾阳虚，不仅屏除一切养阴清热之药，即连乌贼骨、瓦楞子等制酸套药也不用，专力以四逆汤加二桂（桂枝、肉桂）、三姜（干姜、炮姜、生姜）、吴茱萸等纯粹温药投治，颇显"治之但扶其真元"的理念。

八、心肌炎

真武汤治案

李某，女，39岁，友人妻。其因病毒性心肌炎住院治疗月余，现已病危，医院已下4次病危通知书，邀我前往诊治。次日到医院探望，患者平卧在床，两眼微闭，面红，已输液红霉素20余天仍高烧不退，面红，无力答话，睁眼或稍偏头则眩晕大作，饮食不下，四肢厥冷。脉沉微细数无力，舌淡苔白，边尖有齿痕。辨为阳虚欲脱，已成戴阳之证，拟白通汤回阳收纳，以挽一线生机：附片100g，干姜24g，葱头3茎。2剂。药尽发热渐退，面红已消，能起坐食粥，欲脱之阳已渐复，仍短气乏力，心悸时眩晕作，更以真武汤温肾扶阳，镇水宁心：附片100g，白术15g，杭芍10g，茯苓30g，生姜3片。服药2剂后，大有好转，已能起床自理，露出笑容，心悸眩晕未作。续投以大回阳饮强心固肾：附片100g，干姜24g，上肉桂10g，甘草10g。服药一周出院，调理月余恢复工作。（《吴附子——吴佩衡》：顾树祥治案）

按：本例阳气将绝，危在旦夕，万不可误认高烧、面红而为阳证。生死之间，差以毫厘，谬之千里，全在神情萎靡、四肢厥冷处着眼为是。急用白通汤回阳固脱，继以真武汤温肾扶阳，后用大回阳饮挽回生机。皆以原方投用，药简剂重，体现了顾氏伤寒功力，实有乃祖吴佩衡先生风格。

第二节　糖尿病

一、真武汤治案

（1）王某，男性，36岁。曾因口渴多饮在某医院查空腹血糖10.32mmol/L，尿糖（+++），诊断为糖尿病。口服各种降糖药，病情时好时坏，1983年10月求治。面色㿠白，精神不振，头晕目眩。口渴欲饮，饮而不解，夜间尤甚，尿频，腰膝冷痛，阳痿，气短懒言。脉沉细无力，舌苔白腻质淡。空腹血糖15.26mmol/L，尿糖（+++）。此属气虚肾亏之证，治宜益气温阳，方用真武汤：附子20g，干姜20g，茯苓50g，白芍50g，白术30g。

守方10剂，诸症渐消，空腹血糖4.44mmol/L，尿糖正常，脉沉缓，舌淡苔白。嘱服用金匮肾气丸2个月以巩固疗效。（《古今名医临证金鉴·消渴卷》：桑景武治案）

原按：本例患者口渴欲饮，夜间尤甚，乃肾气不足，命门火衰，气不化津，津不上潮所致，故用温肾益气壮阳之法。如不加洞察，沿用常法，妄用寒凉则谬之千里，正如《医门法律》所言："凡治消渴病，用寒凉太过，乃至水胜火湮，犹不知反，渐成肿满不效，医之罪也。"

按：桑氏注意到很多消渴病人，久施养阴清燥之品罔效。细审其证，确无阴虚之明证，虽口渴而无舌红少津，反多舌淡齿痕、苔滑之象。且每多阳衰诸症，其口渴者乃因肾阳虚衰，气化失职，气不化津，津不上达所致；有降无升，故小便清长；脾不散精，精微不布，随小便排出，故多食善饥。诸证显系肾阳虚衰，不能蒸腾津液，气虚不能化气摄水。桑氏认为救治肾阳虚衰，未过真武汤，温肾阳以化气，利水湿以止渴。体会用量过小则杯水车薪，无济于事。附子用量多在20g以上，最多用到50g方可奏效。茯苓、白术亦多在50~100g之间。无须大的增减，对于阳虚而阴竭者，需配人参，气阴双补，乃克有济。凡消渴无明显热证，舌不红者，皆以真武汤治之，以下两案可证。

（2）于某，女，23岁。1979年罹患糖尿病，住某医院治疗，曾用D860、降糖灵及中药治疗1个月，出院时空腹血糖10.55mmol/L，尿糖（++）。因未能控制饮食，过于劳累，病情逐渐加重，消瘦，盗汗。胸片诊断：浸润型肺结核。于1981

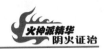
年4月来诊：面色苍白，两颧发红，精神疲惫。气短乏力，动则尤甚，心悸头晕，口渴多饮，纳差，大便稀薄，下肢微肿。舌淡红苔薄白，脉细数。空腹血糖8.88mmol/L，尿糖（+++）。此属肾气虚衰，命门之火不足，治宜温肾壮阳，化气益肺，方选真武汤加减：附子20g，干姜20g，茯苓50g，白芍50g，桂枝50g，当归50g，细辛5g，甘草10g，木通10g。服药15剂。二诊：仍咳嗽胸闷，心悸气短，其余诸症皆消，空腹血糖4.44mmol/L（80mg/dL），尿糖正常，脉沉细，此宜益气健脾，温肺养阴以善其后，取逍遥散加味：柴胡15g，白芍40g，当归15g，白术15g，黄芪50g，五味子15g，山茱萸20g，枸杞子20g，附子20g，龙骨、牡蛎各20g，玄参30g。守方20余剂，血糖、尿糖均正常。胸片：肺部阴影缩小。自觉一切正常，嘱停服上药，服金匮肾气丸1个月巩固疗效。（《古今名医临证金鉴·消渴卷》：桑景武治案）

　　原按：患者口渴多饮，纳差，大便稀溏，下肢水肿为肾气虚弱，命门火衰；两颧发红，咳嗽盗汗为虚火上浮。若见渴止渴，实为南辕北辙，故治以温肾益气壮阳之品，选用黄芪、附子益气壮阳，化气生津；茯苓、白芍健脾益阴；桂枝、细辛通阳化气，引药入肾。逍遥散加味舒肝健脾调肺益气，龙牡沉潜固阴，以使阴平阳秘，三焦通利，病体痊愈。

　　按：此案初诊用方显然有当归四逆汤合四逆汤之意，但去掉了大枣。本案糖尿病合并肺结核，若不辨阴阳，跟着西医指标和诊断跑，势必滋阴犹恐不及，不效则加重剂量，把人治死犹不自省，此辈不知几何。

　　（3）宗某，女，47岁。患糖尿病13年，1975年、1981年曾2次住院治疗，症状有所改善。1983年3月求诊：面色萎黄，全身乏力，善饥多食，口渴多饮，尿频口甜，四肢逆冷。脉沉无力，舌苔白腻，舌质淡。空腹血糖17.54mmol/L，尿糖（+++）。辨为脾肾阳虚，急救其阳，真武汤合四逆汤加减：

　　附子20g，干姜20g，茯苓50g，白芍100g，白术50g，桂枝50g，麻黄20g。

　　2剂后口渴大减，四肢得温，诸症改善，效不更方，连服4剂，空腹血糖4.44mmol/L，尿糖正常。后以金匮肾气丸口服1个月，随访3年来未见病情反复。（《古今名医临证金鉴·消渴卷》：桑景武治案）

　　原按：仲景在太阳篇用真武汤治疗太阳病误汗转入少阴，乃为救误而设；少阴篇则用于治疗肾阳衰微，水气不化，阳衰而不用四逆汤，缘于阳虚挟水，水盛而重用温阳，本于肾中阳微，故用真武汤温阳利水而收功。本例病人久病体衰，肾气亏馁，气不化津，津凝液敛，而表现为一派津液不布之证。方用大辛大热之附子温肾助阳，化气布津，茯苓、白术健脾运湿，白芍敛阴和阳，干姜味辛人气分，可协附子温肾化气。由此可见消渴非皆燥热，每属饮证。

　　（4）唐某，女，71岁，干部，2005年5月20日初诊。患糖尿病12年，未正规治疗，病情时轻时重。查空腹血糖 14.4mmol/L，餐后 2 小时血糖 17.8mmol/L，尿糖（+++）、尿蛋白（+）、甘油三酯 2.56mmol/L。常觉头晕耳鸣，心悸乏力，腰膝酸软，四肢不温，健忘，恶心，纳差，便溏，口干苦，渴不多饮。小便频数量多、色白如米泔。舌质淡胖边有齿痕、苔薄白，脉沉迟无力。

辨证：肾阳虚衰，气化失职，脾失健运，不能散精。治则：温肾健脾，助阳益气。方药真武汤加味：附子 10g（先煎），桂枝 6g，白术 15g，茯苓 15g，白芍 15g，黄芪 30g，泽泻 15g，山药 15g，枸杞子 15g，生姜 6g。5 剂，水煎服。

二诊：5 剂后症状减轻。续服上方 20 剂。

三诊：20 剂后诸症渐除，查空腹血糖 8.2mmol/L，餐后 2 小时血糖 12.4mmol/L，尿糖（-）。

先后加减共服 4 个月，辅以饮食控制，适当体育锻炼。随访 1 年，血糖控制在理想范围。（《扶阳名家医案评析》：尤峰医案）

按：肾阳虚则气化失职，气不化津，津不能上达，故口干渴而不多饮；水失气化，则小便频数量多；脾阳虚则运化无力，精微敷布失常，随小便而出，故尿浊如米泔。方中附子、桂枝温肾阳助气化；黄芪、白术、茯苓、泽泻健脾渗湿；枸杞子、白芍养阴和阳；生姜辛温既可助附、桂温肾化气又可助芪、术等健脾和胃。诸药合用，共奏助阳益气之功，阳气回复，阴津得生，烦渴可除。

（5）白某，男，35 岁。2017 年 10 月 26 日初诊：糖尿病多饮多尿 3 年，头晕，口微干，乏力，眠可，纳差，便溏，尿中夹沫。空腹血糖 7~10.8mmol/L 之间，体型微胖。舌淡胖润，脉左沉滑尺弱，右弦滑寸弱。曾服前医凉药加重。此一派湿盛阳微之象，处以真武汤加味治之：附子 30g，白术 30g，茯苓 30g，白芍 15g，生麦芽 30g，红参 10g，炙甘草 15g，炮姜 30g，生姜 10g。7 剂。

11 月 7 日复诊：头晕消失，腹部略胀，便黏。空腹血糖 6.6mmol/L。舌同前。前方加丁香 10g。7 剂。

三诊：便已不黏。入冬大腿外侧寒凉，腹部亦凉，轻微咳嗽。舌胖润，脉沉滑寸弱。空腹血糖 6.1mmol/L，上方去炮姜加干姜 15g，麻黄 10g。7 剂。

四诊：身体已不再寒凉，空腹血糖 5.7mmol/L。稍咳，咽部略有堵感，黏痰。舌胖润，脉沉滑。前方白术增至 45g，去干姜，加山药 30g，炮姜 30g。7 剂。

12 月 7 日五诊：诸证显减或消失，唯仍有痰，背略痛。空腹血糖 4.7mmol/L，上方去麻黄加羌活 10g。7 剂。（张存悌治案）

按：一般认为糖尿病属阴虚燥热或气阴两虚，治疗不离滋阴清热或益气养阴，目前占据主导地位。实际上许多糖尿病病人并无阴虚表现，而属阳气虚微，如本案乏力、纳差、便溏等，有糖尿病之名，而无三消之实。若不辨阴阳，跟着西医指标

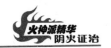

和诊断跑，势必滋阴犹恐不及，不效则加重剂量，此辈不知几何。本例患者血糖虽高，一直坚持不服西药，纯以中医药治疗，用真武汤治疗每收佳效。不仅症状缓解，且血糖逐渐下降至正常。

（6）患者男性，65 岁。2005 年 7 月 25 日初诊。2 型糖尿病史 18 年，刻下口渴喜热饮，夜间尤甚，尿频，色白如米汤，容易凝集成团。纳欠佳，伴见面色㿠白，精神萎靡，头晕，少气懒言，喜睡，畏寒，四肢肘膝关节以下发凉，阳痿。舌质暗淡胖伴齿痕，苔白腻，脉沉细无力。空腹血糖 14.5mmol/L，尿糖（+++）。辨证：脾肾虚寒，治则温肾健脾阳，方药真武汤：炒白术 60g，茯苓 30g，熟附子 20g（先煎 30 分钟），白芍 30g，干姜 25g。7 剂，每日 1 剂，夜 11 时至 12 时服用。

服完 1 剂后，精神好转，畏寒减轻，小便次数明显减少。服完 3 剂后解出大量黑色黏冻状大便，食欲大增，面色转红，小便转清。服完 7 剂后出现水样腹泻，量多，约 10 余次，但腹泻后反觉轻松，纳食转馨。原方 3 剂继续服用。

3 剂后复诊，面色红润，精神可，小便次数正常，色清，已无畏寒，四肢温暖。舌淡暗，苔稍白腻，舌边少许齿痕，脉沉细但应指有力。复查空腹血糖 7.8mmol/L，尿糖（−）。辨证为太阴病脾虚夹瘀，以温阳化瘀为法，方用附子理中汤加减，方药如下：炒白术 30g，熟附子 15g（先煎），干姜 15g，苍术 10g，红花 5g。5 剂，夜 11 时至 12 时服用。

5 剂后，自觉无明显不适。舌淡红苔稍白腻，无齿痕，脉沉缓有力。复查空腹血糖 5.8mmol/L，尿糖（−）。予金匮肾气丸善后。随访 4 月余，已停用降糖药物，复查血糖及尿糖均未见异常。（《扶阳名家医案评析》：王新民医案）

原按：中药煎服法中，服药时间选择晚上 11 点至 12 点之间，循《伤寒论》之理：少阴病欲解时，从子至寅上（23：00—5：00）；太阴病欲解时，从亥至丑上（21：00—3：00）。经云：子时一阳生。子时自然界为阴尽阳生之时，天人相应，人体此时也是肾中真阳发动之时，助以真武汤温肾助阳，阳旺阴消，则使中药能起到事半功倍的作用。

二、附子理中汤治案

程某，女，11 岁，小学生。2011 年 1 月 13 日初诊。咳嗽 2 个月不愈，咽痒，鼻塞，咳嗽，无痰，但流清涕。在某中医学院住院治疗，服养阴清肺汤迄今不效。昨日验空腹血糖 16.2mmol/L，餐后 2 小时 19mmol/L。便、纳均可，无汗，不乏力，足凉，形胖。舌淡胖润，苔薄黄，脉沉滑。诊为寒饮咳嗽，处方小青龙汤加附子等：麻黄 10g，细辛 10g，炮姜 25g，桂枝 20g，白芍 15g，附子 25g，法半夏 25g，五味子 10g，紫苏 10g，防风 10g，甘草 10g。7 剂。

2月21日：咳嗽显减，鼻涕黄而多，空腹血糖9.8mmol/L，足凉消失。上方适当调整，再进。

3月12日：咳嗽已止，黄涕显减，时鼻塞，空腹血糖8.8mmol/L，舌淡胖润，苔薄，脉沉滑。

调方针对血糖为主，附子理中汤加味：红参10g，附子25g，苍术20g，茯苓30g，姜半夏20g，陈皮10g，炮姜20g，天花粉30g，炙甘草10g，生姜10片。

4月25日：诸症消失，空腹血糖5.8mmol/L，上方调整，再进7剂。（张存悌治案）

按：此案舌淡胖润，脉沉滑，辨为中阳不足，予附子理中汤治之，未用降糖套药，同样获效。值得注意的是，患者初病咳嗽，是属寒饮为患，却误服养阴清肺汤2个月，非但咳嗽未愈，反致血糖升高，乃是误药之过。处以小青龙汤加附子后，不仅咳嗽治愈，且血糖也下降，正反两方面的反应证明阴阳辨证的重要性。

第三节　高血压

一、真武汤治案

（1）萧先生，54岁。患高血压年余，初起每月晕倒一次，血压高至230mmHg，施治后减为3月晕倒一次。询其状时有心跳，失眠，肢倦，两臂作痛，夜间尿多，间有晕倒。按其脉寸关弦紧，两尺沉迟。弦为风动，紧为寒凝，两尺沉迟为肾亏，知是坎阳不足，肝风上升，心肾不交，内风掀动，形盛气虚，故有是症。

乃以真武汤治之，二帖而诸病暂止。迨去年冬12月中旬，眩晕复作，失眠，夜尿多，脉象虚迟，舌苔腻白。仍是里寒凝聚，内风时起，肾虚不能养肝，故肝阳升而上扰耳。嘱以疗治多剂，始能根愈。遂以大剂真武汤治之，用炮附子至六两，三帖而头晕减，能安眠；复加炮附子至八两，八帖而血压减低至180mmHg。继服十三帖并制膏服食，诸虚渐复，血压正常，各病均止。（《高血压之探讨与东游实录》）

按：高血压是最容易中医西化的病种之一，俗医跟着血压指标走，认定阴虚阳亢，即便在今日医界，不知有多少所谓名医、教授，都在如此诊治高血压，说到底是被西医牵着鼻子走。

本案虽有高血压之名，却无阴虚阳亢之证。据其脉证，处以温阳利水之法，不但症状消除，且不治血压而血压自降，乃是辨证论治的优势使然。

谭先生以治虚寒症高血压、中风病等驰誉于国际。1955年春，"应日本东洋医学会之邀，出席第六届大会，演讲'高血压之探讨'，发明经旨，推演新知，异国专家翕然心折。"（《名医心得丛集——序》）

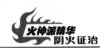

　　谭氏认为，高血压"属于虚者十之八九，属于痰火者十之一二。"二者以脉象鉴别："使用附子与否，依脉状而判定，脉浮大紧迟可用，洪数则不能用。"阳虚水泛所致者大剂真武汤治之，认为"治虚症之高血压，方剂虽多，但不若真武汤之能标本兼治，堪称首选也。血压过高即为元阳飞越，阴水泛溢，肝失其养，风火上煽。故以真武汤大补坎中之阳，大建中宫之气，使土有所运，水有所行，阳得而摄，阴得而敛，肝阳不复上亢，阴水不至泛滥，阴平阳秘，病自瘳矣。"有大量成功病例为证。痰火所致者以温胆汤治之。

　　（2）伍女士，56岁。年前患高血压，收缩压高达260mmHg，体重比平时增加，重达152磅（69千克）。迩来经常头晕心跳，两手麻痹，双脚酸软，步履维艰，口呙舌强，言语失灵。月前由家人扶其到诊，按其脉寸口关上微，尺中小紧，断为风痹病。先投以黄芪五物汤，于气分中调其血，黄芪每剂用六两，桂枝尖三两，二帖而四肢筋络舒畅，口舌稍灵。继合以大剂真武汤以逐水扶阳，连服三帖，说话行动恢复正常，不需扶持而能自行。再三帖血压渐降，头晕心跳亦止，饮食起居恢复如常。（《高血压之探讨与东游实录》）

　　按：谭氏总结："以本人二十年来临床经验而言，凡体虚血浮之高血压，用附子养济归根，招纳肝阳，则血压自降，且能固本安神，不会复升。与用寒凉之剂不固其本，使血压降低后，至引起心脏病、中风等症，实不可同日而语。又因中风而至口眼呙斜，甚或手足不仁，则先用黄芪五物汤，或续命、五积诸方，先通其经络，复以真武汤善其后，使体内诸风排除，真元恢复，命火有权，则愈后亦鲜有发者。"（《名医心得丛集》）本案即遵此套路而施。

　　（3）郑女士，49岁。初患高血压，以医治不当，寻且心跳头昏，腰疲足软，失眠胃呆，面浮等相继而至。虽小儿喧扰亦常受惊恐，脉来不协，两尺微不应指，此心肾两亏也。夫高血压有虚实之分，脉象浮弦洪滑者，此为实证，血有余也。反之为虚，血不足也。盖血营不足，运行失常，速于上升，缓于不降，血滞于上，至上重下轻，面有戴阳，非血有余也。非大补坎中之阳，大建中宫之气不为功。乃以真武汤加龙齿、天麻、杜仲、狗脊、陈皮、法半夏、远志、酸枣仁、砂仁等投之，10帖后面浮除，惊恐微，眩昏减，睡较安。又告谓平时头间痛，颈项常扯，为初诊时所未知者。改以真武合吴茱萸汤加羌活、蒺藜等互换予之，再服20帖而愈。（《谭氏南游医案实录》）

　　（4）罗先生，47岁。年前患高血压，时觉头晕心跳，颈柱酸痛，四肢疲乏，精神颓丧。经西医检查，收缩压高达170mmHg，屡医罔效。

　　本年8月到诊，脉迟，苔薄，知为气阳不足，坎离失济。乃以真武汤治之，用八片炮附子至六两，3帖而头晕减，能安眠；复加8片炮附子至8两，6帖而血压降低至 148mmHg，精神舒畅，胃口大增。前后共服 9 帖，现血压已回复到140mmHg 之正常状态，神采焕发，尤胜病前。（《名医心得丛集》）

（5）孙某，男，53 岁，干部。1980 年 3 月初诊。患者有"高血压"病史 5 年，血压常波动在 190~150/120~100mmHg 之间，素有"慢性支气管炎"病史，近年来头目眩晕加重。现症见：头目眩晕，巅顶及枕后部胀痛，眠差神倦，食少痰多。舌质淡红，苔薄白，脉沉细弦无力。血压 170 / 110mmHg。证属脾肾阳虚，浊阴上犯，痰湿中阻，治宜温肾健脾，宁心安神，佐以祛痰和胃，药用：附片 30g（先煎），白术 12g，生姜 12g，白芍 18g，茯苓 15g，煅龙骨 30g，煅牡蛎 30g，牛膝 30g，桑寄生 15g，半夏 12g，荷叶 3 个，甘草 3g。

二诊：服上药 3 剂后，头目眩晕、顶部胀痛已消失，睡眠已有改善，血压160/105mmHg。

复诊：上方药继续服用，头目眩晕、顶部胀痛已消失，头目已感清爽，饮食增加，睡眠安稳，血压 155/95mmHg。此后，患者又连续复治 14 次，均以上方加减（每剂中附片为主药）治疗，至 9 月初，自觉症状已基本消失，连续观察 10 个月，血压一直稳定在 130/90mmHg，眩晕已消失。（《著名中医学家吴佩衡诞辰一百周年纪念专集》：彭泉治案）

原按：高血压导致的眩晕，一般教材多从肝阳上亢、阴虚阳亢等着手治疗，临床疗效并不理想。此例患者一派阳虚阴盛、痰湿上犯现象明显，治用《金匮要略》中的白术附子汤加味，重用附片，温阳助肾、化饮除痰，一药而达多种功用，结合益肾、镇潜等综合作用，而使血压平稳下降，并且持久用药才能保持病情的彻底缓解。

（6）刘某，女，66 岁。2012 年 12 月 6 日初诊。高血压病 3 年，血压170/100mmHg。左小腿水肿，便溏，小腹发凉，无汗，气短，心烦眠差，夜里口干，目干涩，纳可。舌淡胖润，脉左沉滑关旺，右弦紧寸弱，"三高症"经年。素有甲状腺结节、肾囊肿、子宫肌瘤。

分析患者腿肿，小腹发凉，便溏，舌淡胖润，皆系阳虚湿盛之证；夜里口干，目干涩似属阴虚见症，其实是阳虚气化不及，津液难于上承所致，岂有阴虚而见舌淡胖润之理；心烦乃心阳不足，心神躁扰之象。治宜温阳利水，兼以潜镇，拟真武汤加味处之：麻黄 10g，附子 30g，茯神 30g，白术 30g，红参 10g，生半夏 25g，生麦芽 30g，丹参 30g，檀香 10g，砂仁 10g，肉桂 10g，吴茱萸 10g，磁石 30g，炙甘草 10g。

复诊：出小汗，左腿水肿消退一半，口干、目干涩已缓解，余症均减，血压135/85mmHg。信心大增，守方调整一个月，症情平稳，血压一直正常。（张存悌治案）

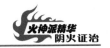

（7）马某，女，70岁。2008年1月30日初诊。原发性高血压5年，血压：220/110mmHg。头面两足皆肿，心悸，气喘，经常半夜憋醒，乏力，嗜困，大便时溏，夜尿2~3次，发冷，无汗，皮肤瘙痒，口和。舌淡胖润略有齿痕，脉滑略数软寸浮尺沉。糖尿病十多年，曾因甲状腺功能减退住院治疗。此水湿偏盛，阳气亏损，兼夹表邪，处方真武汤加味：附子25g，苍术15g，白术20g，茯苓30g，桂枝20g，炙甘草10g，肉桂10g，干姜15g，党参30g，麻黄10g，茯神30g，泽泻20g。7剂。

复诊：尿量增加，心悸、面肿减轻，未汗。尤可喜者，血压降至140/60mmg。上方稍作调整，服药半个月，各症大致平伏，血压正常，唯仍觉嗜困。（张存悌治案）

二、温氏奔豚汤治案

女工胡某，46岁。1979年10月31日突然昏厥邀诊，至则已醒，心有余悸，甚为恐惧。询之，患肾性高血压已5年。舒张压常在110~120mmHg之间，曾服镇肝熄风汤、羚羊钩藤汤近百剂，不仅无效，反增食少便溏。近3年异常发胖，头晕畏寒，呕逆腹胀，足膝冰冷。近1个月服羚羊粉后，常觉有一股冷气从脐下上冲，冲至咽喉部，人即昏厥，三五日发作1次。其眩晕如腾云驾雾，足下如踏棉絮，越胖越觉无力。腰困如折，小便余沥，咳则遗尿，时时有咸味之痰涎上壅。常起口疮，头面又觉轰轰发热，每日中午面赤如醉。舌淡胖，苔白腻，脉洪不任按，久按反觉微细如丝。脉证合参，乃清阳不升，浊阴不降。下寒是真，上热是假。命火衰微，不主温煦，故怯寒肢冷；火不生土，中阳失运，故见食少便溏。诸阴失阳之统摄，故上则饮逆头眩，下则尿多不禁。异常肥胖亦阴盛阳衰，与寒湿停聚同理。复加误用寒剂，更损元阳，阴盛于下，逼浮阳上越，故见上热假象。予温氏奔豚汤：附子30g，加吴茱萸15g，肾四味60g，生龙骨、生牡蛎、活磁石、紫石英（煅）、山萸肉各30g。上药加冷水1500mL，文火煮取600mL。每日3服，3剂。

二诊：服药3剂，每天小便很多，全身舒适，头不晕，脚底再不飘浮欲倒，腹中觉暖，再无冷气上攻，心中也不觉怕了。每天服药后，腹中阵阵响动，矢气极多，几年肚胀一下子松宽许多。药已中病，嘱守方再服10剂。

11月25日，其夫特来门诊告知，诸症均愈。舒张压保持在80~90mmHg，已正常上班。最奇的是服药后尿特别多，10多天功夫，把一身膘都尿掉了，腰围瘦了1寸多。据多数病人反映，服本方后，随着尿量增加，各主要症状逐步消失。余思其理，确是肾阳一旺，气化周行，清阳上升，浊阴下降，如日照当空，坚冰自然消融。（《李可老中医急危重症疑难病经验专辑》）

按：病人患高血压5年，前按阴虚阳亢论治，服用降压套方镇肝熄风汤、羚羊钩藤汤近百剂，不仅无效，反增食少便溏，表明辨证有误。且近年头晕畏寒，呕逆腹胀，足膝冰冷，腰困如折，小便余沥，异常发胖，辨之乃是阳虚湿盛之明征。选用温阳利水之温氏奔豚汤，不仅诸症均愈，且血压也降至正常，乃是阴阳为纲，判分万病理论之体现。

三、半夏白术天麻汤加附子治案

郑某，男，65岁，干部。患高血压病史20余年，近日头胀痛，眩晕，泛恶，呕吐，尿少，肢体水肿，血压220/130mmHg，确诊为"高血压Ⅲ期，肾动脉硬化，慢性肾衰"。症见：头昏目眩，泛恶呕吐，不思饮食，四肢厥冷，颜面及下肢水肿，按之凹陷不起，面色暗黑，小便少，大便干结。舌体胖，质淡暗，苔白滑腻，脉沉细弱。证属脾肾阳虚，水湿泛滥，浊阴上扰，胃失和降，治宜温阳散寒，健脾利水，降浊和胃，方用半夏白术天麻汤加附子等：附子60g（先煎），半夏15g，白术15g，天麻15g，泽泻60g，茯苓30g，猪苓30g，丁香5g，苏梗15g，砂仁5g，太子参15g，谷芽15g，麦芽15g，旋覆花15g。

复诊：服药2剂后，水肿稍有消退，泛恶止，小便增多，大便干，舌体胖质暗红，苔薄滑，脉沉细结。此仍属脾肾之阳未复，精血亏虚，肠道失润，续上方加肉苁蓉、枸杞子各15g。共服29剂，水肿消退，眩晕未作，纳谷香，四肢转温，血压稳定在150/90mmHg，症状基本控制而出院。（《著名中医学家吴佩衡诞辰一百周年纪念专集》）

原按：患者年逾花甲，久病脾肾阳虚，水湿泛滥，浊阴上扰，清阳不升，胃失和降所致头昏目眩、呕吐、水肿、肢厥、面色晦暗。遵照吴佩衡教授所论"火土俱败，寒饮泛滥，胃逆作呕，姜附草温补火土，而驱寒饮也"，用附子、丁香温阳散寒，党参、白术、茯苓、砂仁、苏梗、旋覆花、半夏、泽泻、茯苓、猪苓健脾降浊和胃，火旺土强，寒饮温散，眩晕、泛恶、水肿之症遂愈。

第四节　结核病

一、四逆汤治案

（1）宋某，女，60岁，农民。发低热37.5℃已有半年，经X线胸片确诊为双肺结核，常规服抗痨药物2个多月，低热仍然不退。症见：每天下午低热37.5℃，持续到下午6时左右可自行恢复正常。畏寒肢冷，气短乏力，夜晚盗汗，五心烦热，身体消瘦，纳差，便秘，溲黄。舌淡边尖红，苔白，脉沉细无力。证属阴阳两虚，虚阳外越，治宜回阳化阴，方用四逆汤加味：

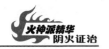

附子 30g（先煎），炮姜 30g，炙甘草 10g，砂仁 10g，红参 10g。3 剂，水煎服，每天 1 剂。

服药后低热已退，体温 37℃，自感精神大振，食欲增加，五心烦热消失，畏寒肢冷明显减轻，大便正常。病重药轻，附子加到 60g，他药不变，再进 3 剂，以进行巩固。

患者服药后，半年来体温正常，纳食二便均正常。近阶段由于操劳过度，自感旧病又要复发，要求再按二诊处方服用，又服 3 剂。（《火神派学习与临证实践》）

原按：结核性低烧，中医教材所论一般都是养阴清热大法。早年笔者也是如此，但低热总是不退，百思不得其解。看过《李可老中医经验专辑》以后，方知李可也是在套用成方无效的情况下，摸索出用补中益气汤加味而治，取得良效。但笔者认为，这样治疗仍未抓住要害，近读《郑钦安医学三书》，顿开茅塞：午后低热多认为阴虚火旺，郑钦安却认为是阴盛格阳，不得下入潜藏，阳浮于外而发热。今见病人一派阳虚阴盛之象，故从扶阳着手，应用四逆汤加人参再加砂仁，3 剂而热降，6 剂而正常，纳增神振，半年未反复，从此病例中深悟扶阳治病之理。

（2）刘某，女，22 岁。患干血痨双肺空洞型结核 3 年，骨蒸劳热，昼夜不止半月。双颧艳若桃李，口苦，舌光红无苔，干渴能饮。四肢枯细，羸瘦脱形，似乎一派阴虚火旺之象。李氏投以清骨散加龟板、黄芩、童便为治。一剂后，竟生变故，患者大汗肢厥，呃逆频频，喘不能言，脉微欲绝，已是阳虚欲脱之症。急用四逆汤合来复汤，大剂频服，方得脱险。且持续 3 年之久的骨蒸劳热也得以控制。由此案认识到，"骨蒸劳热，乃气血大虚，阳失统摄之假热，绝不可见热投凉，见蒸退蒸。自此之后，余终生不用清骨散之类治骨蒸劳热之套方。"（《李可老中医急危重症疑难病经验专辑》）

按：由此案李氏认为，以丹溪法治痨瘵，从滋阴降火入手并不可信。肺结核之骨蒸劳热乃肝、脾、肾虚极之假热，治当补火生土，先后天并重。遵循仲景"劳者温之"之旨，确立"痨瘵当以顾护脾肾元气为第一要义的主张"，并摸索出用补中益气汤为主治疗肺结核骨蒸劳热的成功经验，如下案可证。

二、补中益气汤治案

某女，24 岁。双肺空洞型肺结核 1 年，经闭 5 个月，已成干血痨症。骨蒸潮热，午后阵作。咯血不止，面色㿠白，唇指白如麻纸。毛发枯焦，四肢枯细，身瘦脱形。动则喘息，夜不能卧。食少便溏，黎明必泻。虽在酷暑，仍觉怯寒，四肢不温。认为脾肾元气衰微欲脱，不可以"结核"为由，妄投滋阴降火套方。当以先后天并重，投以补中益气汤加味：黄芪 30g，红参（另炖）、五灵脂、白术、当归、肾四味各 10g，柴胡、升麻各 3g，炙甘草 10g，山萸肉、谷麦芽、乌梅各 30g，肉桂 2g 冲，胡桃肉 4 枚。两煎混匀，得汁 150mL，日分 3 次服。服 3 天停一天。连服 25 剂，潮热退净，汗敛喘定，胃口大开，晨泻亦愈，咯血偶见。原方加山药 50g，另以三七、白及各 3g，冬虫夏草 5g，研粉冲服。续服半月后，面色红润，咳嗽、咯血已止，已无病象。继续调理至双肺空洞愈合钙化。（《李可老中医急危重症疑难病经验专辑》）

原按：余治骨蒸潮热盗汗重症，以补中益气汤甘温除大热，重加山萸肉 90g，乌梅 30g，生龙骨、生牡蛎粉各 30 克，三五日转轻，半月退净。待胃气来复，食纳大增，增入血肉有情之品，紫河车、龟鹿二胶、蛤蚧、虫草生精补髓，养血温阳，虽奄奄一息者亦有起死回生之望。

三、回阳救急汤治案

（1）徐某，男，18 岁，学生。1978 年元月因低热咳嗽住某医院，X 线胸部摄片诊断为"左下胸膜炎伴少量积液"。长期应用抗结核药、抗生素等，胸水大致吸收，形成包囊性积液。6 月 12 日，突然高热畏寒，头痛剧烈，经 X 线检查，见两肺有均匀、弥漫的细小颗粒状病灶，左肺炎症部分有不规则透明区，体温 39.8℃，白细胞 7.8×10^9/L，血沉 20mm/h，脉搏 100 次/分。诊断：①结核性胸膜炎。②急性粟粒性肺结核。治以链霉素、利福平等，并用杜冷丁控制头痛，效果不显，精神萎靡，食纳极差，呼吸急促。已下病危通知，邀李氏会诊。

时值炎夏，身盖厚被，面色㿠白，形瘦神疲，语言低沉，自述头痛剧烈，食纳极差，唇舌俱淡。舌根苔黄黑而润，脉细数无根。《伤寒论》曰："病人身大热，反欲近衣者，热在皮肤寒在骨髓也。"患者炎夏厚被，精神萎靡，实为肾阳虚衰、阴寒内盛之真寒假热证。阴盛阳浮，故头痛剧烈，体温升高。舌根苔黄黑而润，脉细数无根，为阴极似阳之象。治宜益气养血，急温少阴，处方：

附子 15g，干姜 9g，党参 15g，白术 12g，陈皮 9g，半夏 9g，云苓 12g，黄芪 30g，当归 9g，肉桂 1g（冲），甘草 8g。每日 1 剂，连服 6 剂后，阳气来复，体温降至 36.8℃。头痛消失，换盖薄被，食纳稍增，但睡眠不佳。上方加枣仁 15g，合欢皮 15g，五味子 15g。服药 1 周，体温在正常范围内，夜已安寐，但仍食少腹胀。上方加代代花 10g，麦芽 15g，继续调理。（《河南中医》1982 年第 4 期：李统华治案）

按：中医治肺结核，皆从阴虚火旺立论，滋阴降火，清热退蒸，亢热不退者，则以芩连知柏苦寒泻火，已成定法。终至戕伤脾胃之阳，脾胃一伤，食少便溏，化源告竭，十难救一。此案李氏据症判为肾阳虚衰、阴寒内盛之真寒假热证，急温少阴，投回阳救急汤取效。

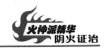

（2）杨某，男，18岁。结核性胸膜炎9个月，近日突然高热畏寒，体温39.8℃。胸部X线显示：急性粟粒性肺结核并结核性胸膜炎。白细胞计数$7.8×10^9$/L。抗结核治疗，效果不显。刻诊：精神萎靡，形体消瘦，呼吸急促，面色㿠白，口唇淡白，舌淡胖，边有齿痕，苔薄白润，脉细数无力。虽值夏日，仍觉不温，身覆厚被。诸症合参，认为肾阳虚衰，阴寒内盛，虚阳外越。治宜急温少阴，益气摄阳，处方：炙附子15g，干姜9g，肉桂1g（研末，冲服），党参15g，茯苓12g，白术12g，半夏10g，陈皮9g，黄芪30g，甘草3g。6剂后体温降至36.8℃，续服1周，体温正常。（《河南中医》1982年第4期：李统华治案）。

按：本案与上案类似，说明肺结核出现阳虚假热之象，并非偶见。

第十章　肿瘤

肿瘤已是常见病，多发病，更属于疑难病，其辨治大有争议。大多数医家包括非常出名的肿瘤专家都认为肿瘤是热毒之症，癌细胞等同于热毒，用药不离白花蛇舌草、半枝莲之类寒凉解毒之品，其疗效不尽人意，这是目前肿瘤治疗现状。如果以阴阳辨诀为指导，不难看出，大多数患者的病机属于阳虚阴盛。天津肿瘤专家孙秉严先生认为，肿瘤患者"不论是长江以北还是长江以南，也不论是沿海还是内地，寒型和偏寒型证候者最多，约80%。"这是据其对1000例病人总结分析得出的结论。据此，他擅用大剂量附子（30g）、干姜、肉桂治愈许多癌症患者。（《孙秉严40年治癌经验集》）火神派治癌多从阴证着眼，有很多成功案例。

喻全渝先生曾经报道，用温化法治疗原发性支气管肺癌50例，有效率达到62%。而以非温化法作为对照组的有效率为35%，提示温化法疗效高于非温化法（$P < 0.05$）。且看：

温化法处方，肺脾两虚型：制附片120g，黄芪、王不留行各30g，桂枝、大枣各15g，莪术12g；肺肾两虚型：制附片120g，王不留行30g，天门冬、麦门冬各15g，阿胶、莪术各12g等。

非温化法处方，肺脾两虚型：党参、薏苡仁、冬瓜仁、重楼、白花蛇舌草各30g，紫草15g。肺肾两虚型：重楼、王不留行、白花蛇舌草各30g，天门冬、麦门冬各15g等。其他随症加味相同。（《成都中医学院学报》1987年第3期）

这个对照观察说明，从阳虚论治肺癌，较从其他角度治疗，疗效要好得多。从临床说明肺癌的病机以阳虚多见，其他癌症是不是也如此呢？只要以阴阳辨诀衡量一下就很清楚了。

按：笔者以前诊治肿瘤，分成多个证型，研究收集了很多验方，实践证明效果并不可靠。学习两分法理论后，再治肿瘤只分阴阳，阳证用清，阴证用温，疗效大有提高。事实上，这个方法可以说普遍适合其他病证。

第一节　肺癌

一、回阳救急汤治案

（1）丁某，男，53岁。2009年11月10日初诊。左肺下叶小细胞肺癌半个月，

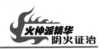

化疗一次。现呕恶，食不消化，咳嗽，无痰，咽痛，乏力，不大便。舌淡紫胖润有痕，脉弦浮右尺弱。辨证为脾肾阳气亏损，肺有痰积，益气扶正为主，兼化痰积，四逆汤合六君子汤出入：附子30g，炮姜20g，党参30g，茯苓30g，苍术25g，炙甘草15g，生半夏25g，陈皮10g，厚朴15g，麦芽30g，丁香10g，大黄10g，麻黄10g，细辛5g。10剂。

复诊：呕恶消失，乏力轻减，舌干。守方调理，其间化疗6次，放疗28次，服用中药60剂，各症平伏。至2014年来诊，精神很好，纳眠均佳，存活已经5年。（《关东火神张存悌医案医话选》）

按：如果以阴阳辨诀为指导，不难看出，大多数患者的病机属于阳虚阴盛。即如本例，舌淡紫胖润有痕，右尺脉弱，显系阴证。因其系小细胞肺癌，对化疗较为敏感，故攻癌的任务由化疗担当。中医治疗着眼于扶正为主，调整由化疗引起的种种副作用，这里有个名堂，即减毒增效——减轻化疗的毒副作用，增加化疗效果。一般不必加用所谓抗癌之药，即使是最强的攻癌中药，也赶不上化疗效果。

（2）陶某，男，65岁。2010年12月16日初诊。左肺中心型鳞癌6.6cm×4.4cm，病已一月，胸闷，咳嗽夹血，痰白黏，无汗，乏力，畏冷，手足凉。舌淡胖有痕苔黄润，脉滑数软寸弱，拟行化疗。证属阳气亏损，肺有痰积，拟四逆汤合六君子汤加味，处方：

红参15g，茯苓30g，苍术30g，炙甘草10g，半夏30g，陈皮10g，炮姜30g，桂枝20g，麻黄15g，细辛10g，附子30g，蜈蚣2条，蜂房10g，砂仁10g，莱菔子20g，薏苡仁40g。7剂。

复诊：咳嗽减轻，咯血、畏冷消失，胸闷亦减。上方附子增至60g，蜈蚣增至4条，另加黄芪45g，五灵脂15g，再服7剂。咳嗽、咯血、胸闷等症基本未发。其间曾予化疗，症情稳定。

以上方出入，服用半年多，2011年6月20日复诊：患者自觉"特别好""自从服药后，与病前差不多"。（《关东火神张存悌医案医话选》）

按：中医药治癌自有优势，毒副作用少，与化疗、放疗相比尤其稳妥，简单说，即便治不好，也治不坏，而化、放疗则不能这么说，所谓"杀敌一千，自损八百"，很多人可能未死于病，而死于化、放疗，这种悲剧屡见不鲜。

二、麻黄附子细辛汤/附子理中汤治案

潘某，男，54岁。咳嗽、喘促，病势严重，某医院透视检查，肺上有阴影（空洞），经1个月治疗，咳、喘告愈出院。事隔3个月，右边乳房痛，反射至背脊骨酸痛，咳嗽吐痰，痰中带血，经CT、化验确诊为肺癌，患者不愿手术，请唐氏出诊。

唐言："我治不好癌症，亦反对以毒攻毒治法，应针对现有症状，以减少患者痛苦为主，然后在此基础上扶正祛邪，延长生命。"

初诊：患者每天叠被倚床而坐，呼吸喘促，咳嗽气紧，吐白泡沫腥臭且带血丝涎痰。全身无力，面容灰黯，声音细微，恶寒特甚，虽是夏天犹穿棉袄。有时又觉心内潮热，但不思饮水，喜热食，头项强痛。舌淡苔白腻，脉沉细。综观症状，全属阳虚，寒凝气滞，水湿不行，宜先平喘止咳，以麻黄附子细辛汤加味治之：麻黄10g，附子80g，细辛5g，桂枝20g，干姜40g，甘草60g，高良姜20g，半夏30g。

二诊：服药2剂后，咳嗽、气促、疼痛有所减轻，考虑痰中带血，以炮姜易干姜，上方加重剂量治之：麻黄15g，附子100g，细辛8g，桂枝30g，高良姜50g，炮姜50g，甘草80g。

三诊：服上方3剂后，咳、喘减轻，痰中已无血。考虑过去所服中、西药过多，体内中有药毒，用单味甘草汤清解之，可作茶饮：甘草250g。

四诊：服上方后，大便溏而量多，有涎沫，矢气下行而舒畅，痰易咳出，精神转好，能起床坐一段时间，并在室内行走。自觉白天吐痰，从右边出来，痰稠浓，腥臭异常；晚上痰从左边出来，白泡沫状，不臭。舌质淡苔白，脉沉细。以附子理中汤加味治之：附子100g，炮姜100g，白术50g，党参50g，甘草80g，鹿角片30g。

五诊：服药3剂，咳、喘、疼痛均减轻，臭痰减少得多，饮食增多，精神转好，心里很舒适，能在附近街道走上二三百步。两足已暖（过去两足通夜冰凉），能安睡四五个小时。

六诊：患者中、下焦阳虚影响肺脏，以致咳、喘，寒湿凝聚不散作痛，必须扶中、下焦之阳，乃就原方增加扶阳补肾药品如肉苁蓉、巴戟天、补骨脂、韭菜子、菟丝子、砂仁、肉桂等，连续服药50余剂，诸症更有减轻，服药近80余剂，已能上街行走。

七诊：为巩固疗效，用潜阳、封髓丹合方治之，以纳气归肾，使肾气不上冲而咳喘：附子100g，龟板20g，黄柏50g，砂仁40g，甘草30g。上方共服10剂，停药。到医院复查，肺上阴影缩小，病情基本得到控制。（《火神派示范案例点评》：唐步祺医案）

原按：近年中医积极为治疗癌症贡献力量，已取得不少成绩，其辨证选方用药，多偏于养阴清热解毒，以毒攻毒，化瘀通络一途。我对本例肺癌，概以阳药施治，服药近百剂，时间长达半年。检查肺上阴影缩小，病情得以控制，咳嗽、喘促、不能行走、吐痰腥臭等症状得以消失

三、黄芪桂枝五物汤加味治案

陈某，女，77岁。2019年3月15日初诊：右肺下叶癌术后2年。现症气短，

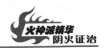

多走路则加重。夜间汗出，胸热，呃逆，大便时干如矢。舌胖有痕苔薄黄，脉沉滑寸弱。此属肺气受损，大气下陷，治宜温补心肺，升提大气，拟黄芪桂枝五物汤加味，处方：黄芪30g，桂枝30g，白芍20g，桔梗15g，姜半夏25g，茯苓30g，附子30g，枳壳10g，陈皮10g，生麦芽30g，升麻10g，生姜10g，大枣20g。7剂，用中药颗粒剂冲服。

复诊：气短、胸热显减，唯便干如矢，前方黄芪加至60g，另加大黄10g，代赭石30g，再予7剂。

药后各症平伏。（张存悌治案）

按：肿瘤术后脏腑功能受损，导致各种症状，西医基本没有办法治疗。如本案肺癌术后气短，显然由肺功能受损导致，中医调理则有一套方法，也是中医治疗这种局面的优势。

四、大小回阳饮治案

徐某，女，73岁，农民。2008年1月8日就诊。不久前确诊为"肺癌"，因经济困难不能采取其他治疗方法，故而求治于余。现症见：发热，体温37.5～37.8℃，多在上午最高，下午渐退，活动后或劳累后发热加剧，休息后可减轻，畏寒肢冷，气短懒言，四肢湿凉，纳呆腹胀，汗出不断。舌淡胖大苔水滑，脉沉细无力。证属虚阳上越，治宜回阳建中，方用大小回阳饮加味，药用：附子30g（先煎），炮姜30g，炙甘草10g，肉桂10g，三七10g，红参10g，砂仁10g，桂枝10g。3剂。

复诊（3月15日）：服药之后，体温正常，纳食增进，气短懒言显著好转，精神大振。停药观察数天后，病情稳定，体温正常。此次再来要求长期服用，以带病延年，原方药再进10剂，以增强远期疗效。（《火神派当代医家验案集》：傅文录治案）

原按：高年体弱，阳气不足，阴精不化，积聚成块，故肺癌形成。病人一派阴寒之证，故而方用四逆汤加味，特别是加用二桂、三七等，扶阳通阳活血，强身健体，以温补脾肾之阳，壮命门之火，阳盛则抑阴，以抵制阴盛而改变肺部之肿块，远期疗效有待于进一步观察。大小回阳饮即四逆汤加肉桂、人参。

第二节　胃癌

一、附子理中汤治案

（1）刘某，饮食不下，喝水亦吐，经检查确诊为贲门癌。唐氏接诊断为噎膈，认为阳虚症状明显，命门火衰，议用附子理中汤加味，入硫黄 20~30g，服药 3 个月而愈，随访已 5 年未复发。（《郑钦安医书阐释》：唐步祺治案）

　　按：唐氏常用硫黄一药，凡命门火衰，沉寒痼冷之疾，用之特效。一般不用生者，需制熟后用于汤剂或丸药，其制法与豆腐同煮 2 小时即可。

　　（2）吴某，男，85 岁。2015 年 5 月 23 日初诊：胃窦癌一个月。乏力发病已半年，纳差，膝软，走不动道，心烦。消瘦，面色晦暗。舌淡胖润，脉左沉弦，右沉滑双寸弱。脾肾阳虚，病至晚期，扶正养脾为要，附子理中汤加味，附子 45g，炮姜 30g，红参 20g，五灵脂 10g，白术 30g，生半夏 25g，黄芪 30g，当归 15g，淫羊藿 25g，砂仁 10g，生麦芽 30g，炙甘草 10g，大枣 10 个，生姜 15 片。

　　复诊：纳增，乏力减轻。药已中的，此后以上方为基础，依据病情，随症治之，每周调方一次，出入药物尚有干姜、吴茱萸、山楂、大黄、麻黄、泽泻、猪苓、磁石、酸枣仁、益智仁等，附子每周增加 30g，逐渐加至 180g，黄芪逐渐加量至 75g，服药至 2016 年 3 月 19 日，病情一直稳定，5 月 29 日在家中安详去世。家属仍表示满意，认为患者生前生活质量较好，没有遭罪，存活一年。（张存悌治案）

二、黄土汤治案

　　胃癌出血　上海圣仙禅寺的惠宗长老患病胃癌，吐血便血并作，"血溢于上，并注于下，昏昏沉沉，不能与人语。面浮足肿，唇淡舌浊，脉微欲绝。"5 天中输血 5 次，但随输随吐，终不能止。第 6 天西医还要输血时，请刘民叔会诊。刘力阻输血，谓"外血输入体内，必赖身中元气为之运行。今脉微欲绝，元气将脱，兼之身面水肿，水气内甚，若再输入外血，则此若断若续之元气能载而与之俱运否？……徒见失血而输血，病既未除，益其血必复失之，往复为之，血不能益，反损其气，势必不至耗尽元气不止。"乃以大剂附子为治：黄附块 30g，干姜 15g，灶心土 9g，生地 15g，花蕊石 30g，阿胶 12g，白及 9g，甘草 6g。另用云南白药，每 30 分钟服一分。三帖而血全止，以原方为基础，前后调理 32 天，"安全康复"。（《鲁楼医案》）

　　按：刘民叔为川籍火神派名家，有"刘附子"之誉。此案以四逆汤温阳治本，另加花蕊石、阿胶、白及止血治标，颇有黄土汤方意，但去掉黄芩苦寒之品，虑其伤阳也。如此胃癌吐血便血并作，调理 32 天，竟得"安全康复"，实为奇迹。

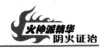
第三节 食管癌

回阳救急汤治案

赵某，男，75岁，赤峰患者，2020年8月22日初诊。食道贲门癌三个月，肿物2cm×2.5cm，病理报告：腺癌。摒弃西医治疗，转求中医。症状：胃中不适，进食有噎塞感，食欲尚可。气短乏力，痰多，时咳，畏冷，夏日仍穿夹克衫，便色发黑。左侧颈部麻木疼痛。舌胖润，苔腻，脉左沉滑数，右弦滑数尺弱。证属脾肺阳虚，痰湿阻滞，拟四逆六君子汤加味：附子30g，炮姜30g，红参10g，五灵脂10g，茯苓30g，白术30g，生半夏30g，陈皮10g，蜈蚣2条，黄芪30g，天南星15g，麻黄15g，杏仁15g，麦芽30g，枳壳10g，炙甘草15g，姜枣为引。10剂，水煎服，每日一剂，早晚饭后服。

9月12日复诊：各症平稳，唯颈部牵痛。

10月4日诊：服中药近两个月，见症皆减，处方：附子75g，炮姜30g，红参10g，五灵脂10g，茯苓30g，白术30g，生半夏30g，陈皮10g，蜈蚣2条，黄芪30g，威灵仙30g，麻黄15g，杏仁15g，浙贝母20g，砂仁10g，麦芽30g，枳壳10g，炙甘草15g，姜枣为引。15剂。

11月2日：精神状态良好，左侧颈部麻痛减轻，纳食正常，偶有咳嗽，能从事轻微体力劳动，去市场卖菜，进食已无噎塞感，时觉乏力，继服首方。其间曾出入淫羊藿30g，川牛膝30g，补骨脂30g。

2021年1月21日：近日进食后胃脘部撑胀不适，纳食不香，颈部麻痛，口中涎多，需频频吞咽，尿频尿痛，乏力，时有咳嗽。调方：附子90g，炮姜30g，红参10g，茯苓30g，白术30g，生半夏30g，陈皮10g，蜈蚣2条，黄芪30g，威灵仙30g，淫羊藿30g，杏仁15g，浙贝母20g，麦芽30g，枳壳10g，肉桂10g，炙甘草15g，姜枣为引。连续服药30天。

5月27日：诸症好转，自行停药至今4个月，精神状态好，能吃能喝能睡，大小便正常，除偶尔咳嗽几声，女儿说看不出是肿瘤病人。高龄食管贲门癌，单用中医药治疗，维持1年，大致正常，疗效应当满意。

10月8日：反馈称神态健旺，气色很好，秋天参加秋收割地。迄未服药，体重增加十几斤。（张存悌治案）

按：晚期肿瘤患者体质虚弱，无法承受化、放疗的毒副作用，勉强化、放疗恐怕只能越治越糟，既遭了罪，还可能缩短生命。本例病人"摒弃西医治疗"，选择中医药治疗，应该是很明智的，前提是必须选择一个高明的中医。

对于晚期患者而言，中医药正是大显身手的时刻，肯定会有不同程度的疗效，减轻痛苦，改善症状，提高生存质量，带瘤延年，部分病人也可以治愈，概括地说，可以让你活得好，活得长。

第四节　肝癌

一、加味异功散治案

（1）陈某，女，39岁，教师。2011年11月14日，反复呕血，后转重庆某医院治疗1周脱险。检查结果：慢性乙型肝炎，肝硬化失代偿期，肝硬化引起上消化道及胃底静脉曲张破裂出血。2011年12月至2013年8月原病三次复发，均急救脱险。检查结果：①原发性肝癌。②门静脉高压症。③失血性贫血重度。④甲状腺功能减退症。发病至今，一直接受西医治疗。

2013年9月21日就诊：神差乏力，面色萎黄，牙龈时出血，肢凉。眠纳较差，厌油，时欲吐，便溏，小便可。脉紧弱，舌淡红苔淡白润。辨证：气血两亏，脾肾阳虚，兼痰、湿、瘀、寒、郁热。身体虚弱，唯有培补中土，固扶元气，拟砂半理中汤加减，守方服用64剂，出入药有生麦芽、鸡内金、佛手、郁金、木香、当归、黄芪等。制附子由10g递增到30g。

继续调治7个月，身体不适症状均获改善。用方附子理中汤合潜阳丹加味，出入药尚有桂枝尖、茯苓、白芍、三七、鳖甲、当归、黄芪、仙鹤草、血余炭等。制附子由30g递增到60g，收到佳效。

2014年7月中旬，弟子黄某与患者同去沈阳到师父张存悌之门诊部，望闻问切后处方加味异功散：红参15g，五灵脂15g，炮姜30g，茯苓30g，白术30g，陈皮15g，黄精30g，姜黄20g，郁金15g，柴胡10g，薄荷10g，制附子45g，吴茱萸10g，蜈蚣2条，牡蛎30g，生麦芽30g，生半夏20g，砂仁10g，炙甘草15g，大枣20枚，生姜15片。5剂，水煎服，1剂服2天。

上方服至10月14日，主方不变，随症加减。经5次调方，服药3个月，病情获得很好改善。肝区隐痛，加三七、川楝子各10g；牙龈出血增多，心惊胆怯，加血余炭30g，桂枝尖30g，生龙骨30g，制附子改成60g。

10月21日复诊：疲乏，时牙龈出血，肝区隐痛，眠纳差，夜间项部出汗多，大便不成形，小便可。脉紧微缓，苔薄润舌尖红。处方附子理中汤合潜阳封随丹加味：制附子60g，红参15g，白术20g，炮黑姜30g，桂枝尖25g，茯神30g，炙龟板

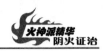
15g，砂仁 15g，生黄柏 15g，佛手片 15g，紫丹参 30g，仙鹤草 40g，血余炭 20g，生半夏 20g，防风 15g，淫羊藿 20g，炙甘草 30g，生姜 60g。6 剂，水煎服。

12 月 13 日复诊：眠纳一般，饭后胃脘闷胀并欲吐，时牙龈出血量少，大便不成形，小便可。方用附子理中汤加味：制附子 30g，红参 20g，炒苍术 15g，炮黑姜 20g，三七粉 10g，紫苏梗 15g，广藿香 15g，炙甘草 10g。6 剂。此后一直守方调理，随症出入。

2015 年 3 月 1 日检查：全身皮肤及巩膜无黄染，未见肝掌及蜘蛛痣，腹平软，无压痛，肝肋下未及，表面光滑。彩超提示：原有肝癌未发现。心理压力减轻很多，继续服中药调治，仍用附子理中汤合潜阳丹为主调治。近两年身体状况较好，已上班工作，间歇服药，至今已存活 5 年 10 个月。（张存悌治案）

按：本案师徒二人合力救治，症状得以缓解，致"原有肝癌未发现"，且已上班工作，存活 5 年 10 个月，应该算是成功的。

（2）程某，女，69 岁。2014 年 3 月 21 日初诊：自述腹胀，右胁下痛，纳差，便溏便急，乏力，小便橘黄色，全身黄染，面晦无泽。肝功化验：转氨酶略高。腹部彩超示：肝内胆管异常实质性回声，性质待查，考虑胆管癌。核磁检查提示：①考虑肝门区占位，肝内胆管扩张。②肝内多发低密度结节，不除外转移瘤。③腹腔多发肿大淋巴结。④右肝管结石。⑤脾大，脾低密度结节。某医院建议保守治疗，没有手术必要。遂请中医治疗，拟加味异功散：红参 15g，五灵脂 15g，茯苓 30g，生半夏 30g，茵陈 30g，白术 30g，姜黄 25g，郁金 20g，丁香 10g，附子 45g，柴胡 15g，生麦芽 30g，炮姜 30g，淫羊藿 30g，麻黄 10g，炙甘草 15g。10 剂，水煎服，日一剂，早晚分服。

4 月 19 日：诸症明显好转，全身黄染渐消，腹胀消失，纳差改善，便急消失，夜尿减少。上方将附子增至 60g，加黄芪 30g，黄精 30g，再服。

5 月 19 日：患者外感后出现身热，纳差，恶心呕吐，腹胀如鼓，动则心悸气短，双下肢中度水肿，少寐，大便次数多而急迫，全身黄染再现，住院治疗，恶心呕吐好转，其他症状无改善。腹部彩超示：肝右叶可见大小约 5.6cm×5.1cm 实性占位，性质待定。肝内胆管内偏强回声，大者约 1.3cm×0.7cm。

处方：红参 15g，五灵脂 15g，茯苓 30g，生半夏 30g，苍术 30g，白术 30g，青皮 10g，陈皮 10g，姜黄 20g，茵陈 30g，丁香 10g，郁金 20g，柴胡 15g，薄荷 10g，附子 75g，炮姜 30g，黄精 30g，牡蛎 30g，蜈蚣 2 条，炙甘草 15g，生姜 20 片，大枣 10 枚。诸症向好，平稳。此种重病，不发展，平稳就是佳绩。

6 月 1 日：因外感高热，体温高达 39.2℃，时有大汗淋漓，用抗生素及各种退烧药，物理降温等方法皆无效，拟桂枝汤加味：桂枝 25g，白芍 25g，炙甘草 25g，茵陈 25g，红参 10g，五灵脂 10g，附子 30g，茯苓 30g，生姜 10g，大枣 10 枚。水煎服，每日 1 剂，早晚分服。上方服用 3 剂后，热退，改服初诊方。

2014 年 6 月 9 日：胃胀及乏力好转，上方加肉桂 10g，赤石脂 30g。至 7 月 6 日，各症状均有缓解，唯眼皮发沉，舌淡胖，脉沉弦，上方稍作调整，隔日一剂，早晚分服。诸症继续向好。

10 月 21 日：腹部彩超示：肝右位实性占位基本消失，肝内胆管扩张，其内可见多个弱回声，较大约 1.5cm×0.7cm。胆总管内径正常。

2019 年 5 月回访，患者基本恢复正常，胜任家务，存活已经 5 年多。（张存悌治案）

按：用加味异功散移治肝、胆、胰腺等癌肿，收效理想，但一般必加附子。作者一向推崇用药简练，唯独对于恶性肿瘤，用药难免偏多，概因此病证情复杂，正虚邪实，多脏器受累，所谓"杂合之病，须用杂合之药治之。"（何梦谣语）但要注意多而不乱，分清主次，有制之师不在多，无制之师少亦乱。

二、阳和汤加味治案

（1）应某，女，62 岁。2009 年 3 月 24 日初诊：乙肝 5 年，肝硬化 3 年，右肝巨块型肝癌 3 个月。肝区疼痛，按之作痛，大便溏泻，尿偏黄，纳差，乏力，手足发凉，腹水少量，精神萎靡。舌暗赤胖润，苔薄黄，脉左沉滑软寸弱，右沉弦寸关弱，西医断定活不过 3 个月。辨为阳气亏损，脾胃虚弱，肝郁痰结，拟扶阳补脾，疏肝散结，阳和汤加味治之：附子 60g，熟地 30g，鹿角霜 30g，炮姜 30g，肉桂 10g，麻黄 10g，白芥子 15g，红参 10g，五灵脂 15g，茯苓 30g，生半夏 30g，牡蛎 45g，姜黄 15g，郁金 15g，炙甘草 30g，生姜 10 片，大枣 10 个。5 剂。

复诊：感觉良好，腹泻已止，以上方为基础，随症出入，加药有黄芪、苍白术、柴胡、生麦芽、砂仁、蜈蚣、猪苓、丁香、丹参等，附子增加到 90g，两周调方一次，病情基本稳定，纳眠、精神尚好。直到两年半后，因腹水控制不利，病情转重而死去。（张存悌治案）

按：晚期癌症邪势嚣张，正不压邪，似乎命数已定。即便如此，通过恰当的中药调治，仍可减轻痛苦，缓解症状，延长生命，或者说带瘤延年，本案即是例证。"西医断定活不过 3 个月"，经过中医治疗，活了两年半，且生活质量不差。曾治过多例晚期肝癌、胃癌、脑瘤等病人，虽然最终仍旧死去，但均可收到不同程度的效果。

（2）左某，男，62 岁，某国画院画师。曾做过阑尾切除、胆囊切除手术。2006 年 9 月 15 日体检发现左肾肿物、胰腺肿物，当即做左肾切除术、胰腺占位切除术，术后病理检验为腺癌。

2007 年 3 月 18 日复查发现肝转移。右叶 4 处，大小不等，分别为 3.8cm×0.7cm，

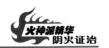
1.0cm×0.8cm，0.5cm×0.4cm，0.7cm×0.4cm。右下肺见一小结节灶，不排除转移。西医建议做介入治疗，否则生存期不超过 3 个月。

4 月 2 日求诊：面色萎黄灰暗，体瘦，精神尚可，舌淡紫无苔，齿痕。畏寒甚，食生冷瓜果，立觉冷彻心脾。腰困如折，二便调，食纳不香，脉微。自觉病处无所苦，谈笑自如，把生死看很淡。

诊为：劳倦内伤，痰湿中阻，肾气大虚。治法：固本消积。

处方：大熟地 30g，麻黄 5g，紫油桂 10g（后五分下），鹿角霜 45g，姜炭 15g，白芥子 10g（炒研），制附片 45g，高丽参 15g（另煎），五灵脂 30g，漂海藻 30g，炙甘草 30g，清全蝎 12 只，大蜈蚣 3 条（研末冲服），生半夏 75g，生南星 10g，大贝母 120g，茯苓 45g，辽细辛 45g（后五分下），生姜 45g。制附片逐日呈加 10g，无上限，直至出现瞑眩反应时降低 10g，加水 3000mL，文火煮取 400mL，日分 3 次服。连服 2 个月。

5 月 4 日二诊：已服药 30 剂，制附片加至 395g/ 剂。主症悉退，面色灰暗退去大半，守方续用，另外加服固本散，以固先天肾气：

二十头三七 200g，高丽参、血琥珀、二杠鹿茸、血河车、灵芝孢子粉各 100g，止痉散 50~60g，制粉冲服，3g/ 次，日 3 次。

6 月 25 日，CT 复查与 3 月 18 日对照，肝部较大两处病灶已消，仅肝右叶内 1.1cm×1.3cm，右顶叶 0.5cm×0.5cm 两处，已较前明显缩小，肺部肿物亦消。

6 月 28 日，患者已无所苦，脉沉缓，效不更方。制附片从 45g 始日加 10g，已增至 465g/ 剂，守方加两头尖 45g。30 剂。

8 月 16 日四诊：共服药 90 剂，制附片加至 755g/ 剂，转移灶 4 处已消 3 处，所剩最大的一处由 3.8cm×3.7cm 已消至 1.11cm×3cm，已照常工作 2 个月，自觉较病前更加精力充沛，体重增加 5 千克。处方：

处方 1：制附片 200g，姜炭 15g，大熟地 30g，麻黄 5g，白芥子 10g（炒研），紫油桂 5g（后五分下），鹿角霜 45g，高丽参 15g（研冲），五灵脂 30g，生半夏 45g，生南星 15g，大贝母 120g，漂海藻 60g，两头尖 45g，茯苓 45g，辽细辛 45g（后五分下），炙甘草 60g，生姜 45g，止痉散 3~6g（冲），加水 3000mL，文火煮 2 小时，取 400mL，日分 3 次服。30 剂。

处方 2：三七 200g，高丽参、血琥珀、二杠、紫河车、灵芝孢子粉各 100g，川尖贝 100g，五灵脂 100g，两头尖 100g，止痉散 60~100g 制粉冲服，3g/ 次，日 3 次。

2008 年 3 月 31 日五诊：CT 显示肝病病灶较前缩小。食纳佳，精神饱满，上下楼跑步锻炼，体重又较前增，由 55 千克增至 68 千克，已无病容，正常工作 1 年多，唯肝部转移灶仍有 0.9 以下之残留，仍以扶正消积为治。

5月28日六诊：周身出现红疹，瘙痒，此属病邪出表佳兆，守方。

2009年8月24日电话随访，已痊愈，状况一直较好。（《霹雳大医——李可》）

按：此例肝转移癌经李氏中医治疗基本痊愈，疗效满意。所用方以阳和汤为主，同时合以麻黄附子细辛汤温阳开表，重用附子剂量由45g递加至465g、755g；高丽参、五灵脂一对反药扶正化瘀；漂海藻、炙草一对反药及两头尖、止痉散用以攻癌消瘤；生半夏、生南星、大贝母软坚散结；另用扶元固本散提高正气，李氏治癌套路大致如此。

第五节　胰腺癌

一、加味异功散加附子治案

韩某，男，88岁。2017年正月十五因肠梗阻，发烧入院，经治疗缓解。此后一个月内曾两次发烧入院。检查腋下淋巴结肿大，微量元素免疫指标有异常，其他指标未见异常。转至某医大附属医院诊治，B超显示：胰体实质性占位，胰周淋巴肿大，胸腹腔少量积液。PET显示：胰体软组织团块病变，考虑为胰腺癌。胸骨剑突、胰周间隙、腹腔间隙有多个淋巴结肿大，左腹部疼痛。心律不齐，房颤（安有起搏器）。胸水严重，轻微腹水。大便细软。曾邀某中医药大学中医治疗，服一周西黄丸，出现便血，呕逆，纳差，嗜睡，疲乏无神，半味半醒。目前以西药赛莱昔布控制，停药则反复发烧。舌淡胖润苔略垢，脉左沉滑弦，右弦细寸关有浮象，偶有早搏。

前医处方：西洋参60g，炙黄芪80g，沙参60g，生地30g，麦门冬30g，五味子10g，青蒿15g，龟板30g，地骨皮30g，白花蛇舌草40g，土茯苓60g，生石膏60g，知母15g，焦三仙30g，当归20g，黄芩30g，赤芍30g，怀牛膝30g。

服药月余，精神萎靡，无力。纳差，无食欲，腹胀，略有腹痛。便血，大便不成形。下午燥热，踢被子，脱衣服，面赤。脉右弦滑寸弱，左脉弦滑，舌质略红胖润。

2017年9月11日弟子傅勇初诊：辨为脾胃气虚，木乘土，阳气虚损，先后诊治三次，处方加味异功散加附子等，计服12剂。

复诊：精神明显好转，已能坐起，可见言笑。排便后腹胀明显改善，自述想吃红烧鱼。问及哪里还难受，回答"没哪儿难受的"，声音还挺洪亮。

9月24日由作者亲诊：未再发烧，午后面赤消失，精神尚好，腹部凉不舒服，但不痛不胀，进食少，3天未排便，尿多色淡。白细胞由之前30×10^9/L，减至4×10^9/L。口和，呃逆。舌暗赤胖苔垢，脉弦浮尺沉，似有数象。

据情同意胰腺癌诊断，此前诊治三次已见显效，如精神好转，未再发烧，白细

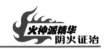

胞由 30×10⁹/L 减至 4×10⁹/L，胸水明显减少，其他化验均趋正常。效不更方，处方：红参 25g，五灵脂 15g，茯苓 45g，白术 30g，生半夏 30g，砂仁 15g，丁香 10g，郁金 20g，柴胡 10g，姜黄 25g，薄荷 10g，附子 45g，炮姜 30g，生麦芽 45g，泽泻 30g，龙骨、牡蛎各 30g，白芍 15g，黄精 30g，炙甘草 15g，姜枣为引。7 剂。

计又服药 21 剂，附子增至 75g，白术增至 75g，病情平稳已经 40 余天，此后因故失联。（张存悌治案）

按：本案前医用药西洋参、生地、白花蛇舌草、生石膏、黄芩等一派阴寒大剂，致脾肾阳气大衰，精神萎靡，无力，纳差，腹胀，便血等，甚至有阳气外浮之象，如午后燥热，面赤，踢被子等。照此治下去，恐致阳脱而亡。以阴阳两纲判断，不难看出大多数肿瘤病机属于阳虚阴盛，本案即是例证。改以温通法后，温补脾肾，兼以疏肝，摒弃一切寒凉抗癌套药，衰颓病势得以扭转，症情明显好转，趋于平稳，连病房医生也纳闷："也没用什么特别方法呵，怎么就好起来了呢？"不知道病人在服中药而显效。

二、回阳救急汤治案

杨某，女，52 岁，山西灵石县人。2008 年 1 月 31 日一诊：胰腺癌剖腹探查，肿块 10cm，与胃底粘连浸延，无法手术，缝合后久不收口。近来，腰左肿物 13cm，坚硬，疼痛。面色萎黄晦暗，重度贫血。脉微细，舌淡紫，迭经化疗放疗 13 次，伽玛刀摧残。食不下，两本（指脾肾）飘摇，冷战，肢厥，危！依赖止痛药月余，日渐加剧。6 月手术，8 月广泛转移胃肠，癫痫 26 年。处方：

生附子 30g，干姜 30g，白术 30g，高丽参 30g（另煎），生半夏 45g，茯苓 45g，炒麦芽 60g，砂仁米 30g（姜汁炒），油桂 10g（后下），炙甘草 60g，生姜 45g，加水 3000mL，文火煮取 300mL，入参汁，日分 4 次服，2 日 1 剂，3 剂。

2 月 1 日二诊：痛止，创口不断排出黄脓。处方：前方加蒲公英 120g，炮甲珠 10g，皂角刺 10g，白芷 10g，生黄芪 90g，煮法同前，5 剂，之后一直守方服药。

2 月 26 日三诊：创口接近愈合，胃气来复，能食易饥，脉缓，登楼已如常人，佳兆。上方加生薏苡仁 45g。煮法同前，5 剂。

3 月 5 日四诊：诸症均退，已无病容、病象。处方：生附子 30g（去皮破），干姜 45g，高丽参 15g（另），五灵脂 30g，漂海藻 30g，生黄芪 90g，炙甘草 60g，大贝母 120g，两头尖 45g，止痉散 6g（冲），木鳖子 30g，蒲公英 120g。煮法同前，5 剂。

4 月 14 日五诊：剖腹探查，创口已愈合十之八九。处方：制附片 100g，生薏苡仁 45g，蒲公英 60g，生黄芪 250g，白蔹 15g，晒参 30g（捣），麻黄 5g，辽细辛

45g，焦曲、山楂各 10g，炒麦芽 60g，生姜 45g，葱白 4 寸，加水 3000mL，文火煮取 300mL，日 3 次分服，5 剂。

5 月 9 日六诊：制附片 100g，生薏苡仁 45g，白蔹 15g，蒲公英 120g，生黄芪 250g，晒参 45g（捣），炒麦芽 60g，焦曲、山楂各 10g，白芷 10g，皂角刺 10g，连翘 45g，大黄 10g，生半夏 45g，乳香、没药各 10g，生姜 45g，煮法同前，5 剂。

5 月 12 日查 CT 与前对比肿物缩小 5cm，淋巴转移消尽。

5 月 26 日七诊，处方：制黄附片、生薏苡仁、败酱草、晒参各 100g，止痉散 50~100g，制粉，5g/ 次，日 3 次，蜂蜜调服。

10 月 20 日十五诊：创口基本愈合，下肢肿胀重，不断有渗出液。处方：生北芪 200g，制黄附片、生薏苡仁、蒲公英、晒参各 100g，止痉散 50~60g，油桂 50g，制粉，服法同前。

2009 年 11 月 15 日十六诊。处方：刨附片 50g，白术、干姜、炙甘草、砂仁米各 100g，油桂 50g，高丽参 100g，制粉，服法同前。（《霹雳大医——李可》）

按：本例初诊因正虚突出，"食不下，两本（指脾肾）飘摇，冷战，肢厥"，用方以补为主，揣摩含回阳救急汤意，以砂仁代陈皮，另加炒麦芽、油桂、生薏苡仁等。因创口不断排出黄脓，二诊方加入蒲公英、炮甲珠、皂角刺、白芷、生黄芪以利排脓消肿。至四诊时"诸症均退，已无病容、病象。"改予攻补兼施之法，补以四逆汤、高丽参、生黄芪；攻则漂海藻（且与炙甘草相反相激）、两头尖、止痉散、大贝、木鳖子；另用大剂量蒲公英清热解毒。后期以散剂调治。如此胰腺癌广泛转移病例，经中医治疗，存活已近 2 年，疗效堪称满意。

第六节　宫颈癌

真武汤治案

黄杰熙老师诊治一位 50 来岁的女性患者，已在省城和北京各大医院检查，均确诊为宫颈癌Ⅲ期，几经专家会诊治疗，时好时坏，过了一年依然如故，院方辞为不治，建议采取保守疗法，控制病情，延缓死期。

诊其两手六脉皆沉迟无力，两尺兼涩，体形瘦弱而面无血色，略带水肿，声颤音微。自述：纳少，大便数日一行如羊屎，小便短涩浑浊，阴道时流浊水黏液夹黑血块，少腹切痛难忍，全身无力，终日躺卧欲寐。据此脉证分析，认为是阴寒独盛，残阳孤危不能化阴邪，水湿血液下流，集于子宫口，久则糜烂腐化变质成癌。于是开了壮肾阳、胜水湿的真武汤，两剂后诸症稍见缓解，脉亦略有起色。药既对证，

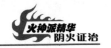

继用原方，炮附子由15g渐加至60g，诸症大见好转，脉亦逐渐调和，体重增加，炮附子又由60g逐渐减至15g，共服药20余剂，诸症完全消失，终至痊愈。至今已20多年，患者身体一直健康，连感冒都很少得。（《当代经方名家临床之路》）

　　原按：黄师说之所以能治愈此大病，关键是把握阴阳两大总纲，以脉象为骨干，病候为条件，用霹雳手段之炮附子壮阳抑阴，扭转乾坤，使阴平阳秘而愈。始终摒弃俗流治癌之"专药""专方"，坚持中医最基本之功力与特色，所以取胜也。

参考文献

[1] 郑钦安 . 医理真传 [M]. 北京：中国中医药出版社，1993.

[2] 郑钦安 . 医法圆通 [M]. 北京：中国中医药出版社，1993.

[3] 吴楚 . 吴天士医话医案集 [M]. 沈阳：辽宁科学技术出版社，2012.

[4] 郑重光 . 素圃医案 [M]. 北京：人民军医出版社，2012.

[5] 王雨三 . 治病法轨 [M]. 北京：学苑出版社，2009.

[6] 王蓉塘 . 醉花窗医案 [M]. 太原：山西科学技术出版社，2011.

[7] 唐步祺 . 郑钦安医书阐释 [M]. 成都：巴蜀书社，1996.

[8] 吴佩衡 . 吴佩衡医案 [M]. 昆明：云南人民出版社，1979.

[9] 范中林 . 范中林六经辨证医案选 [M]. 沈阳：辽宁科学技术出版社，1984.

[10] 祝味菊 . 伤寒质难 [M]. 福州：福建科技出版社，2005.

[11] 萧琢如 . 遯园医案 [M]. 长沙：湖南科学技术出版社，1960.

[12] 黎庇留 . 黎庇留经方医案 [M]. 北京：人民军医出版社，2008.

[13] 范文甫 . 范文甫专辑 [M]. 北京：人民卫生出版社，1986.

[14] 戴丽三 . 戴丽三医疗经验选 [M]. 昆明：云南人民出版社，1979.

[15] 姚贞白 . 姚贞白医案 [M]. 昆明：云南人民出版社，1980.

[16] 李继昌 . 李继昌医案 [M]. 昆明：云南人民出版社，1978.

[17] 赵守真 . 治验回忆录 [M]. 北京：人民卫生出版社，1962.

[18] 李可 . 李可老中医急危重症疑难病经验专辑 [M]. 山西出版社，2004.

[19] 傅文录 . 火神派学习与临证实践 [M]. 北京：学苑出版社，2008.

[20] 庄严 . 姜附剂临证经验谈 [M]. 北京：学苑出版社，2007.

[21] 巨邦科 . 擅用乌附——曾辅民 [M]. 北京：中国中医药出版社，2013.

[22] 谭述渠 . 名医心得丛集 [M]. 台北：国立中国医药研究所，1961.

[23] 张存悌 . 中医火神派探讨 [M]. 北京：人民卫生出版社，2010.

[24] 张存悌 . 火神郑钦安 [M]. 北京：中国中医药出版社，2013.

[25] 张存悌 . 吴附子——吴佩衡 [M]. 北京：中国中医药出版社，2016.

[26] 张存悌 . 霹雳大医——李可 [M]. 北京：中国中医药出版社，2016.

[27] 张存悌 . 清初扶阳名医——吴天士 [M]. 北京：中国中医药出版社，2021.

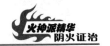

[28] 张存悌. 火神派诊治十大慢性病 [M]. 沈阳：辽宁科学技术出版社，2018.

[29] 张存悌. 奇方妙法治病录 [M]. 北京：中国中医药出版社，2018.

[30] 张存悌. 经典火神派临床心悟 [M]. 北京：中国中医药出版社，2022.

[31] 张存悌. 开启火神派之门——张存悌医文精选 [M]. 沈阳：辽宁科学技术出版社，2023.

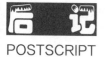

东坡称，文章最忌随人后。本人迄今已出版 60 本中医专著，本书是最具有开创性的一部，它是国内第一本有关阴火的专题著作。20 年前，我刚开始研究火神派时，就已经意识到，郑钦安重视阳气，擅用附子，固然是其学术体系的核心，但是其真正独特的东西是在对阴火的认识上，也是贯穿其三本著作中的一条基线，熟读其书自知，他对阴火的贡献具有开创性，唐步祺先生说："郑氏所特别指出而为一般医家所忽略的，是阴气盛而真阳上浮之病。"即指阴火而言。他用大量篇幅阐明阴火的假象与本质，勘破阴霾，指点迷津，显示其深刻的学术见解，因此我称之为郑氏学术精华。本书就是在他的基础上深入研究而成的。

"总之众人皆云是火，我不敢即云是火。"郑氏这句名言有"世人皆醉吾独醒"的意味。从那时候起，我就开始酝酿本书，其间断断续续写了 10 年，主要是边学习，边思考，边实践，不断深入，力争系统完善。

我之所以看重阴火这一题材，还因为有着重要的现实意义。"矧庸医多有不识，每以假热为真火，因复毙于无形无响者，又不知其几许也！"（张景岳语）是说用凉药治疗阴火证，治死的不知几许也。郑钦安亦警诫后人："若虚火上冲（指阴火），后学懵然无据，滋阴降火，杀人无算，真千古流弊，医门大憾也。"遗憾的是，大多数医家现在仍然不识阴火，误辨误治的情况至今仍在重复，希望本书能为他们敲响警钟。

鸳鸯绣出凭人看。尽管耗费十几年心血，本书究竟是第一本有关阴火的专著，不足与疏漏在所难免，欢迎高明赐教。

这里向我的研究团队和众多弟子表示感谢，教学相长，本书应该说是我们共同合作的成果。最后谨向辽宁科学技术出版社的寿亚荷、丁一编辑表示感谢，是他们的眼光促成本书问世。

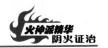

今年虚度 77 岁，赋诗抒怀：

半生坎坷学农工，七七登榜始翻身。廿载求索衰年悟，经方添花识火神。

亦师亦友弟子众，行医行道修炼心。立言喜登甲子数，有为有乐度余春。

张存悌

2023 年 7 月 15 日于东北国际医院国医堂